中药现代化研究系列

中药大品种脑心通胶囊
上市后再评价研究

苏薇薇　严曾豪　吴　灏　王永刚　张伟健

何　彦　朱晓枭　李沛波　彭　维　姚宏亮　　著

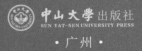

中山大学出版社
SUN YAT-SEN UNIVERSITY PRESS

·广州·

图书在版编目（CIP）数据

中药大品种脑心通胶囊上市后再评价研究/苏薇薇，严曾豪，吴灏，王永刚，张伟健，何彦，朱晓枭，李沛波，彭维，姚宏亮著 . —广州：中山大学出版社，2021. 1

（中药现代化研究系列）

ISBN 978 - 7 - 306 - 07083 - 8

Ⅰ . ①中… 　Ⅱ . ①苏… ②严… ③吴… ④王… ⑤张… ⑥何… ⑦朱… ⑧李… ⑨彭… ⑩姚… 　Ⅲ . ①心脏血管疾病—胶囊剂—评价—研究 ②脑血管疾病—胶囊剂—评价—研究 　Ⅳ . ①R259. 4

中国版本图书馆 CIP 数据核字（2020）第 261952 号

出 版 人：王天琪
策划编辑：曾育林
责任编辑：曾育林
封面设计：刘　犇
责任校对：马霄行
责任技编：何雅涛
出版发行：中山大学出版社
电　　话：编辑部 020 - 84110779，84110283，84111997，84110776
　　　　　发行部 020 - 84111998，84111981，84111160
地　　址：广州市新港西路 135 号
邮　　编：510275　传　　真：020 - 84036565
网　　址：http：//www. zsup. com. cn　E-mail：zdcbs@ mail. sysu. edu. cn
印 刷 者：广州市友盛彩印有限公司
规　　格：787mm×1092mm　1/16　22.875 印张　654 千字
版次印次：2021 年 1 月第 1 版　2021 年 1 月第 1 次印刷
定　　价：98.00 元

内 容 提 要

　　本书呈现在大家面前的，是中山大学苏薇薇教授团队的原创性研究成果。本书对中药大品种脑心通胶囊进行了上市后质量与药效再评价研究，全书分四章：第一章，脑心通胶囊中 3 味动物药的 DNA 分子鉴定及蛋白质分析；第二章，脑心通胶囊改善代谢紊乱的作用及机制研究；第三章，脑心通胶囊在 Beagle 犬体内的代谢研究；第四章，气虚血瘀症动物模型的建立及其在脑心通胶囊联合用药中的应用。

　　本研究获得广东省基础与应用基础研究基金项目（2019A1515010604）的资助。

《中药大品种脑心通胶囊上市后再评价研究》 著者

苏薇薇　严曾豪　吴　灏　王永刚　张伟健
何　彦　朱晓枭　李沛波　彭　维　姚宏亮

目　　录

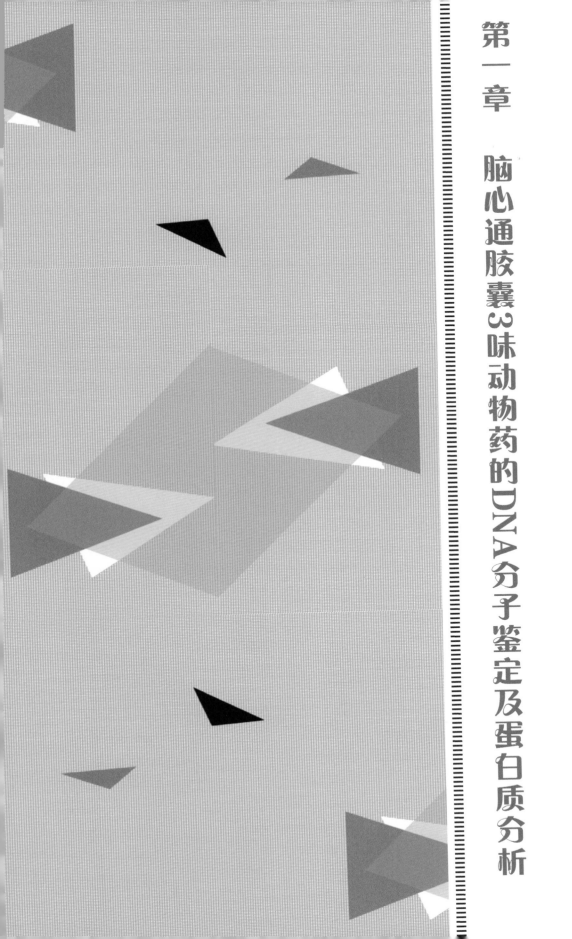

第一章　脑心通胶囊3味动物药的DNA分子鉴定及蛋白质分析

第一节　引　　言

（一）脑心通胶囊中3味动物药的研究概况

脑心通胶囊组方源于古方补阳还五汤，由黄芪、地龙、水蛭、全蝎、赤芍、川芎、醋乳香、醋没药、当归、丹参、桂枝、红花、鸡血藤、牛膝、桃仁、桑枝16味中药直接以细粉制得；功效为益气活血，化瘀通络。主要用于脉络瘀阻或者气虚血滞导致的中风、脑梗塞和冠心病心绞痛等疾病的治疗[1]。多项现代医学研究表明，脑心通胶囊具有治疗冠心病心绞痛[2]、脑梗死[3]、短暂性脑缺血发作[4]、椎基底动脉供血不足[5]、颈动脉粥样硬化[6-7]等心脑血管疾病的临床疗效。

对脑心通胶囊进行质量控制是保证其临床用药安全、有效的基础。在2015年版《中国药典》（一部）中[1]，主要通过对脑心通胶囊中部分药材或化学成分进行鉴别和含量测定来实施一定程度的质量控制。其中，鉴别项下包含对红花、当归、黄芪、桂枝、赤芍、鸡血藤和全蝎等药材的显微鉴别，以及对当归、川芎、牛膝、桂枝、乳香、鸡血藤、丹参、黄芪等药材的薄层鉴别。而含量测定项下则针对赤芍中的芍药苷及丹参中的丹参酮Ⅱ$_A$、丹酚酸B。此外，亦有多篇文献从指纹图谱[8]、含量测定[8-10]、全成分分析[11-12]、进入体内后原型和代谢物分析[13]等方面开展研究，以期完善脑心通胶囊的质量评价方法。

与古方补阳还五汤相比，脑心通胶囊组方的特点之一在于巧妙配伍动物药，加大了活血逐瘀、通经活络的作用。地龙、水蛭、全蝎3味动物药作为方中臣药，总用量虽只占组方的16.7%（w/w），但它们具有强劲的活血功效，可达到化瘀散结、行气止痛的目的[14]。然而，针对脑心通胶囊的质量控制所做的研究，绝大多数是针对其中的植物药而言，缺乏对该胶囊中动物药的质量控制方法。因此，有必要从地龙、水蛭、全蝎的单味药材出发，分别概述其研究现状。

1. 地龙研究概况

地龙（Pheretima）为钜蚓科动物参环毛蚓（*Amynthas aspergillus*）（E. Perrier）、通俗环毛蚓（*Metaphire vulgaris*）（Chen）、威廉环毛蚓（*Metaphire guillelmi*）（Michaelsen）或栉盲环毛蚓（*Amynthas pectiniferus*）（Michaelsen）［现行药典名分别为 *Pheretima aspergillum*（E. Perrier）、*Pheretima vulgaris*（Chen）、*Pheretima guillelmi*（Michaelsen）、*Pheretima pectinifera*（Michaelsen）］的干燥体。前1种习称"广

地龙"，后 3 种习称"沪地龙"。广地龙于春季至秋季捕捉，沪地龙于夏季捕捉，及时剖开腹部，除去内脏和泥沙，洗净，晒干或低温干燥。其功效为清热定惊，通络，平喘，利尿。用于高热神昏，惊痫抽搐，关节痹痛，肢体麻木，半身不遂，肺热喘咳，水肿尿少[1]。

1）化学成分

地龙的化学成分主要包括：①氨基酸类[15]，含 17 种氨基酸，如赖氨酸、丙氨酸、精氨酸、缬氨酸、亮氨酸等，包括人体必需的 8 种氨基酸。②核苷类[16-17]，如尿嘧啶、鸟嘌呤、黄嘌呤、次黄嘌呤、鸟苷、肌苷、尿苷等。③脂类[18]，主要为脂肪酸和甾醇类；其中，脂肪酸类以棕榈酸、次亚油酸、肉豆蔻酸和棕榈烯酸的含量相对较高，甾醇类主要为胆固醇。④微量元素[19]，含人体健康必不可少的钙、铁、锌、硒、钾、锶等微量元素。⑤蛋白质多肽和酶类，质量分数高达 55%～68%[20]，具有多方面的药理作用，比如具有纤溶酶活性、抗凝血的蚓激酶、蚓胶原酶、蚓纤维蛋白溶解酶[21]；抗菌肽[22]、降压蛋白[23]、止咳平喘蛋白[24]等。

2）药效

（1）纤溶和抗凝血：地龙提取物具有溶血栓和抗凝血作用，其中溶栓成分主要有蚓激酶、蚓胶原酶和蚓纤维蛋白溶解酶 3 种酶系，以及一些游离的氨基酸。这 3 种酶系可以直接作用于纤维蛋白原和纤维蛋白，也可以通过激活纤溶酶原为纤溶酶而发挥降解纤维蛋白的作用。此外，这些酶还可以抑制血小板聚集，促进组织型纤溶酶原激活物的分泌，水解凝血酶[25]。

（2）降压：研究证明地龙中类血小板活化因子[26]是其重要的降压物质，而张兰娥等[27]也在地龙中提取到一种耐高温蛋白，它对正常大鼠及自发性高血压大鼠均有显著的降压作用。

（3）止咳平喘：现代研究认为琥珀酸[28]、黄嘌呤和次黄嘌呤[29]等是地龙中的止咳成分；对于广地龙的不同炮制品，其止咳平喘的作用效果与黄嘌呤和次黄嘌呤这两种成分含量成正相关[30]。而这些成分发挥药效主要是通过阻止组织胺导致的气管痉挛，从而改善患者的通气功能[31]。

（4）促进创伤愈合：陈云峰等[32]建立了新西兰大白兔背部创伤模型来研究地龙提取液对创伤的修复作用，结果显示地龙组可以显著加快胶原纤维的生长和成熟；与生理盐水对照组相比，地龙组使伤口愈合率达 50% 所需周期可减少 2～3 天。此外，地龙组还能够显著加速肉芽组织的生成，促进表皮生长，从而提高创伤愈合率。

（5）抗肿瘤：毛承飞等[33]的研究显示，地龙提取物在多项研究中均表现了良好的抗肿瘤效应，并主要通过抑制肿瘤生长、促进细胞凋亡作用、增强免疫、抗氧化等机制发挥作用。而地龙所具有的纤溶酶和纤溶酶原激活物作用，可以改善肿瘤患者血液高凝状态，从而降低肿瘤发生转移的风险。

（6）其他：此外，还有多篇研究显示地龙具有抗菌[34]、抗炎镇痛[35]、增强免疫[36]、保护肾脏[37]等作用。

2．水蛭研究概况

水蛭（Hirudo）的基原动物是水蛭科动物蚂蟥〔学名：宽体金线蛭（Whitmania pigra）（Whitman）〕、水蛭〔学名：日本医蛭（Hirudo nipponica）（Whitman）〕或柳叶蚂蟥〔学名：尖细金线蛭（Whitmania acranulata）（Whitman）〕。其疗效在于破血通经、逐瘀消症，主要用来治疗中风偏瘫、血瘀经闭、跌打损伤等疾病[1]。

1）化学成分

水蛭的主要成分是蛋白质多肽类大分子物质，其中研究最广泛和最深入的是从水蛭的唾液腺中分离获得的水蛭素。它是一种由 66 个氨基酸残基组成的单链多肽，相对分子质量约为 7000[38]，是目前已知作用最强的凝血酶特异性抑制剂[39]。近年来，其他更多的多肽成分也相继从水蛭中分离纯化出来。钟山等[40]应用凝胶过滤色谱、阴离子交换树脂色谱和反相高压液相色谱技术从干品蚂蟥中分离得到 3 个抗凝血活性多肽，相对分子质量均在 10000 以下，属于糖蛋白类。另有学者利用仿生亲和介质库对日本医蛭进行配体筛选和一步纯化，获得一种具有抗凝血活性的新型蛋白，其相对分子质量为 13800[41]。此外，水蛭中总共含有 17 种氨基酸，且其中 39% 以上是人体健康所必需的氨基酸[42]。

水蛭中小分子物质的报道相对较少，主要含有喋啶类、磷脂类、糖脂类及甾醇类[43-48]等物质，同时也含有钙、锌、铁、锰、钴等 14 种微量元素[42]。

2）药效

（1）抗血栓、抗凝：抗凝血是水蛭最重要的药效，在水蛭体内起到该效用的主要成分则是水蛭素。在很低的浓度下，水蛭素可以与凝血酶结合生成一种共价复合物，从而阻止其催化凝血因子的活化。此外，相较于纤维蛋白原，水蛭素可以更快地与凝血酶结合，使凝血酶不能对纤维蛋白进行裂解，进而抑制纤维蛋白的凝固，从而起到抗凝、抗血栓的作用[49]。除了水蛭素外，有研究表明[50]，水蛭中的胆固醇和一些脂肪酸酯类化合物也起到一定的抗凝血作用。

（2）抗纤维化：凝血酶可以刺激成纤维细胞的增殖，促进纤维化的形成。而水蛭素可以特异性地与凝血酶结合，进而阻止细胞纤维化[51]。此外，水蛭素还可以通过下调结缔组织生长因子 mRNA 的表达，减缓成纤维细胞的有丝分裂，从而起到抗纤维化的作用[52]。

（3）抗肿瘤：水蛭主要通过抑制肿瘤细胞的生长和增殖、诱导肿瘤细胞凋亡、抑制恶性肿瘤的转移、增强细胞免疫功能[53]等作用机制发挥其抗肿瘤效果。

（4）脑保护作用：相关研究表明，水蛭可以明显地减轻由于脑出血和凝血酶导致的脑水肿[54]。此外，在大鼠脑缺血再灌注损伤动物模型中，水蛭微粉也体现出显著的脑保护作用。关于其脑保护功效的作用机制，李克明[55]、杨延林[56]等认为与水蛭微粉抑制脑细胞凋亡、减轻炎症反应等作用相关。而王希等[57]认为主要机制可能与抑制脂质过氧化、提高抗氧化酶活性有关。

（5）其他：水蛭还具有降血脂[58]、抗炎[59]、改善肾功能[60]、促进骨愈合[61]等药效。

3. 全蝎研究概况

全蝎（scorpio）的基原动物是钳蝎科动物东亚钳蝎（*Mesobuthus martensii*）（Karsch）[在药典中名为 *Buthus martensii*（Karsch）]。其疗效在于可以息风镇痉，通络止痛，攻毒散结。主要用于治疗半身不遂，痉挛抽搐，小儿惊风，破伤风，风湿顽痹，疮疡，瘰疬及偏正头痛等相关疾病[1]。

1）化学成分

研究表明，鲜全蝎中含有蝎毒、牛磺酸、三甲胺、甘油酯、硬脂酸等成分。而其中蝎毒是主要活性成分，易溶于水。蝎毒分为蛋白质、非蛋白质两部分。其中，非蛋白组分包括有机酸、脂类以及少量的游离氨基酸；蛋白质组分是蝎毒的主要活性组分，大多是 20～80 个氨基酸组成的多肽，按作用的不同又分为毒性蛋白和酶，酶部分主要有磷脂酸酶、透明质酸酶、乙酰胆碱酯酶等[62]。此外，全蝎药材中还含有尿嘧啶、黄嘌呤、次黄嘌呤、鸟苷、腺苷等核苷类化合物[63]，以及钙、镁、锌、铜、锰等宏量和微量元素[64]。

2）药效

（1）抗凝、抗血栓：正常机体内凝血和纤溶系统维持动态平衡，组织型纤溶酶原激活物（tPA）是血管中控制纤溶作用的关键酶，而纤溶酶原激活物抑制物–1（PAI-1）是 tPA 的抑制物[65]。彭延古等[66]研究发现，在大鼠静脉血栓模型中，全蝎纯化液可以显著抑制 PAI-1 的活性，增加 tPA 的活性，提示全蝎纯化液具有促纤溶性而抑制血栓形成。同时，全蝎纯化液可以使活化部分凝血活酶时间（APTT）、凝血酶时间（TT）和凝血酶原时间（PT）延长，表明全蝎纯化液具有抗凝血酶的活性。

（2）抗癫痫：已有研究表明，蝎毒是全蝎抗癫痫的主要有效部位，而从蝎毒中分离纯化得到的纯品多肽抗癫痫肽（AEP）效用更强[67]。多项研究显示，全蝎的抗癫痫作用应是多途径、多机制的共同影响，比如依赖单胺类神经递质的释放[68]、降低海马神经元兴奋性[69]、抑制由致痫因素引起的神经元敏感性的增高[70]等。

（3）镇痛：全蝎及其制剂对偏头痛、冠心病心绞痛、三叉神经痛等多种顽固性疼痛都有较好的抑制作用[71]。相关研究表明，全蝎发挥其镇痛效果主要是通过作用于中脑导水管周围灰质（PAG）等神经核团或是促进乙酰胆碱释放等机制[72-74]。

（4）抗肿瘤：全蝎主要通过直接杀伤肿瘤细胞、诱导肿瘤细胞凋亡、增强免疫功能、抑制肿瘤新生血管生成等机制来起到抗肿瘤作用。同时，全蝎的抗凝、抗血栓、抗癫痫等其他药效也在一定程度上辅助治疗肿瘤[75]。

（5）毒副作用及不良反应：蝎毒类似蛇毒，具有神经毒性，在临床应用时若使用不当会产生毒副反应。主要包括呼吸抑制、胃肠道反应、肾脏损伤、肝功能异常、过敏反应、神经毒反应及中毒死亡等多种类型[76]。因而应注意在用药前通过炮制减毒，根据患者个体差异谨慎用药；同时在用药时也应该注意其剂量。

（二）中药材 DNA 条形码鉴定技术及其在地龙、水蛭、全蝎鉴定上的应用

1. 中药 DNA 条形码鉴定技术研究概况

DNA 条形码（DNA barcoding）鉴定技术最早由 Hebert 于 2003 年提出[77]，是指利用生物体基因组中一段公认的、标准的、相对较短且具有代表性的 DNA 序列来进行物种鉴定。由于不同物种的 DNA 序列中腺嘌呤、鸟嘌呤、胞嘧啶、胸腺嘧啶 4 种碱基排列顺序不同，因此某段特定的 DNA 序列可以区分不同物种。利用 DNA 条形码技术进行物种鉴定时，一般包括以下几个基本步骤：材料的收集和 DNA 提取、设计与合成扩增引物、PCR 扩增、电泳检测、DNA 测序及序列加工、比对分析。其中，序列对比是以认可的标准序列作为依据，目前主要是使用 NCBI 中 GenBank 数据库中的物种标准 DNA 条形码序列进行比对。

传统的物种鉴定技术多数是依赖于形态学判断而进行，但是物种性状的表型可塑性和遗传变异性都可能导致错误的鉴定，且一些关键的性状通常只在特定的生命阶段或性别中有效。此外，培养一名专业的分类学专家往往需要耗费大量的时间，这些都限制了传统的形态学鉴定技术的应用。DNA 条形码分子鉴定技术因其检测对象是样品的 DNA，故而专属性较强，在应用时不受样品的形态限制，且能精确地进行微量和痕量检测，准确度高。而该技术的操作步骤也较简便，对专业人员的要求相对较低，易于推广应用。

用来作为 DNA 条形码进行物种鉴定的基因序列有很多，早期的系统发育研究通常集中于编码核糖体 DNA 的线粒体基因（12S rRNA、16S rRNA），但它们在分类分析中的应用受到普遍存在的插入和删除的限制，而这也极大地复杂化了序列对比的工作[78]。而在 Hebert 等[79-81]的研究中，他们发现线粒体细胞色素 c 氧化酶亚基 I（COI）序列在多数动物种群中都有显著差别，并提出 COI 序列可作为全球动物生物鉴定的通用条形码[77]。该序列具有两个重要的优势：一是 COI 基因的通用引物非常强大，能够对大多数动物门代表物种的基因进行扩增；二是 COI 基因比其他任何线粒体基因拥有更大范围的系统发育信号，能够保证足够的变异。其分子进化速率是 12S rRNA 或 16S rRNA 的 3 倍[82]，因此不仅可以区分亲缘关系密切的物种，还可以区分同一物种内的系统地理类群[83-84]。而对于植物来说，目前标准植物 DNA 条形码确定为叶绿体基因 psbA-trnH、matK、rbcL，以及核糖体基因及其转录间隔区 ITS/ITS2[85]；核糖体 16S rRNA、ITS 基因序列则分别用于细菌、真菌的鉴

定[86-89]。

中药材品种繁多，存在多基原、同名异物、同物异名等现象；正品的短缺使得市场上混伪品的使用也较为普遍。因此，对中药材进行准确的基原鉴别是保证其临床用药安全性和有效性的重要步骤。但是，应用性状、显微、薄层和理化鉴定等传统的鉴定方法具有一定的局限性，专属性和特异性不强，且对鉴定者的专业水平和经验依赖性较强，难以满足实际工作需求。而 DNA 条形码鉴定技术以 DNA 为标记物，具有遗传特性上的相对稳定性，样品形态及材料部位不会影响其 DNA 序列组成，并且该技术可操作性和重复性强，可弥补传统鉴定方法应用时的局限，因而受到中药鉴定领域的广泛关注。国家药典委员会讨论通过在《中国药典》增补本中加入 "中药材 DNA 条形码分子鉴定指导原则"[90]，2015 年版《中国药典》（一部）也已正式收载了蕲蛇、乌梢蛇和川贝母的 DNA 分子鉴别方法[1]，标志着 DNA 分子鉴定手段成为继四大经典鉴别方法之后的第五大国家法定鉴别方法。在指导原则中规定，以 COI 为主体条形码序列、ITS2 序列为辅对动物类药材进行鉴定；而对植物类药材则建立了以 ITS2 为主、psbA-trnH 为辅的 DNA 条形码鉴定体系。

近年来，许多学者对 DNA 条形码鉴定技术在中药材的真伪鉴定、基原鉴定和遗传多样性等多个方面的应用进行了探索和研究。已通过 DNA 分子鉴定的动物药材包括羚羊角、鹿角、龟甲、鳖甲等角甲类，地龙、水蛭、全蝎、土鳖虫、蜈蚣等虫类，乌梢蛇、蕲蛇、金钱白花蛇、蛤蚧等蛇蜥类，海马、海龙等海洋药物，以及阿胶、蛇胆等[91]。而在植物类药材中，也针对多种药材开展了 DNA 条形码的相关研究，涵盖姜科、菊科、五加科、芸香科、茜草科、豆科、忍冬科等多个科，以及贝母属、麻黄属、龙胆属、淫羊藿属、女贞属、豆蔻属、石斛属等多个属，包括贝母、黄芪、人参、白术、芸香、杜仲、枸杞、红景天、蒲黄等多种药用植物[92]。此外，也有少数研究对中成药中的原料药进行真伪鉴别，包括以单味药材组成的中成药如全天麻胶囊[93]、虫草胶囊[94]等；由多味药材组成的中成药，如连翘败毒丸、健脑补肾丸等中的金银花药材[95]等。

基于对多种中药材的 DNA 条形码分子鉴定的研究，相关数据库也逐渐构建和完善。陈士林课题组建立了一个中药 DNA 条形码鉴定数据库，该数据库收录了23262 个物种的 ITS2 和 psbA-trnH 序列，涵盖了中国、美国、日本、韩国、印度和欧盟等多个国家药典中95%的中药材[96]。而在 2010 年，香港中文大学也构建了药材 DNA 条形码数据库[97]，包含中美两国药典收载的 1000 多种中药材，并详细记录了药材基原来源、相关伪品及获得条形码的引物等信息。这些数据库实现了 DNA 条形码鉴定相关信息和数据的共享，为中药材的准确、快速鉴定奠定了基础。

2. DNA 条形码在地龙、水蛭、全蝎鉴定上的应用

脑心通胶囊中的 3 味动物药，除全蝎是单一物种来源外，地龙和水蛭都具有多个基原物种，且在市面上都存在掺杂混伪品的现象。因此，对脑心通胶囊中的地

龙、水蛭、全蝎进行准确的基原鉴定是保证该胶囊安全性和有效性的重要前提。然而，对于脑心通胶囊中动物药的鉴定，在药典中[1]仅是在该胶囊的显微鉴别项下规定了对全蝎的检测，缺乏对地龙、水蛭的鉴定和质量控制。而对于这3味动物药的单味药材而言，在药典中对于单味地龙药材的鉴别包含性状鉴别（区分4种基原物种）、显微鉴别（未区分4种基原物种）、薄层鉴别（赖氨酸、地龙对照药材）；单味水蛭药材的鉴别包含性状鉴别（区分3种基原物种）、薄层鉴别（水蛭对照药材）；单味全蝎药材的鉴别包含性状鉴别和显微鉴别。

　　传统的鉴别方法存在一些不足，尤其是当药材制成中药制剂后，因切断或粉碎等加工过程，药材的外部性状特征消失，组织细胞特征不明显，传统的鉴别方法难以满足实际工作需求。随着中药材DNA条形码鉴定技术的发展和普及，近年来国内外学者将该技术应用于地龙、水蛭、全蝎这3味动物药材的鉴别，下面分别加以概述。

　　1）地龙药材的鉴别

　　韦健红等[98]测定了5个不同居群广地龙的COI和16S rRNA基因序列，序列分析显示这两种基因序列的种间遗传距离均明显大于种内，表明COI和16S rRNA可以将广地龙与其他地龙类物种鉴别开来。马梅等[99]的研究也表明，运用COI和16S rRNA这两个基因序列可以很好地将地龙药材的4种药典收载品种区别于其他6种易混品种。而吕国庆等[100]分析了10批地龙药材的COI和16S rRNA基因序列，发现地龙药材DNA中COI序列的基因多态性比16S rRNA序列更显著，适合作为地龙的DNA条形码。

　　上述研究均是利用COI或16S rRNA基因的通用引物对地龙及其混伪品的DNA进行扩增，无论是正品还是伪品，均能获得大小一致的扩增片段，只有对序列进行分析才能够鉴别真伪。而陈维明等[101]则基于12S rRNA基因序列，筛选出引物12St/12Sf可以对广地龙产生特异性扩增，获得一条长度约360 bp的DNA条带。此外，田娜等[102]基于地龙及其混伪品的COI基因序列差异，设计了针对药典收载的4种地龙药材的特异性鉴别引物，将3对引物同时进行多重PCR扩增，参环毛蚓（广地龙）可得到366 bp片段，而沪地龙基原的通俗环毛蚓和威廉环毛蚓可得到487 bp片段，栉盲环毛蚓可得到475 bp片段，其他混伪品则均无条带。

　　2）水蛭药材的鉴别

　　在早期，国外学者对蛭类的遗传多样性进行了研究。Alexandra E. Belya[103]在研究蛭类2个大分支遗传进化关系时，明确提出以COI作为蛭类遗传多样性分析的条形基因组。Elizabeth等[104-105]运用COI、18S rRNA、28S rRNA、12S rRNA等序列对无吻蛭目蛭纲53个物种进行了分类及系统进化分析。此外，Yi-Te lai等[106]利用COI、16S rRNA、12S rRNA的部分片段对中国台湾的几个黄蛭科的新种进行了种类鉴定。

　　目前，大陆也已有多位研究人员对水蛭正品、混伪品的活体或干燥体进行了

DNA 条形码分子鉴定研究。刘晓帆等[107]检测了 12 份蛭类动物样品及药材样品的 COI 基因序列，结果显示水蛭正品来源与其混伪品种间存在较多变异位点，通过构建系统聚类树图可以很好鉴定水蛭及其混伪品。刘飞[108]分析了不同地区的蚂蟥和水蛭的 ITS 基因序列，得到我国蚂蟥、水蛭主要的 14 个种群的 rDNA 中总 ITS 的 DNA 完全序列，并根据蚂蟥和水蛭的 ITS 序列以邻接法建立分子系统发生树，结果显示蚂蟥种内至少存在 3 个变异类型。而肖凌[109]的研究则针对 8 个物种共 26 份活水蛭个体或干燥动物体，比较了 COI、16S rRNA、12S rRNA 和 ITS2 4 个基因片段候选序列中的种内和种间差异，同时考察了它们的鉴定成功率，结果显示 12S rRNA 是医用蛭类较为合适的 DNA 条形码序列，而应用 COI 及 12S rRNA 联合序列在种内保守而种间差异较大的片段设计特异引物，是准确鉴别水蛭药材真伪的一种理想办法。

此外，Zheng Y 等[110]基于 COI 基因序列，针对 3 种药典收载的水蛭药材和伪品菲牛蛭分别设计了特异性引物，这 3 对引物可以特异性地鉴定对应物种的原料药材或经加工过的药材。其中，宽体金线蛭和尖细金线蛭因基因组序列有 95% 的相似性，故共用一对引物，扩增条带为 63 bp；而日本医蛭的特异性引物扩增条带为 102 bp，菲牛蛭的特异性引物扩增条带为 75 bp。

3）全蝎药材的鉴别

应用 DNA 条形码技术鉴定全蝎药材的研究相对较少。庞中化等[111]使用 COI 基因通用引物对 310 份全蝎及其混伪品（鸡肉粉）进行 PCR 扩增，获得长度 658 bp 的扩增片段，所得序列进行序列比对、构建邻接树，结果表明 COI 基因序列可以作为 DNA 条形码准确鉴定全蝎及其混伪品。Jiang L L 等[112]基于 COI 基因设计了全蝎特异性引物，它们可以在全蝎浓缩颗粒的 DNA 中检测到长度 103 bp 的片段。而张龙霏[113]也利用 COI 基因通用引物在含全蝎的中药制剂 DNA 中检测到长度 575 bp 的片段。

（三）蛋白质组学技术及其在地龙、水蛭、全蝎研究中的应用

1. 蛋白质组学技术研究概况

蛋白质组（proteome）是指一个细胞或组织的基因组表达产生的所有蛋白质。蛋白质组学（proteomics）的研究对象是蛋白质组，它运用生化方法从整体的角度研究分析细胞、组织或生物体所含有的蛋白质，包括蛋白质的组成及变化规律。蛋白质组学的主要研究内容之一是蛋白质的鉴定，目前最常用的研究技术是用于蛋白质分离和鉴定的电泳技术和生物质谱。

1）蛋白质电泳技术

常用的蛋白质电泳技术主要为十二烷基硫酸钠－聚丙烯酰胺凝胶电泳（SDS-PAGE）和双向凝胶电泳（2-DE）。SDS-PAGE 根据蛋白质分子量的不同对蛋白质进

行分离。其中，SDS是阴离子去污剂，能打开蛋白分子中的氢键；β-巯基乙醇是强还原剂，可以使半胱氨酸残基之间的二硫键断裂。蛋白质与SDS、β-巯基乙醇结合后分子解聚，氨基酸侧链与SDS充分结合形成胶束。该胶束带负电荷，其电荷量远大于蛋白质分子固有的电荷量，所以不同分子间原有的电荷差异可忽略不计。

2-DE技术[114]可以在互相垂直的两个方向上对蛋白质混合物中的蛋白进行分离。在第一向中进行等电聚焦，蛋白质根据其等电点（pI）的不同在pH梯度胶内聚集。第二向进行SDS-PAGE，蛋白质根据其分子量的不同进行分离。根据等电聚焦条件和方式的不同，双向凝胶电泳分为载体两性电解质pH梯度（ISO-DAL）、不平衡的pH梯度（NEPHGE）和固相pH梯度（IPG-DALT）3种系统。

2）蛋白质的质谱分析

质谱技术的高速发展使得蛋白质的鉴定可以快速、高效地进行，且质谱分析具有较高的灵敏度，能最有效地与色谱联用，实现对蛋白质混合物中微量蛋白的鉴定。蛋白质是由一条或多条肽链组合成的生物大分子，其结构复杂，主要包括一级、二级、三级或四级结构。目前，对蛋白质的质谱分析主要是测定蛋白质的分子量、肽链氨基酸排序及多肽的数目和位置。此外，也会对未知的蛋白质和多肽进行鉴定，其原理是首先将蛋白质降解成多肽，通过离子源将蛋白质分子转化为离子，然后利用质谱分析器的电场、磁场，分离具有特定质荷比（m/z）的多肽离子，分离后的离子将在经过离子检测器时被收集，以确定离子的m/z值，从而鉴定蛋白质。根据离子源的不同，质谱主要分为电喷雾电离质谱（ESI-MS）、基质辅助激光解析电离质谱（MALDI）、大气压电离质谱等[115]。常用的质谱分析器包括飞行时间（TOF）、四极杆（quadrupole）、离子阱（ion trap）、轨道阱（orbitrap）等[116]。

鸟枪法（shotgun）蛋白质组学研究策略，是一种自下而上（bottom-up）的质谱鉴定方法，因其灵敏度、分析通量更高，成为目前蛋白质组学的主流思路[117]。该策略采用母离子的精确质量和碎片离子的信息来确定肽段序列，用相关的数据库检索软件检索数据库以鉴定蛋白质和多肽。该策略的应用同时也对质谱技术提出更高的要求，促进一批具有更高性能的质谱仪的研发生产。其中，由ThermoFisher Scientific公司生产的Q Exactive™ HF组合型四极杆Orbitrap™质谱仪将用于高性能母离子选择的先进分段四极杆技术与高分辨率、精确质量数的超高场Orbitrap质量分析器结合，使其具有超高分辨率和超高质量精度、高灵敏度等特点而受到广泛关注，并已应用于西洋参、妇可靖胶囊等中药材及中药制剂中化学成分的鉴定和定量分析[118-121]，以及大鼠体内代谢物的分析[104]等。

2. 中药中蛋白质多肽类成分研究概况

对中药中蛋白质多肽类成分的研究多集中于动物药，动物药以动物整体、组织、器官、生理或病理产物入药，在其组成中蛋白质占很大比例。首先，目前的研究大多是对动物药的总蛋白进行定量，分析其相对分子质量或者研究其药理活性。

比如蜈蚣的蛋白[122]、羚羊角蛋白[123-124]、地龙总蛋白[125]、阿胶中的蛋白质[126]等。其次，也有一些研究分离纯化得到单一组分，并解析其结构。比如从地龙组织中萃取获得的纤溶酶样物质（地龙溶栓酶）[127]、从水蛭中分离纯化获得的水蛭素[38]等。由于动物药中蛋白质提取分离困难，结构复杂，这种研究方法工作量大，耗费时间和精力，因而相关的研究相对较少且缺乏深度。随着蛋白质组学和质谱技术的发展，动物药中蛋白质多肽类成分的研究逐渐丰富、深入。刘睿[128]等采用超高分辨的线性离子阱－静电场轨道阱质谱，从山羊角水提液中鉴定出52个蛋白质、1288个肽段，并对蛋白质进行功能注释，解析了多肽类物质可能的形成过程。王若光[129]等基于激光解析/离子化－飞行时间质谱技术对阿胶蛋白多肽类成分进行蛋白质组分的初步分析，建立了阿胶蛋白质质量指纹图，提高了阿胶数字化质控标准。此外，在蛇毒[130]、蜂毒[131]、蜈蚣毒液[132]、蜗牛毒液[133]等毒素中，蛋白质组学技术的研究也取得一定成果。

值得注意的是，应用蛋白质组学技术对动物药的蛋白质多肽类成分进行分析仍存在一些难点。首先，动物药中蛋白多肽类成分复杂，非目标成分的存在会干扰目标成分的质谱分析，因而需要优化蛋白类成分的提取、分离和纯化技术。其次，应用该技术鉴定蛋白质时依赖相关数据库的检索匹配，但目前只有个别动物药具有相关蛋白数据库，因而急需构建不同动物药专属的蛋白数据库，以提高蛋白鉴定的准确度。

除动物药外，部分植物药也含有蛋白质成分。一些研究者从植物药中提取、分离、纯化得到某些具有较好药理活性的蛋白质，比如 He X H 等[134]从葫芦科植物栝楼的块根中提取的毒蛋白天花粉蛋白（trichosanthin），具有较好的抗肿瘤活性。而在药食同源的植物苦瓜种子中分离获得的多种活性蛋白，也具有抗肿瘤作用[135]。此外，也有研究利用蛋白质组学技术对植物药进行研究。与动物药不同的是，植物药蛋白质组学研究的重点更多在于对其小分子活性物质代谢通路中关键蛋白质的研究，抑或是研究细胞对植物药中活性成分的反应，以探究其作用机制[136]。

3. 地龙、水蛭、全蝎中蛋白质多肽类成分研究现状

目前，对地龙、水蛭、全蝎蛋白多肽类成分的研究报道主要集中于两方面。一是基于 SDS-PAGE、2-DE 等电泳技术对总蛋白进行相对分子质量水平的相关研究[125,137-145]，比如张兰娥等[125]提取得到地龙药材的总蛋白，进行 SDS-PAGE 电泳后经考马斯亮蓝染色显示有4个条带，相对分子质量分别为 1.4×10^4、1.7×10^4、3.1×10^4、6.6×10^4；马莉等[140]采用 2-DE 电泳分析水蛭酒炙前后蛋白表达谱，共发现19个差异蛋白点；王晶娟等[143]将鲜全蝎在30 ℃烘干，粉碎后提取总蛋白，经 SDS-PAGE 电泳后得10条电泳谱带。二是分离纯化得到单一组分，并解析其结构。迄今已发现48种地龙多肽类成分，并测定其相对分子质量、氨基酸序列等[20]。而对于全蝎而言，也有多项研究从其蝎毒中分离纯化得多种多肽类物质[146-149]。

随着质谱技术及蛋白质组学的发展，近几年也有少数学者对地龙、水蛭、全蝎进行蛋白质组学的研究。董洪霜等[150]基于纳升高效液相色谱－四极杆－线性离子阱－静电场轨道阱高分辨质谱技术对新鲜参环毛蚓的总蛋白进行研究，通过检索环节动物门蛋白数据库，总共鉴定了386个蛋白质，并对蛋白进行功能注释分析。而Wu Y L等[151]建立转录组学－蛋白质组学整合关联分析策略对威廉环毛蚓的蛋白质和多肽类成分进行分析，该研究基于转录组学构建了威廉环毛蚓的蛋白数据库，弥补了现有蛋白数据库中缺乏该物种蛋白数据的不足，最终匹配鉴定到31个可信度高的蛋白质。Lu Z H等[152]使用Illumina从头测序技术对日本医蛭的唾液腺进行转录组分析，组装获得50535个单基因；通过虚拟的核糖体将这些单基因转换成相对应预测的氨基酸序列，并进行功能注释，最终有超过21个基因被预测涉及抗凝、抗血栓、抗菌、抗炎、抗肿瘤等过程。对于全蝎而言，Xu X B等[153]结合基因组学、转录组学和蛋白质组学对东亚钳蝎的蝎毒蛋白进行分析，总共鉴定了227个非冗余蛋白序列，其中有134个是已知的，有93个是未知的蛋白。而Luan N等[154]也运用转录组学和多肽组学对东亚钳蝎的蝎毒蛋白进行分析，最终鉴定了153个蛋白，其中有26个是已知的，有127个是新鉴定出来的。

（四）本章研究内容概述

脑心通胶囊已广泛应用于临床，用于治疗冠心病心绞痛和脑卒中等心脑血管疾病。然而，药典中该胶囊的现行质量控制标准及相关的文献研究仍存在不足，尤其是缺乏对胶囊中3味臣药（地龙、水蛭、全蝎）的质量控制，其问题主要体现在两个方面：一是缺少准确、方便、通用的鉴定方法以确保脑心通胶囊中地龙、水蛭和全蝎的正品基原；二是在脑心通胶囊中这3种动物药的物质基础尚不明确，缺少对胶囊中蛋白质成分的分析。

对于第一个问题，近年来，许多研究者探讨了应用COI、12S rRNA、16S rRNA和18S rRNA等基因序列对地龙、水蛭和全蝎进行分类鉴别的可能性，结果表明上述基因可以在不同程度上有效鉴定地龙、水蛭和全蝎类药材，以判定这3种动物药材的真伪。但前述研究多以COI、12S rRNA和16S rRNA等基因的通用引物对药材DNA进行PCR，扩增的目的产物片段大小在350～700 bp。然而，就脑心通胶囊而言，在地龙、水蛭和全蝎的制作（晒干）、加工（粉碎）和保存过程中难免发生DNA的降解，基因裂解为小片段，不能被上述通用引物扩增出来；此外，脑心通胶囊中包含地龙、水蛭和全蝎3种动物药材，均可被上述通用引物扩增出相似大小的基因片段，不利于单味药材的区分和鉴定。

本章研究的第一个目的，旨在基于DNA条形码鉴定技术，针对地龙、水蛭和全蝎分别设计能扩增出小片段基因的物种特异性引物，建立科学、准确、有效的分子生物学鉴定方法，实现对脑心通胶囊中地龙、水蛭、全蝎基原正品的鉴定。从而完善对脑心通胶囊中3味臣药的质量控制，为脑心通胶囊临床用药的准确可靠、成品生产的稳定可控提供新的监控手段。

对于第二个问题，虽然有一些研究文章报道运用蛋白质组学对地龙、水蛭、全蝎的蛋白质多肽类成分进行分析，但他们的研究对象均是新鲜的动物样品，而脑心通胶囊中动物药是经过水煮（全蝎）、晾干、粉碎的中药材；并且，已有研究所涉及的物种较少，并不完全涵盖脑心通胶囊所采用的基原物种。因而本章研究的第二个目的在于，对脑心通胶囊及 3 味动物药材的蛋白质进行电泳分析与超高分辨质谱鉴定，以期明确脑心通胶囊中动物药的物质基础，从而推进脑心通胶囊药效与物质基础关联性的研究，为进一步研究其药效作用特点及作用机制提供依据。

研究脑心通胶囊的困难之处在于：该胶囊中 3 味动物药，除全蝎是单一物种来源外，地龙和水蛭都具有多个基原物种，且在市面上都存在掺杂混伪品的现象。传统的鉴定方法专属性和准确性不高，特别是当药材加工切断或粉碎制成中药制剂后，性状特征消失，组织细胞特征不明显，传统的鉴别方法更是难以满足实际工作需求。此外，动物药的主要成分为蛋白类大分子物质，但尚未有报道该胶囊中蛋白类成分的相关研究。鉴于脑心通胶囊中动物药的鉴别和蛋白类成分研究的缺乏，本章研究分别应用 DNA 条形码分子鉴定技术和蛋白质组学技术，开展了如下研究。

（1）利用 DNA 条形码分子鉴定技术，基于线粒体细胞色素 c 氧化酶亚基 I（COI）基因序列，分别设计了针对地龙正品所属 *Metaphire* 属和 *Amynthas* 属、水蛭正品宽体金线蛭和日本医蛭及全蝎正品东亚钳蝎的特异性引物，并将上述引物分别应用于地龙、水蛭、全蝎药材的正品、伪品及脑心通胶囊的 PCR 扩增，所得目的条带进行测序后，将获得的序列在 GenBank 数据库中应用 BLAST 进行结果判定，待测样品最接近的物种是所匹配到相似性最高的序列对应物种。结果显示，地龙特异性引物 MF2R2、水蛭特异性引物 WF1R2 和 WF2R2、全蝎特异性引物 SF1R1 和 SF2R4 可特异性地鉴别脑心通胶囊中相应动物药所用投料药材，分别是通俗环毛蚓或威廉环毛蚓、宽体金线蛭、东亚钳蝎，分别产生 230 bp、200 bp，以及 250～260 bp 的扩增条带。而地龙特异性引物 AF3R1、水蛭特异性引物 HF1R2 亦可分别在地龙正品参环毛蚓、水蛭正品日本医蛭中产生 250 bp、140 bp 左右的扩增条带，可对除厂家所用投料药材之外的地龙、水蛭正品以及相应伪品进行鉴别。该 DNA 分子鉴定方法准确、简便、具有高特异性和灵敏度，可作为对传统基原鉴定方法的补充，从而完善脑心通胶囊中 3 味动物药的质量控制。

（2）利用 SDS-PAGE 电泳技术分离脑心通胶囊及地龙、水蛭、全蝎药材等样品的蛋白质，并进行胶内酶解，同时对脑心通胶囊和全蝎药材的总蛋白进行直接酶解，得到上述肽段样品经脱盐后进行液质分析和蛋白质鉴定。结果显示，在脑心通胶囊中有 5 个清晰的蛋白条带稳定重现，其相对分子质量分别为 45 kDa、40 kDa、30 kDa、25 kDa、20 kDa 左右。在脑心通胶囊总蛋白中共鉴定到 28 个与动物药相关的蛋白质，10 个与植物药相关的蛋白质，这些蛋白大多与细胞结构、能量代谢、物质运输有关。对胶囊 SDS-PAGE 中 5 个条带的蛋白质分别进行分析，新鉴定得到胍乙基磷酸丝氨酸激酶、甘油醛－3－磷酸脱氢酶等蛋白，其中，前者可能与抗凝血或溶栓活性有关。本研究弥补了脑心通胶囊中蛋白类成分研究的空白，解析了该胶囊中动物药的物质基础，从而推进该胶囊药效与物质基础关联性的研究。

本章从脑心通胶囊中动物药的 DNA 分子鉴定及该胶囊的蛋白类成分分析两方面开展研究，完善了脑心通胶囊中动物药的质量控制方法，为更全面地解析脑心通胶囊的科学内涵提供了依据。

第二节　3 味动物药单味药材的 DNA 分子鉴定

脑心通胶囊中的 3 种动物药，除全蝎仅东亚钳蝎这一物种来源外，地龙和水蛭都有多个基原物种，但目前尚不明确该胶囊中地龙、水蛭投料药材的基原物种。此外，市场中中药材混伪品掺杂的现象也较普遍。地龙的药源调查显示[155－156]，市场中常见的地龙伪品有大腔蚓（*Metaphire magna*）（Chen）、暗孔远盲蚓（*Amynthas obscuritoporus*）（Chen）等。而近年来，由于江河污染及人们的滥捕滥捉，水蛭的野生资源也日渐萎缩，目前多为人工养殖的水蛭商品。其中，养殖对象以宽体金线蛭为主，有少量的日本医蛭，尖细金线蛭极为罕见（目前市面上几乎没有）。此外，还有大规模养殖的伪品菲牛蛭（*Poecilobdella manillensis*）（Lesson）[157]。

于全蝎而言，目前在我国蝎目的记录中，包含亚种在内，共含 5 科 12 属 54 种。其中，以琵蝎属（*Scorpiops Peters*）、正钳蝎属（*Mesobuthus Vachon*）、真蝎属（*Orthochirus Karsch*）和豚蝎属（*Chaerilus Simon*）这 4 个属的物种较为丰富[158]。不过，根据全国范围内全蝎药材资源调查结果来看，基本上只有东亚钳蝎用来入药，另有报道蒙条正钳蝎（*Mesobuthus eupeus mongolcus*）在宁夏和甘肃地区作为药材使用[159]。市面上的全蝎"伪品"通常腹部充满异物，质量过重，体表覆盖盐粒，抑或是含水量高[160]，是不符合药典中全蝎质量标准规定的劣质全蝎，而并非物种水平上的伪品。

脑心通胶囊作为国内独家生产的中药制剂，明确其地龙、水蛭所用投料药材的基原物种，建立准确、有效、方便的科学方法对该胶囊中的动物药进行真伪鉴别，检验待测胶囊样品中是否含有该厂家投料使用的基原物种或药典收载的其他正品，对于企业内部质量控制及对外的市场打假，均具有重要意义。本节研究从对地龙、水蛭、全蝎单味药材的研究入手，分别针对这 3 种药材建立特异性 DNA 条形码鉴定方法，以便进一步应用于中药复方制剂脑心通胶囊中这 3 味动物药的分子鉴定。本节主要研究内容包括以下两个方面：

（1）收集脑心通胶囊生产厂家所用的投料药材及相应药材的其他市售商品，利用动物药通用的 COI 基因序列的通用引物对收集到的药材或动物样品进行物种鉴定，明确厂家所用投料药材的物种来源，并为之后进行特异性引物的验证奠定基础。

（2）基于地龙、水蛭、全蝎正品物种的 COI 基因序列，分别设计特异性引物，并应用于单味药材正、伪品的分子鉴定，以检验引物的特异性，为应用于脑心通胶囊中 3 种动物药的鉴定做好铺垫。

【实验材料】

（一）仪器设备

仪器设备：如表 1-1 所示。

表 1-1　实验所用仪器与设备

仪器名称	品　　牌
数显型恒温金属浴	美国 Labnet 公司
Nanodrop 2000C 超微量分光光度计	美国 Thermo Fisher Scientific 公司
96 孔热循环仪	新加坡 Applied Biosystems 公司
5430R 型多功能离心机	加拿大 Eppendorf 公司
JY600C 型君意东方电泳仪	北京君意华鑫科技有限公司
Gel Doc tm XR + 凝胶成像仪	美国 Bio-Rad 公司

（二）实验药品及试剂

1. 对照药材

如表 1-2 所示。

表 1-2　实验所用对照药材

样品编号	对照药材名称	批　　号	规　　格	来　　源
T4837	参环毛蚓	120987 - 201508	1 g/瓶	中国食品药品检验研究院
T4838	水蛭（蚂蟥）	121061 - 201305	3 g/瓶	中国食品药品检验研究院
T4839	全蝎	121044 - 201104	0.5 g/支	中国食品药品检验研究院

2. 实验试剂

如表 1-3 所示。

表1-3 实验所用试剂

试剂名称	货　号	来　　源
组织/细胞基因组 DNA 快速提取试剂盒	DL107-01	北京博迈德基因技术有限公司
多功能 DNA 纯化回收试剂盒	DH103-01	北京博迈德基因技术有限公司
2.5 mmol/L dNTPs	AP201-01	北京博迈德基因技术有限公司
Taq DNA Polymerase	AT101-12	北京博迈德基因技术有限公司
6 × RNA/DNA Loading buffer	EL101-01	北京博迈德基因技术有限公司
SYBR™ Safe DNA gel stain	S33102	赛默飞世尔科技（中国）有限公司
GeneRuler 100 bp DNA Ladder	SM0242	赛默飞世尔科技（中国）有限公司

3. 实验样品

共收集市售地龙样品 15 份（表1-4）、水蛭样品 22 份（表1-5）、全蝎样品 13 份（表1-6），各样品的物种信息由广东省药品检验所鉴定并使用 COI 通用引物（LCO1490：5'-GGTCAACAAATCATAAAGATATTGG-3'，HCO2198：5'- TAAACT-TCAGGGTGACCAAAAAATCA-3'）进行分子鉴定以核准；样品均保存于中山大学生命科学学院。

表1-4 市场中收集的地龙样品及其信息

序　号	鉴定结果	样品状态	产　地	来　　源
P1	通俗环毛蚓（Metaphire vulgaris）	干燥药材	上海	陕西步长制药有限公司
P2	通俗环毛蚓（Metaphire vulgaris）	干燥药材	上海	陕西步长制药有限公司
P3	通俗环毛蚓（Metaphire vulgaris）	干燥药材	上海	陕西步长制药有限公司
P4	威廉环毛蚓（Metaphire guillelmi）	干燥药材	上海	陕西步长制药有限公司
P5	通俗环毛蚓（Metaphire vulgaris）	干燥药材	江苏	江西樟树市中药城顺康药材站
P6	参环毛蚓（Amynthas aspergillus）	干燥药材	广西	广州清平市场金竟行
P7	参环毛蚓（Amynthas aspergillus）	干燥药材	广西	广州清平市场 H2162
P8	参环毛蚓（Amynthas aspergillus）	干燥药材	海南	广州清平市场金竟行
P9	参环毛蚓（Amynthas aspergillus）	干燥药材	广西	广东省新峰药业股份有限公司
P10	参环毛蚓（Amynthas aspergillus）	干燥药材	广西	广东省新峰药业股份有限公司
P11	大腔蚓（Metaphire magnassp.）	干燥药材	广东	广州二天堂大药房连锁有限公司
P12	伪品（不知种）	干燥药材	广东	广东和翔制药有限公司
P13	伪品（不知种）	干燥药材	上海	广州正和药店
P14	伪品（不知种）	干燥药材	泰国	广州清平市场 H2162
P15	加州腔蚓（Metaphire californica）	干燥药材	广东	广州至信中药饮片有限公司

表1-5　市售水蛭样品及其信息

序　号	鉴定结果	样品状态	产　地	来　源
H1	宽体金线蛭（*Whitmania pigra*）	干燥药材	山东	陕西步长制药有限公司
H2	宽体金线蛭（*Whitmania pigra*）	干燥药材	山东	陕西步长制药有限公司
H3	宽体金线蛭（*Whitmania pigra*）	干燥药材	山东	陕西步长制药有限公司
H4	宽体金线蛭（*Whitmania pigra*）	干燥药材	山东	陕西步长制药有限公司
H5	宽体金线蛭（*Whitmania pigra*）	干燥药材	山东	陕西步长制药有限公司
H6	宽体金线蛭（*Whitmania pigra*）	干燥药材	山东	陕西步长制药有限公司
H7	宽体金线蛭（*Whitmania pigra*）	干燥药材	山东	陕西步长制药有限公司
H8	宽体金线蛭（*Whitmania pigra*）	冷冻动物体	广东	广东省连州水蛭养殖场
H9	宽体金线蛭（*Whitmania pigra*）	干燥药材	江苏	广州大参林大药房
H10	宽体金线蛭（*Whitmania pigra*）	干燥药材	江苏	西安恒生堂制药有限公司
H11	宽体金线蛭（*Whitmania pigra*）	干燥药材	山东	广州至信中药饮片有限公司
H12	宽体金线蛭（*Whitmania pigra*）	干燥药材	山东	康美药业股份有限公司
H13	日本医蛭（*Hirudo nipponica*）	冷冻动物体	湖北	荆州民康生物技术有限公司
H14	日本医蛭（*Hirudo nipponica*）	冷冻动物体	湖北	荆州民康生物技术有限公司
H15	日本医蛭（*Hirudo nipponica*）	冷冻动物体	湖北	荆州民康生物技术有限公司
H16	日本医蛭（*Hirudo nipponica*）	冷冻动物体	湖北	荆州民康生物技术有限公司
H17	日本医蛭（*Hirudo nipponica*）	冷冻动物体	湖北	荆州民康生物技术有限公司
H18	菲牛蛭（*Poecilobdella manillensis*）	冷冻动物体	湖北	荆州民康生物技术有限公司
H19	菲牛蛭（*Poecilobdella manillensis*）	冷冻动物体	湖北	荆州民康生物技术有限公司
H20	菲牛蛭（*Poecilobdella manillensis*）	冷冻动物体	湖北	荆州民康生物技术有限公司
H21	菲牛蛭（*Poecilobdella manillensis*）	冷冻动物体	湖北	荆州民康生物技术有限公司
H22	菲牛蛭（*Poecilobdella manillensis*）	冷冻动物体	湖北	荆州民康生物技术有限公司

表1-6　市售全蝎样品及其信息

序　号	鉴定结果	样品状态	产　地	来　源
S1	全蝎（东亚钳蝎）（*Mesobuthus martensii*）	干燥药材	陕西	陕西步长制药有限公司
S2	全蝎（东亚钳蝎）（*Mesobuthus martensii*）	干燥药材	陕西	陕西步长制药有限公司
S3	全蝎（东亚钳蝎）（*Mesobuthus martensii*）	干燥药材	陕西	陕西步长制药有限公司
S4	全蝎（东亚钳蝎）（*Mesobuthus martensii*）	干燥药材	陕西	陕西步长制药有限公司
S5	全蝎（东亚钳蝎）（*Mesobuthus martensii*）	干燥药材	陕西	陕西步长制药有限公司
S6	全蝎（东亚钳蝎）（*Mesobuthus martensii*）	干燥药材	陕西	陕西步长制药有限公司

续上表

序　号	鉴定结果	样品状态	产　地	来　源
S7	全蝎（东亚钳蝎）（*Mesobuthus martensii*）	干燥药材	河南	广州仁和堂大药房
S8	全蝎（东亚钳蝎）（*Mesobuthus martensii*）	干燥药材	河北	广州正和药店
S9	全蝎（东亚钳蝎）（*Mesobuthus martensii*）	干燥药材	山东	广东和翔制药有限公司
S10	全蝎（东亚钳蝎）（*Mesobuthus martensii*）	干燥药材	山东	广东和翔制药有限公司
S11	全蝎（东亚钳蝎）（*Mesobuthus martensii*）	干燥药材	山西	西安恒生堂制药有限公司
S12	全蝎（东亚钳蝎）（*Mesobuthus martensii*）	干燥药材	河南	广州至信中药饮片有限公司
S13	全蝎（东亚钳蝎）（*Mesobuthus martensii*）	干燥药材	甘肃	江西樟树市中药城顺康药材站

【实验部分】

（一）单味药材 DNA 的提取

取待测药材20～50 mg 于灭菌后的1.5 mL 离心管中，用消毒后的小剪刀将待测样品剪碎，按组织/细胞基因组 DNA 快速提取试剂盒的标准操作说明提取总 DNA。

（二）单味药材的物种鉴定

1. PCR 扩增

以待测样品的基因组 DNA 作为模板，采用 COI 通用引物 LCO1490/HCO2198（LCO1490：5′-GGTCAACAAATCATAAAGATATTGG-3′，HCO2198：5′-TAAACT-TCAGGGTGACCAAAAAATCA-3′）按照如下设置进行 PCR 扩增：反应体系为30 μL，其中，1.0 μL 待鉴定的 DNA 模板，3.0 μL 10 × PCR 缓冲液，3.0 μL 25 mmol/L MgCl$_2$ 溶液，2.4 μL 2.5 mmol/L dNTPs，10 μmol/L 的特异性正向引物和10 μmol/L 的特异性反向引物各1.5 μL，5 U/μL 的 Taq DNA 聚合酶0.2 μL，ddH$_2$O 17.4 μL；同时设置以 ddH$_2$O 为模板作为阴性对照。PCR 扩增反应程序为：95 ℃ 3 min；95 ℃ 45 s，40 ℃ 45 s，72 ℃ 1 min，39 个循环；72 ℃ 5 min。

2. 琼脂糖凝胶电泳检测及结果鉴定

以琼脂糖制备凝胶，并加入 SYBR™ Safe DNA Gel stain 染色。取前述步骤所得 PCR 产物与 6 × RNA/DNA Loading buffer 混合，于1.5% 琼脂糖凝胶上进行点样，DNA Marker 为 GeneRuler 100 bp DNA Ladder。120 V 条件下电泳20～30 min 后，置凝胶成像系统观察。得到目标大小的单一明亮条带，切胶后经多功能 DNA 纯化回收试剂盒纯化后测序[161]。

去除测序所得序列的引物和低质量区域后，利用 BLAST 对其进行分析，与 NCBI（National Center for Biotechnology Information）的 GenBank 数据库中相关序列进行比对，待测样品最接近的物种是所匹配到相似性最高的序列对应物种。

(三) 单味药材特异性引物的设计

1. 地龙特异性引物的设计

药典收载的地龙药材有 4 个基原动物，其中参环毛蚓（*Amynthas aspergillus*）和栉盲环毛蚓（*Amynthas pectiniferus*）属于远盲属（*Amynthas*），而通俗环毛蚓（*Metaphire vulgaris*）和威廉环毛蚓（*Metaphire guillelmi*）属于腔蚓属（*Metaphire*）。在 NCBI 的 GenBank 数据库中下载地龙正品所属的 2 个属下各物种的 COI 片段，其中 Metaphire 属共计 60 条，Amynthas 属共计 122 条，登录号分别如表 1-7、表 1-8 所示。运用 BioEdit v7.0.4 软件对这些序列进行排序、比对、分析，发现两个属间的差异很大，不适合设计统一的特异性引物。故本实验针对 *Metaphire* 属和 *Amynthas* 属内的地龙正品与伪品之间的种间差异，分别设计了地龙特异性引物[162]，表 1-9 为其序列列表。

2. 水蛭特异性引物的设计

药典收载的水蛭药材有 3 个基原动物，其中宽体金线蛭（*Whitmania pigra*）和尖细金线蛭（*Whitmania acranulata*）属于金线蛭属（*Whitmania*），黄蛭科（Haemopidae）；而日本医蛭（*Hirudo nipponica*）属于医蛭属（*Hirudo*），医蛭科（Hirudinidae）。在 NCBI 的 GenBank 数据库中，水蛭正品所属的两个属下物种较少，对应的 COI 片段也少（*Whitmania* 属下有 7 条，*Hirudo* 属下有 10 条），不利于设计具有特异性扩增的引物。因而将参考序列的范围扩展到水蛭正品所属的 2 个科下各物种的 COI 片段，其中 Haemopidae 科共计 17 条，Hirudinidae 科共计 47 条，登录号如表 1-10、表 1-11 所示。运用 BioEdit v7.0.4 软件对这些序列进行排序、比对、分析，发现这 2 个科之间的差异较大，而属下的差异较小，故本实验分别针对宽体金线蛭和日本医蛭设计了水蛭特异性引物[163]，表 1-12 为其序列列表。

3. 全蝎特异性引物的设计

在 NCBI 的 GenBank 数据库中下载全蝎正品所属正钳蝎属（*Mesobuthus*）下各物种的 COI 片段，共计 63 条，登录号如表 1-13 所示。运用 BioEdit v7.0.4 软件对这些序列进行排序、比对、分析后，基于全蝎正品与伪品之间的种间差异，设计了针对 *Mesobuthus* 属的全蝎特异性引物[161]，表 1-14 为其序列列表。

表 1-7 GenBank 数据库中地龙 Metaphire 属下各物种的 COI 序列

拉丁名	GenBank 登录号	拉丁名	GenBank 登录号
Metaphire guillelmi	KT429017.1	Metaphire paivanna	AY962128.1，AY962122.1
Metaphire vulgaris	KJ137279.1	Metaphire tschiliensis	AY962144.1，KP030716.1
Metaphire anomala	KU565251.1	Metaphire servina	AB542653.1
Metaphire sieboldi	AB607054.1，AB607049.1	Metaphire saxicalcis	KU565292.1
Metaphire bununa	AY962142.1	Metaphire soulensis	AB542664.1，AB542662.1
Metaphire californica	AY739339.1	Metaphire surinensis	KU565316.1
Metaphire feijani	AY960809.1，AY962161.1	Metaphire taiwanensis	AY962157.1，AY960806.1
Metaphire birmanica	KU565262.1	Metaphire bahli	KT626580.1
Metaphire grandipenes	KU565265.1	Metaphire trutina	AY739338.1，AY962144.1
Metaphire magna	KF205982.1，JX315347.1	Metaphire vesiculata	AB542691.1
Metaphire nanaoensis	AY962152.1	Metaphire yamadai	AB542694.1
Metaphire tecta	KT252966.1	Metaphire trangensis	KU565317.1
Metaphire khaoluangensis	KU565275.1	Metaphire wuzhimontis	JQ904537.1
Metaphire glareosa	AY962180.1，AY960803.1，AY962167.1	Metaphire formosae	AY739326.1，AY739331.1，AY739333.1
Metaphire agrestis	AB542605.1，KX400697.1，AB542597.1	Metaphire peguana	KC404834.1，KC404831.1，KC404832.1
Metaphire commol/Lunissima	AB542625.1，AB542620.1，AB542622.1	Metaphire tahannonta	AY962116.1
Metaphire hilgendorfi	AB425819.1，KX400614.1，AB542639.1	Metaphire songkhlaensis	KU565294.1
Metaphire megascolidioides	AB482107.2，AB536863.1	Metaphire yuhsii	AY739315.1，AY960799.1，AY739309.1

表 1-8 GenBank 数据库中地龙 Amynthas 属下各物种的 COI 序列

拉丁名	GenBank 登录号	拉丁名	GenBank 登录号
Amynthas aspergillus	KJ830749.1、JN187361.1、JQ820335.2、JQ820338.1、DQ224188.1	Amynthas amis	JX290381.1、JX290413.1、JX290408.1、JX290415.1、JX290387.1、JX290396.1、JX290425.1、KU565179.1
Amynthas penpuensis	KC897069.1	Amynthas phatubensis	KU565202.1、KU565203.1
Amynthas borealis	KU565183.1	Amynthas purpuratus	AB542524.1、AB542521.1
Amynthas alexandri	KU565173.1、KU565176.1	Amynthas binoculatus	AY962184.1
Amynthas comptus	KU565184.1	Amynthas stricosus	JX315345.1
Amynthas taiwumontis	KC897067.1	Amynthas triastriatus	KF179569.1
Amynthas cucullatus	KT429012.1	Amynthas tappensis	AB542545.1、AB542551.1
Amynthas dactilicus	KF179575.1、AB542473.1	Amynthas thakhantho	KU565243.1、KU565242.1
Amynthas fuscatus	AB542480.1、AB542475.1	Amynthas tokioensis	AB542556.1、KY750705.1
Amynthas fusing	LC306645.1	Amynthas tontong	KU565245.1、KU565246.1
Amynthas glabrus	AB542481.1	Amynthas trapezoides	JX315346.1
Amynthas incongruus	KP030694.1	Amynthas wuhumontis	JQ936599.1、JQ936598.1
Amynthas hupeiensis	AB542494.1、KF205454.1	Amynthas vittatus	AB542573.1
Amynthas kinmenensis	JQ936596.1	Amynthas lalashan	LC306643.1
Amynthas zhangi	JX073676.1、KP030720.1	Amynthas lioujia	LC306648.1
Amynthas daeari	KF383293.1	Amynthas longicaeca	KU565191.1、KU565195.1
Amynthas majia	LC306650.1	Amynthas tayalis	AY962185.1
Amynthas mediocus	KF205405.1	Amynthas pectiniferus	KT429018.1

续上表

拉丁名	GenBank 登录号	拉丁名	GenBank 登录号
Amynthas mayshanensis	DQ224183.1	Amynthas phucheefah	KU565211.1
Amynthas mekongianus	KU565196.1	Amynthas omeimontis	KF205480.1
Amynthas micronarius	AB542503.1、AB542498.1	Amynthas khaohayod	KU565190.1
Amynthas moniliatus	KF179571.1	Amynthas juriensis	KT783537.1
Amynthas morrisi	AB542517.1、EF077580.1	Amynthas hainanicus	JX315409.1
Amynthas mutabilitus	JX290402.1、JX290418.1	Amynthas exiguus	KU565189.1
Amynthas octopapillatus	JX081510.1	Amynthas endophilus	KF240560.1
Amynthas papulosus	KU565200.1	Amynthas yunoshimensis	AB542581.1、AB542583.1
Amynthas diaoluomontis	KF205964.1	Amynthas yunlongensis	KF179581.1
Amynthas polyglandularis	KC897063.1、DQ224189.1、KC897065.1	Amynthas phaselus	KX400640.1、AB542519.1、KP030707.1
Amynthas carnosus	AB542452.1、AB542453.1、KP030699.1	Amynthas gracilis	AB542484.1、KP214564.1、AB542489.1
Amynthas corticis	DQ224190.1、AB542455.1、AB542457.1、AB542460.1、AB542461.1	Amynthas tungpuensis	KU232809.1、KU232795.1、KU232805.1、KU232798.1、KU232811.1
Amynthas hongyehensis	JX290400.1、JX290399.1、JX290419.1、JX290411.1	Amynthas robustus	DQ224191.1、AB542532.1、AB542529.1、EF077569.1
Amynthas wulinensis	DQ224181.1、DQ224177.1、DQ224175.1	Amynthas lini	DQ224166.1、DQ224173.1、DQ224171.1
Amynthas minimus	AB542509.1、AB542507.1、AB542510.1	Amynthas nangrongensis	KU565199.1

表 1-9 地龙 *Metaphire* 属和 *Amynthas* 属的特异性引物

属　名	引物对	引　物	序列（5'→3'）	扩增片段大小/bp
Metaphire	COI *Metaphire* F2/R2（MF2R2）	正向引物	TTAGTGTCGTCCGCGCAGTT	232
		反向引物	CTACTGCCCACACAAATAGTGGG	
Amynthas	COI AA F3/R1（AF3R1）	正向引物	TTTGGAAACTGACTGCTCCCA	247
		反向引物	CTAAAATTGATGAGGCACCC	

表 1-10 GenBank 数据库中水蛭 Haemopidae 科下各物种的 COI 序列

拉丁名	GenBank 登录号	拉丁名	GenBank 登录号
Whitmania pigra	EU304459.1	*Haemopis sanguisuga*	AF462021.1、KP663469.1
Whitmania acranulata	KM655838.1	*Haemopis terrestris*	AY786459.1
Whitmania acranulata	KC688271.1	*Haemopis caeca*	AY040702.1
Haemopis marmorata	AF003270.1、FJ897515.1	*Haemopis elegans*	EF125042.1
Haemopis kingi	KM611858.1	*Haemopis grandis*	AY425447.1
Haemopis lateromaculata	AF116028.1	*Whitmania laevis*	KM655839.1、KC688269.1、KT693113.1、KT693112.1

表 1-11 GenBank 数据库中水蛭 Hirudinidae 科下各物种的 COI 序列

拉丁名	GenBank 登录号	拉丁名	GenBank 登录号
Hirudo nipponia	AY763153.1、AY63153.1	*Macrobdella ditetra*	DQ097215.1
Poecilobdella manillensis	KC688268.1、GQ368747.1、AY425449.1、JN412848.1、KX579976.1、KX215710.1	*Poecilobdella nanjingensis*	LC145741.1、LC145739.1
Hirudo orientalis	JN104648.1	*Aliolimnatis africana*	AY425451.1
Hirudo sulukii	KU216242.1、KU216239.1	*Aliolimnatis buntonensis*	GQ368740.1
Hirudo verbana	EF446680.1、AY763150.1	*Aliolimnatis oligodonta*	GQ368739.1
Hirudo troctina	AY763155.1	*Asiaticobdella fenestrata*	GQ368741.1
Hirudo medicinalis	FJ655036.1、AY786458.1	*Limnatis nilotica*	AY425452.1
Macrobdella decora	AF003271.1	*Myxobdella annandalei*	GU394014.1
Aliolimnatis michaelseni	GQ368738.1	*Myxobdella sinanensis*	LC192132.1
Goddardobdella elegans	GQ368742.1	*Oxyptychus braziliensis*	AY425455.1
Hirudinaria bpling	JQ846012.1	*Philobdella gracilis*	DQ097218.1
Limnatis paluda	GQ368755.1	*Pintobdella chiapasensis*	GU394015.1
Limnobdella mexicana	GQ368757.1	*Tyrannobdella rex*	GU394016.1
Macrobdella diplotertia	DQ097223.1	*Philobdella floridana*	DQ097219.1、DQ097220.1
Poecilobdella javanica	KT693110.1、KJ551853.1、JN412851.1、GQ368745.1	*Erpobdella octoculata*	HQ336344.1、AF003274.1、HM246599.1、HM246555.1

表 1-12　宽体金线蛭和日本医蛭的特异性引物

物　种	引物对	引　物	序列（5′→3′）	扩增片段大小/bp
宽体金线蛭 *W. pigra*	COI WP F1/R2（WF1R2）	正向引物	TTGGTGGGTTTGGTAATTGAC	202
		反向引物	GATGGGCCTGAATGAGATACG	
	COI WP F2/R2（WF2R2）	正向引物	TGGGTTTGGTAATTGACTC	198
		反向引物	GATGGGCCTGAATGAGATACG	
日本医蛭 *H. nipponica*	COI HN F1/R2（HF1R2）	正向引物	GCCATTAATAGTTGGAGCAG	142
		反向引物	CGGATATAATGTTCATCCAGC	

表 1-13　GenBank 数据库中全蝎 *Mesobuthus* 属下各物种的 COI 序列

拉丁名	GenBank 登录号
Mesobuthus martensii	DQ340065.1、JF700145.1～JF700146.1、KC141981.1～KC142024.1
Mesobuthus caucasicus	AJ550693.1、AJ783606.1、AJ783514.1
Mesobuthus cyprius	AJ550699.1、AJ550698.1
Mesobuthus gibbosus	AJ716204.2、AJ783464.1、AJ550712.1
Mesobuthus eupeus	AJ550701.1、AJ550700.1、HM567377.1、HM567372.1、KC142025.1、HM567388.1、HM567338.1、HM567348.1

表 1-14　全蝎 *Mesobuthus* 属的特异性引物

引物对	引　物	序列（5′→3′）	扩增片段大小/bp
COI MM F1/R1（SF1R1）	正向引物	CAGGTTTATAATGTTGTGGTG	257
	反向引物	GCCAAAGAAGAAGATAAAGGC	
COI MM F2/R4（SF2R4）	正向引物	TATTATAATTGGTGGATTTGGG	261
	反向引物	AAAATTGAAGACACCCCAGCT	

（四）特异性引物用于单味药材的鉴定

1. PCR 扩增

以待测样品的基因组 DNA 作为模板，采用设计合成的地龙、水蛭、全蝎的特异性引物按照如下设置分别进行 PCR 扩增。

地龙：反应体系为 15 μL，其中，0.5 μL 待鉴定的 DNA 模板，1.5 μL 10 × PCR 缓冲液，1.5 μL 25 mmol/L MgCl$_2$ 溶液，1.2 μL 2.5 mmol/L dNTPs，10 μmol/L 的特异性正向引物和 10 μmol/L 的特异性反向引物各 0.75 μL，5 U/μL 的 Taq DNA 聚合酶 0.1 μL，ddH$_2$O 8.7 μL；同时设置以 ddH$_2$O 为模板作为阴性对照。PCR 扩增反应程序为：95 ℃ 3 min；95 ℃ 45 s，55 ℃/58 ℃ 45 s，72 ℃ 1 min，39 个循环；

72 ℃ 5 min。其中，引物对 MF2R2 退火温度为 58 ℃，引物对 AF3R1 退火温度为 55 ℃。

水蛭：反应体系为 15 μL，其中，0.5 μL 待鉴定的 DNA 模板，1.5 μL 10 × PCR 缓冲液，1.5 μL 25 mmol/L MgCl$_2$ 溶液，1.2 μL 2.5 mmol/L dNTPs，10 μmol/L 的特异性正向引物和 10 μmol/L 的特异性反向引物各 0.75 μL，5 U/μL 的 Taq DNA 聚合酶 0.1 μL，ddH$_2$O 8.7 μL；同时设置以 ddH$_2$O 为模板作为阴性对照。PCR 扩增反应程序为：95 ℃ 3 min；95 ℃ 45 s，55 ℃ 45 s，72 ℃ 1 min，39 个循环；72 ℃ 5 min。

全蝎：反应体系为 15 μL，其中，0.5 μL/1.0 μL 待鉴定的 DNA 模板（引物对 SF1R1 为 0.5 μL，引物对 SF2R4 为 1.0 μL），1.5 μL 10 × PCR 缓冲液，1.5 μL 25 mmol/L MgCl$_2$ 溶液，1.2 μL 2.5 mmol/L dNTPs，10 μmol/L 的特异性正向引物和 10 μmol/L 的特异性反向引物各 0.75 μL，5 U/μL 的 Taq DNA 聚合酶 0.1 μL，加 ddH$_2$O 补足剩余体积；同时设置以 ddH$_2$O 为模板作为阴性对照。PCR 扩增反应程序为：95 ℃ 3 min；95 ℃ 45 s，55 ℃ 45 s，72 ℃ 1 min，39 个循环；72 ℃ 5 min。

2. 琼脂糖凝胶电泳检测及结果鉴定

按【实验部分】项下相关内容操作。

【实验结果】

（一）单味药材的物种鉴定

本研究共收集到 15 批地龙药材、22 批水蛭药材及 13 批全蝎药材，其物种鉴定结果分别如表 1-4、表 1-5、表 1-6 所示。总的来说，所收集到的样品包括：药典收载的 3 种地龙正品（参环毛蚓、通俗环毛蚓、威廉环毛蚓），而栉盲环毛蚓因较为少见而未收集到；2 种水蛭正品（宽体金线蛭、日本医蛭），尖细金线蛭在市场中几乎没有；全蝎的正品东亚钳蝎。此外，还收集到地龙的 5 种混伪品，包括大腔蚓、加州腔蚓（*Metaphire californica*）（Kinberg）和另外 3 种未能鉴别的地龙伪品及水蛭的常见伪品菲牛蛭。而全蝎因其市场上的"伪品"大多是不符合药典规定的质量差的全蝎，未收集到物种水平上的伪品。

在所有药材样品中，编号：P1 ~ P4 的地龙药材、编号：H1 ~ H7 的水蛭药材、编号：S1 ~ S6 的全蝎药材为陕西步长制药有限公司提供的投料药材。鉴定结果显示，企业提供的药材样品中，地龙药材是正品通俗环毛蚓和威廉环毛蚓，水蛭药材是正品宽体金线蛭，全蝎药材也是对应的正品东亚钳蝎。据了解，企业所用投料药材的供货渠道是固定的，因此可确定企业生产脑心通胶囊所用的动物药投料药材为通俗环毛蚓和威廉环毛蚓（地龙）、宽体金线蛭（水蛭）、东亚钳蝎（全蝎）。

此外，本部分的实验利用 COI 通用引物对本章节所用药材的 DNA 样品均进行了有效扩增，得到单一明亮的条带进行测序分析，说明所提取的药材 DNA 样品质量良好，可作为模板进行下一步特异性引物的分子鉴定研究。

（二）PCR 扩增条件的确立

在 PCR 扩增过程中，退火温度（annealing temperature，AT）对扩增结果有很大的影响。王楠楠等[164]的研究表明，退火温度直接影响所对应引物进行物种鉴定的特异性和灵敏度，且随着退火温度的降低，PCR 的检测灵敏度逐渐提高，而特异性逐渐降低。本实验探究了退火温度分别为 50 ℃、53 ℃、56 ℃、58 ℃、60 ℃、62 ℃、64 ℃、66 ℃、68 ℃时各引物对相应单味药材的扩增效果，结果显示（图 1-1 ～图 1-4），地龙、水蛭、全蝎的各引物对在较低退火温度范围内均可以扩增出相应大小的明亮条带，而随着退火温度升高到一定值，个别引物对便不能再扩增出相应的特异性条带。由此得出各引物对适宜的退火温度范围：①地龙引物 MF2R2 和 AF3R1：50 ～ 68 ℃；②水蛭引物 WF1R2 和 WF2R2：50 ～ 68 ℃，水蛭引物 HF1R2：50 ～ 62 ℃；③全蝎引物 SF1R1：50 ～ 66 ℃、SF2R4：50 ～ 64 ℃。

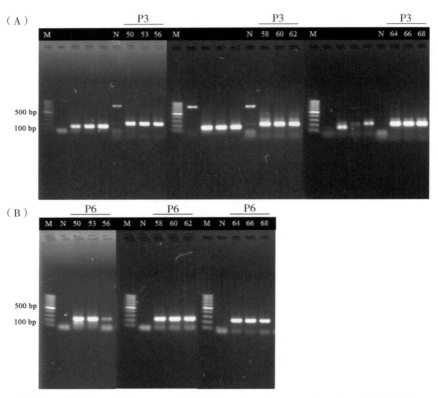

图 1-1　地龙特异性引物 MF2R2（A）和 AF3R1（B）在不同退火温度下对地龙药材进行 PCR 扩增电泳检测

M：DNA 相对分子质量标记；N：空白对照；P3：通俗环毛蚓；P6：参环毛蚓；

（50、53、56、58、60、62、64、66、68）：不同退火温度

注：图 1-1A 中未标记样品与本段叙述无关。

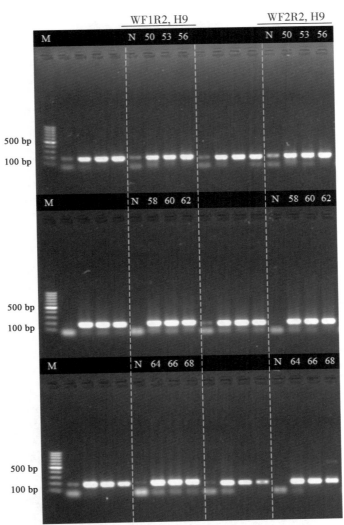

图1-2　水蛭特异性引物 WF1R2 和 WF2R2 在不同退火温度下对水蛭药材进行 PCR 扩增电泳检测

M：DNA 相对分子质量标记；N：空白对照；H9：宽体金线蛭；

（50、53、56、58、60、62、64、66、68）：不同退火温度

注：图中未标记样品与本段叙述无关。

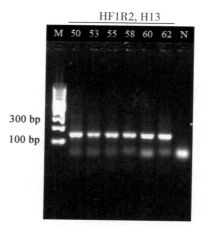

图1-3　水蛭特异性引物 HF1R2 在不同退火温度下对水蛭药材进行 PCR 扩增电泳检测

M：DNA 相对分子质量标记；N：空白对照；H13：日本医蛭；

（50、53、55、58、60、62）：不同退火温度

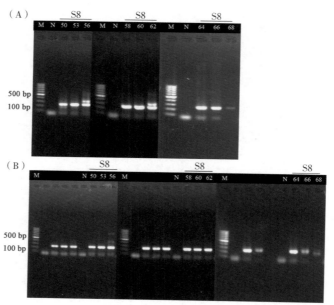

图-4　全蝎特异性引物 SF1R1（A）和 SF2R4（B）在不同退火温度下对全蝎药材进行 PCR 扩增电泳检测

M：DNA 相对分子质量标记；N：空白对照；S8：东亚钳蝎；

（50、53、56、58、60、62、64、66、68）：不同退火温度

注：图1-4B 中未标记样品与本段叙述无关。

　　考虑到本节所建立的单味药材 DNA 鉴定技术将应用于脑心通胶囊中3种动物药的分子鉴定，而脑心通胶囊组分复杂，干扰因素较多；且提高退火温度可能导致引物灵敏度降低，而退火温度过低又可能产生非特异性扩增，因此在后续的实验中

各引物的退火温度取其适宜温度范围内居中的退火温度，也即 55 ℃。

  将各引物应用于脑心通胶囊中 3 味动物药的鉴定时（本章第三节内容），仍需根据实际情况对 PCR 扩增条件进行调整。其中，当引物 MF2R2 应用于脑心通胶囊中地龙药材的鉴定（图 1-5），退火温度为 55 ℃时空白对照产生一条非目的条带的扩增片段，而退火温度为 58 ℃时空白对照没有产生条带，推测可能是因为退火温度较低而产生非特异性扩增，故调整引物 MF2R2 的退火温度为 58 ℃。而当引物 SF2R4 应用于该胶囊中全蝎药材的鉴定时，在反应体系中其他条件相同的情况下，DNA 模板加入量为 1.0 μL 时的扩增条带较 0.5 μL、1.5 μL 时的清晰明亮（图 1-6），因此调整引物 SF2R4 在 PCR 反应体系中的 DNA 模板加入量为 1.0 μL。

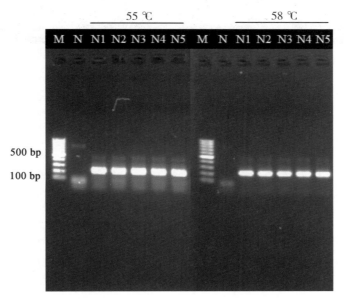

图 1-5　地龙特异性引物 MF2R2 在不同退火温度下（55 ℃和 58 ℃）对脑心通胶囊进行 PCR 扩增电泳检测

M：DNA 相对分子质量标记；N：空白对照；N1 ～ N5：不同批次的脑心通胶囊

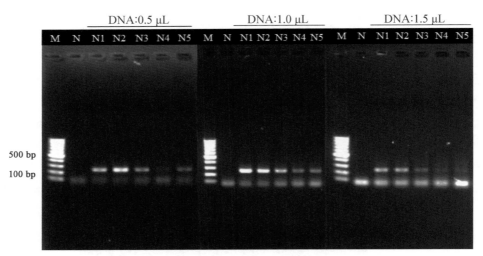

图 1-6　全蝎特异性引物 SF2R4 在不同 DNA 模板量（0.5 μL、1.0 μL、1.5 μL）
下对脑心通胶囊进行 PCR 扩增电泳检测

M：DNA 相对分子质量标记；N：空白对照；N1～N5：不同批次的脑心通胶囊

（三）特异性引物用于单味药材的鉴定

1. 地龙特异性引物用于单味药材的鉴定

分别用引物 MF2R2 和 AF3R1 对 15 份地龙样品的 DNA 进行 PCR 扩增，电泳检测结果如图 1-7 所示。15 份地龙样品中，P1～P5 是 *Metaphire* 属的地龙正品通俗环毛蚓或威廉环毛蚓，P6～P10 是 *Amynthas* 属的地龙正品参环毛蚓，而 P11～P15 是地龙伪品。如图 1-7A 所示，引物 MF2R2 可以有效扩增出 *Metaphire* 属通俗环毛蚓或威廉环毛蚓的 DNA，电泳结果呈现出大小为 230 bp 左右的明亮条带；而在 *Amynthas* 属的正品参环毛蚓、伪品和空白对照中均无扩增条带。另外，引物 AF3R1 可以扩增出 *Amynthas* 属参环毛蚓的 DNA，电泳结果呈现出大小约为 250 bp 的扩增条带，而在 *Metaphire* 属地龙正品及多数伪品中没有扩增条带（图 1-7B）。

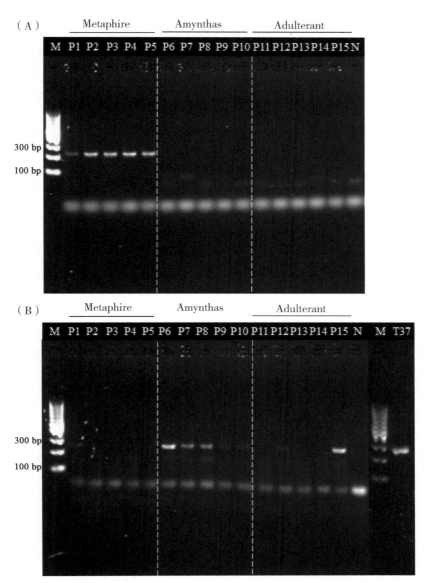

图1-7　地龙特异性引物 MF2R2（A）和 AF3R1（B）对地龙药材进行 PCR 扩增电泳检测
M：DNA 相对分子质量标记；P1～P15：地龙药材；N：空白对照；T37：参环毛蚓对照药材

为验证所获得条带是否为目的基因，将特异性引物所得的 DNA 条带切胶纯化、测序并进行分析。引物 MF2R2 对 P1～P5 扩增所得序列进行 BLAST 分析，结果显示 P1～P3 及 P5 所对应的序列在 GenBank 数据库中最高匹配物种为通俗环毛蚓，相似度达 98.49% 以上，P4 对应的序列最高匹配为威廉环毛蚓，相似度为 99.48%。而引物 AF3R1 在 P6～P10 中扩增所得序列的最高匹配物种为参环毛蚓，相似度达 99.51% 以上。此外，引物 AF3R1 虽然在伪品 P15 中产生扩增条带，但其序列鉴定结果为加州腔蚓（*M. californica*），与 P15 对应伪品物种一致。

总的来说，引物 MF2R2 可以特异性地扩增 *Metaphire* 属的地龙正品通俗环毛蚓和威廉环毛蚓的基因，而不能将 *Amynthas* 属的地龙正品及伪品进行扩增；引物 COI AA F3/R1 可以扩增 *Amynthas* 属的地龙正品参环毛蚓及部分伪品的基因，须进行测序来区分正品参环毛蚓与伪品（序列对比如图 1-8 所示），且其不能将 *Metaphire* 属的地龙正品通俗环毛蚓和威廉环毛蚓进行扩增。

2. 水蛭特异性引物用于单味药材的鉴定[163]

分别用引物 WF1R2、WF2R2 和 HF1R2 对 22 个水蛭样品的 DNA 进行 PCR 扩增，电泳检测结果如图 1-9 所示。22 个水蛭商品中，H1～H12 是正品宽体金线蛭（*W. pigra*），H13～H17 是正品日本医蛭（*H. nipponica*），H18～H22 是伪品菲牛蛭（*P. manillensis*）。由图 1-9A、图 1-9B 可知，一方面，引物 WF1R2 和 WF2R2 可以有效扩增出宽体金线蛭的 DNA，电泳结果呈现出 200 bp 左右的明亮条带；而日本医蛭、伪品菲牛蛭和空白对照均无扩增条带。另一方面，引物 HF1R2 对日本医蛭产生特异性扩增，有明亮清晰的条带，约为 140 bp，而其他样品均呈阴性，无扩增条带（图 1-9C）。

此外，为验证所获得条带为目的基因，将特异性引物所得 DNA 条带切胶纯化、测序并进行分析。就引物 WF1R2 和 WF2R2 而言，所得序列较长，利用 BLAST 与 GenBank 数据库中相关序列进行搜索匹配。结果显示，两对引物所对应的序列最高匹配的物种均为宽体金线蛭，相似度达 96.2%～100%。而引物 HF1R2 所得序列较短，GenBank 数据库中有较多其他物种的干扰，故将该序列直接与 COI 通用引物对相应日本医蛭所扩增的序列进行序列比对。由图 1-10 可知，引物 HF1R2 所得序列与相应位点上 COI 通用引物所得日本医蛭的序列一致，该特异性引物所获得的条带为相应的目的基因（COI 通用引物所得日本医蛭的序列全长 658 bp，图 1-10 仅截取 180～360 位点的序列片段）。上述实验结果表明，引物 WF1R2/WF2R2 和 HF1R2 分别对宽体金线蛭和日本医蛭具有良好的特异性。

```
                    ....|....| ....|....| ....|....| ....|....| ....|....| ....|....|
                         5         15        25        35        45        55
KJ830749.1 AS       TTTGGAAACT GACTGCTCCC ACTTATACTA GGAACCCCCG ACATAGCATT CCCACGTCTA
DQ224188.1 AS       TTTGGAAACT GACTGCTCCC ACTTATACTA GGAACCCCCG ATATAGCATT CCCACGTCTA
JN187361.1 AS       TTTGGAAACT GACTGCTCCC ACTTATACTA GGAACCCCCG ACATAGCATT CCCACGTCTA
JQ820338.1 AS       TTTGGAAACT GACTGCTCCC ACTTATACTA GGAACCCCCG ACATAGCATT CCCACGTCTA
JQ820335.2 AS       TTTGGAAACT GACTGCTCCC ACTTATACTA GGAACCCCCG ACATAGCATT CCCACGTCTA
P6-AF3R1            ---------- ---------- -CTTATACTA GGAACCCCCG ACATAGCATT CCCACGTCTA
P7-AF3R1            ---------- ---------- -CTTATACTA GGAACCCCCG ACATAGCATT CCCACGTCTA
P8-AF3R1            ---------- ---------- -CTTATACTA GGAACCCCCG ACATAGCATT CCCACGTCTA
P15-AF3R1           ---------- ---------- -CTAATACTA GGAACCCCAG ATATAGCATT CCCACGACTA
Clustal Consensus                             ** ******* ******** * * ******** ****** ***
```

→引物 COI AA F3

```
                    ....|....| ....|....| ....|....| ....|....| ....|....| ....|....|
                         65        75        85        95        105       115
KJ830749.1 AS       AATAACATAA GATTTTGACT TTTGCCGCCA TCCTTAATTC TATTAGTAAG GTCTGCGGCT
DQ224188.1 AS       AATAATATAA GATTTTGACT TTTGCCCACCT TCCTTAATTC TATTAGTAAG GTCTGCGGCT
JN187361.1 AS       AATAACATAA GATTTTGACT TTTGCCGCCA TCCTTAATTC TATTAGTAAG GTCTGCGGCT
JQ820338.1 AS       AATAACATAA GATTTTGACT TTTGCCCACCA TCCTTAATTC TATTAGTAAG GTCTGCGGCT
JQ820335.2 AS       AATAACATAA GATTTTGACT TTTGCCCACCA TCCTTAATTC TATTAGTAAG GTCTGCGGCT
P6-AF3R1            AATAACATAA GATTTTGACT TTTGCCGCCA TCCTTAATTC TATTAGTAAG GTCTGCGGCT
P7-AF3R1            AATAACATAA GATTTTGACT TTTGCCCACCA TCCTTAATTC TATTAGTAAG GTCTGCGGCT
P8-AF3R1            AATAACATAA GATTTTGACT TTTGCCCACCA TCCTTAATTC TATTAGTAAG GTCTGCGGCT
P15-AF3R1           AATAACATGA GATTCTGGCT ACTTCCCCCC TCGCTAATTT TATTAGTTAG GTCTGCTGCA
Clustal Consensus   ***** ** * **** ** **    * ** **  ** **** ** ******* ** ****** **
```

```
                    ....|....| ....|....| ....|....| ....|....| ....|....| ....|....|
                         125       135       145       155       165       175
KJ830749.1 AS       GTTGAAAAGG GGGCTGGTAC CGGATGAACA GTTCACCCCC CTTTAGCAAG AAACATAGCA
DQ224188.1 AS       GTTGAAAAGG GGGCTGGCAC CGGATGAACA GTCTACCCCC CTTTAGCAAG AAACATGGCA
JN187361.1 AS       GTTGAAAAGG GAGCCGGTAC CGGATGGACA GTTTACCCCC CTTTAGCAAG AAACATAGCA
JQ820338.1 AS       GTTGAAAAGG GGGCTGGCAC CGGATGAACA GTTTACCCCC CTTTAGCAAG AAACATAGCA
JQ820335.2 AS       GTTGAAAAGG GAGCCGGTAC CGGATGGACA GTTTACCCCC CCTTAGCAAG AAACATAGCA
P6-AF3R1            GTTGAAAAGG GGGCTGGTAC CGGATGAACA GTTTACCCCC CTTTAGCAAG AAACATAGCA
P7-AF3R1            GTTGAAAAGG GGGCTGGTAC CGGATGAACA GTTTACCCCC CTTTAGCAAG AAACATAGCA
P8-AF3R1            GTTGAAAAGG GAGCCGGTAC CGGATGGACA GTTTACCCCC CTTTAGCAAG AAACATAGCA
P15-AF3R1           GTAGAAAAGG GGGCAGGTAC AGGATGAACA GTATACCACC CTCTAGCAAG CAATATAGCA
Clustal Consensus   ** ******* * ** ** **    ***** *** ** ***** *  ******* ** ** ***
```

```
                    ....|....| ....|....| ....|....| ....|....| ....|....| ....|....|
                         185       195       205       215       225       235
KJ830749.1 AS       CATGCAGGTC CCTCTGTAGA CCTTGCAATT TTCTCACTAC ATTTAGCGGG TGCCTCATCA
DQ224188.1 AS       CATGCAGGTC CCTCTGTAGA CCTTGCAATT TTCTCACTAC ATTTAGCGGG TGCCTCATCA
JN187361.1 AS       CATGCGGGGC CCTCTGTAGA CCTTGCAATT TTCTCACTAC ATTTAGCGGG TGCCTCATCA
JQ820338.1 AS       CATGCGGGGC CCTCTGTAGA CCTTGCAATT TTCTCACTAC ATTTAGCGGG TGCCTCATCA
JQ820335.2 AS       CATGCGGGGC CCTCTGTAGA CCTTGCAATT TTCTCACTAC ATTTAGCGGG TGCCTCATCA
P6-AF3R1            CATGCAGGTC CCTCTGTAGA CCTTGCAATT TTCTCACTAC ATTTAGC--- ----------
P7-AF3R1            CATGCAGGTC CCTCTGTAGA CCTTGCAATT TTCTCACTAC ATTTAGC--- ----------
P8-AF3R1            CATGCGGGGC CCTCTGTAGA CCTTGCAATT TTCTCACTAC ATTTAGC--- ----------
P15-AF3R1           CACGCTGGGC CCTCAGTAGA TCTTGCAATT TTTTCACTAC ATTTAGC--- ----------
Clustal Consensus   ** ** ** ** **** ***** ********* ** ****** *******
```

引物 COIAAR1

```
                    ....|..
                         245
KJ830749.1 AS       ATTTTAG
DQ224188.1 AS       ATTTTAG
JN187361.1 AS       ATTTTAG
JQ820338.1 AS       ATTTTAG
JQ820335.2 AS       ATTTTAG
P6-AF3R1            -------
P7-AF3R1            -------
P8-AF3R1            -------
P15-AF3R1           -------
Clustal Consensus   ←
```

图 1-8　地龙特异性引物 AF3R1 对地龙药材扩增所得序列对比

AS：参环毛蚓；P6～P8：参环毛蚓药材；P15：加州腔蚓

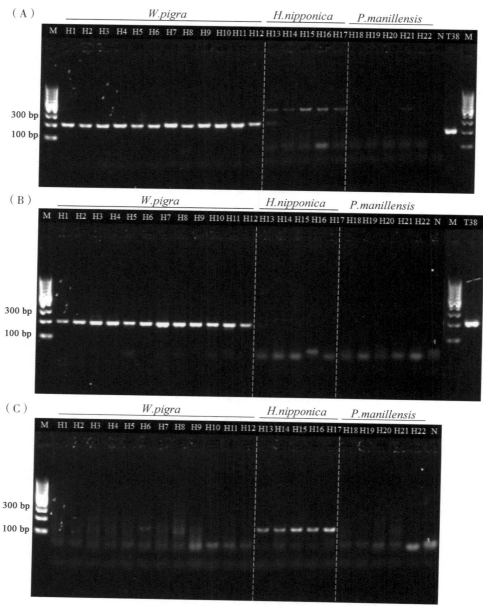

图1-9 水蛭特异性引物 WF1R2（A）、WF2R2（B）和 HF1R2（C）
对水蛭药材进行 PCR 扩增电泳检测

M：DNA 相对分子质量标记；H1～H22：水蛭药材；N：空白对照；T38：水蛭对照药材

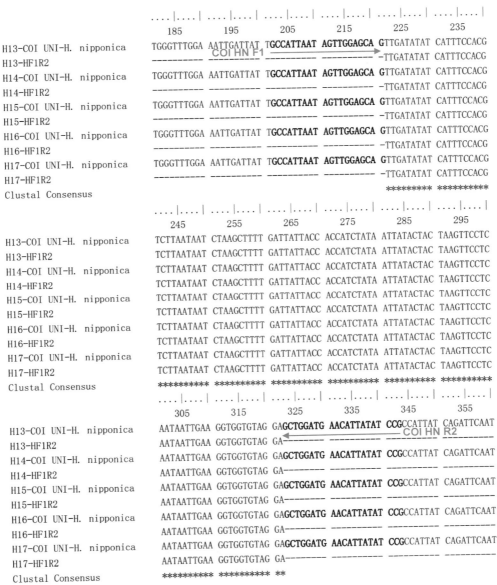

图1-10 COI 通用引物及水蛭特异性引物 HF1R2 对日本医蛭扩增所得序列对比

H13～H17：日本医蛭药材；COI UNI：COI 通用引物

3. 全蝎特异性引物用于单味药材的鉴定[161]

分别用引物 SF1R1 和 SF2R4 对 13 份全蝎样品的 DNA 进行 PCR 扩增。从图 1-11 可知，引物 SF1R1 和 SF2R4 均能够在全蝎药材的 DNA 中扩增出长度 250～260 bp 的明亮条带，只有样品 S2 和 S5 的条带较弱。且所有样品的 DNA 条带经纯化测序后，应用 BLAST 工具与 GenBank 数据库中序列进行匹配（序列对比如图 1-12、图 1-13 所示），与全蝎正品东亚钳蝎（*M. martensii*）的相似度达 95% 以上，可鉴定为东亚钳蝎。

全蝎样品 S2 和 S5 较为干燥，肌肉组织多数干枯，难以进行 DNA 提取，所得 DNA 浓度较低，故在 PCR 扩增产物的凝胶电泳图中对应的 DNA 条带较暗。但这两份全蝎样品测序所得序列经 BLAST 后也鉴定为东亚钳蝎。由此表明，引物 SF1R1 和 SF2R4 可以对全蝎正品东亚钳蝎进行特异性鉴别，且一定程度上可以根据提取所得 DNA 的质量及 PCR 产物进行凝胶电泳后呈现的目标条带的明暗程度评估全蝎药材的质量优劣。

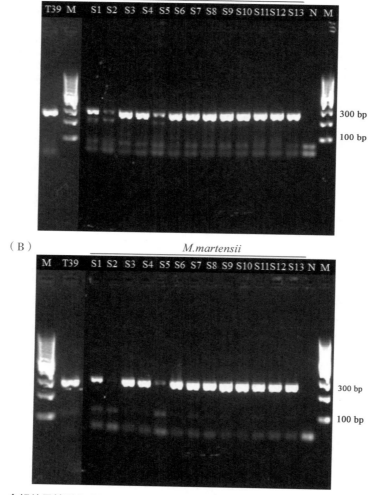

图 1-11　全蝎特异性引物 SF1R1（A）和 SF2R4（B）对全蝎药材进行 PCR 扩增电泳检测
　M：DNA 相对分子质量标记；S1～S13：全蝎药材；N：空白对照；T39：全蝎对照药材

```
                    ....|....| ....|....| ....|....| ....|....| ....|....| ....|....|
                         5         15         25         35         45         55
DQ340065.1 MM       CAGGTTTATA ATGTTGTGGT GACTGCTCAT GCTTTTGTAA TAATTTTTTT TATGGTTATA
S1-SF1R1            ---------- ---------- -ACAGCTCAT GCTTTTGTAT TAATTTTTTT TATGGTTATA
S2-SF1R1            ---------- ---------- -ACAGCTCAT GCTTTTGTAA TAATTTTTTT TATGGTTATA
S3-SF1R1            ---------- ---------- -ACAGCTCAT GCTTTTGTAA TAATTTTTTT TATGGTTATA
S4-SF1R1            ---------- ---------- -ACAGCTCAT GCTTTTGTAA TAATTTTTTT TATGGTTATA
S5-SF1R1            ---------- ---------- ---------- ---------- --ATTTTTTT TATGGTTATA
S6-SF1R1            ---------- ---------- ---------- ---------- --ATTTTTTT TATGGTTATA
S7-SF1R1            ---------- ---------- ---------- ---------- --ATTTTTTT TATGGTTATA
S8-SF1R1            ---------- ---------- ---------- ---------- --ATTTTTTT TATGGTTATG
S9-SF1R1            ---------- ---------- ---------- ---------- --ATTTTTTT TATGGTTATA
S10-SF1R1           ---------- ---------- ---------- ---------- --ATTTTTTT TATGGTTATA
S11-SF1R1           ---------- ---------- ---------- ---------- --ATTTTTTT TATGGTTATA
S12-SF1R1           ---------- ---------- ---------- ---------- --ATTTTTTT TATGGTTATG
S13-SF1R1           ---------- ---------- ---------- ---------- --ATTTTTTT TATGGTTATA
Clustal Consensus                                                   ******* *********

        →引物 COI MM F1
                    ....|....| ....|....| ....|....| ....|....| ....|....| ....|....|
                         65         75         85         95        105        115
DQ340065.1 MM       CCTATTATAA TTGGTGGATT TGGGAATTGA TTGATTCCGT TGATGGTGGG GGCTCCTGAT
S1-SF1R1            CCTATTATAA TTGGTGGATT TGGGAATTGA TTAATTCCGT TGATGGTGGG GGCTCCTGAT
S2-SF1R1            CCTATTATAA TTGGTGGATT TGGGAATTGA TTAATTCCGT TGATGGTAGG GGCTCCTGAT
S3-SF1R1            CCTATTATAA TTGGTGGATT TGGGAATTGA TTAATTCCGT TGATGGTAGG GGCTCCTGAT
S4-SF1R1            CCTATTATAA TTGGTGGATT TGGGAATTGA TTAATTCCGT TGATGGTAGG GGCTCCTGAT
S5-SF1R1            CCTATTATAA TTGGAGGATT TGGGAATTGA TTAATTCCGT TGATGGTGGG GGCTCCTGAT
S6-SF1R1            CCTATTATAA TTGGTGGATT TGGGAATTGA TTAATTCCGT TGATGGTAGG GGCTCCTGAT
S7-SF1R1            CCTATTATAC TTGGTGGATT TGGGAATTGA TTAATTCCGT TGATGGTAGG GGCTCCTGAT
S8-SF1R1            CCTATTATAA TTGGTGGATT TGGGAATTGA TTGATTCCGT TGATGGTGGG GGCTCCTGAT
S9-SF1R1            CCTATTATAA TTGGTGGATT TGGGAATTGA TTGATTCCGT TGATGGTGGG GGCTCCTGAT
S10-SF1R1           CCTATTATAA TTGGTGGATT TGGGAATTGA TTAATTCCGT TGATGGTGGG GGCTCCTGAT
S11-SF1R1           CCTATTATAA TTGGTGGATT TGGGAATTGA TTGATTCCGT TGATGGTGGG GGCTCCTGAT
S12-SF1R1           CCTATTATAA TTGGTGGATT TGGGAATTGG TTAATTCCGT TGATGGTAGG GGCTCCTGAT
S13-SF1R1           CCTATTATAA TTGGTGGATT TGGGAATTGA TTAATTCCGT TGATGGTAGG GGCTCCTGAT
Clustal Consensus   ********** **** ***** **********  ** ******* ******* ** **********

                    ....|....| ....|....| ....|....| ....|....| ....|....| ....|....|
                        125        135        145        155        165        175
DQ340065.1 MM       ATGGCTTTTC CTCGGATGAA TAATATGAGA TTTTGGTTGT TGCCCCCTGC TTTTTTTTTG
S1-SF1R1            ATGGCTTTTC CTCGGATGAA TAATATGAGT TTTTGGTTGT TGCCTCCTGC TTTTTTTTTG
S2-SF1R1            ATAGCTTTTC CTCGGATGAA TAATATGAGT TTTTGGTTGT TGCCTCCTGC TTTTTTTTTG
S3-SF1R1            ATAGCTTTTC CTCGGATGAA TAATATGAGT TTTTGGTTGT TGCCTCCTGC TTTTTTTTTG
S4-SF1R1            ATAGCTTTTC CTCGGATGAA TAATATGAGT TTTTGGTTGT TGCCTCCTGC TTTTTTTTTG
S5-SF1R1            ATGGCTTTTC CTCGGATGAA TAATATGAGT TTTTGGTTGT TGCCCCCTGC TTTTTTTTTG
S6-SF1R1            ATAGCTTTTC CTCGGATGAA TAATATGAGT TTTTGGTTGT TGCCTCCTGC TTTTTTTTTG
S7-SF1R1            ATAGCTTTTC CTCGGATGAA TAATATGAGT TTTTGGTTGT TGCCTCCTGC TTTTTTTTTG
S8-SF1R1            ATGGCTTTCC CTCGGATGAA TAATATGAGT TTTTGGTTGT TGCCTCCTGC TTTTTTTTTG
S9-SF1R1            ATGGCTTTTC CTCGGATGAA TAATATGAGT TTCTGGTTGT TGCCTCCTGC TTTTTTTTTG
S10-SF1R1           ATAGCTTTTC CTCGGATGAA TAATATGAGT TTTTGGTTGT TGCCTCCTGC TTTTTTTTTG
S11-SF1R1           ATGGCTTTTC CTCGGATGAA TAATATGAGT TTTTGGTTGT TGCCCCCTGC TTTTTTTTTG
S12-SF1R1           ATGGCTTTTC CTCGAATAAA TAATATGAGA TTTTGGTTGT TGCCCCCTGC TTTTTTTTTG
S13-SF1R1           ATAGCTTTTC CTCGGATGAA TAATATGAGT TTTTGGTTGT TGCCTCCTGC TTTTTTTTTG
Clustal Consensus   ** ***** * **** ** ** **********  ** ******* **** ***** **********
```

```
                    ....|....| ....|....| ....|....| ....|....| ....|....| ....|....|
                       185        195        205        215        225        235
DQ340065.1 MM       TTGTTATCTT CTGCTATGTT GGAGAGAGGG GCGGGTACTG GGTGGACGGT GTACCCGCCT
S1-SF1R1            TTGTTGTCTT CTGCTATGTT GGAGAGAGGG GCGGGTACTG GGTGGACGGT GTACCC----
S2-SF1R1            TTGTTGTCTT CTGCTATGTT GGAGAGAGGG GCGGGTACTG GGTGGACGGT GTACCC----
S3-SF1R1            TTGTTGTCTT CTGCTATGTT GGAGAGAGGG GCGGGTACTG GGTGGACGGT GTACCC----
S4-SF1R1            TTGTTGTCTT CTGCTATGTT GGAGAGAGGG GCGGGTACTG GGTGGACGGT GTACCC----
S5-SF1R1            TTGTTATCTT CTGCTATGTT GGAGAGAGGG GCGGGTACTG GGTGGACGGT GTACCC----
S6-SF1R1            TTGTTGTCTT CTGCTATGTT GGAGAGAGGG GCGGGTACTG GGTGGACGGT GTACCC----
S7-SF1R1            TTGTTGTCTT CTGCTATGTT GGAGAGAGGG GCGGGTACTG GGTGGACGGT GTACCC----
S8-SF1R1            TTGTTATCTT CTGCTATGTT GGAGAGAGGG GCGGGTACTG GGTGGACGGT GTACCC----
S9-SF1R1            TTGTTGTCTT CTGCTATGTT GGAGAGAGGG GCGGGTACTG GGTGGACGGT GTACCC----
S10-SF1R1           TTGTTGTCTT CTGCTATGTT GGAGAGAGGG GCGGGTACTG GGTGGACGGT GTACCC----
S11-SF1R1           TTGTTATCTT CTGCTATGTT AGAGAGAGGG GCGGGTACTG GGTGGACGGT GTACCC----
S12-SF1R1           TTGTTATCCT CTGCTATGTT AGAGAGAGGG GCGGGTACTG GATGGACGGT GTACCC----
S13-SF1R1           TTGTTGTCTT CTGCTATGTT GGAGAGAGGG GCGGGTACTG GGTGGACGGT GTACCC----
Clustal Consensus   ***** ** * ********** ********* ********** * ******** ******

                    ....|....| ....|..
                       245        255
DQ340065.1 MM       TTATCTTCTT CTTTGGC
S1-SF1R1            ---------- -------
S2-SF1R1            ---------- -------
S3-SF1R1            ---------- -------
S4-SF1R1            ---------- -------
S5-SF1R1            ---------- -------
S6-SF1R1            ---------- -------
S7-SF1R1            ---------- -------
S8-SF1R1            ---------- -------
S9-SF1R1            ---------- -------
S10-SF1R1           ---------- -------
S11-SF1R1           ---------- -------
S12-SF1R1           ---------- -------
S13-SF1R1           ---------- -------
Clustal Consensus   引物 COI MM R1←
```

图 1-12　全蝎特异性引物 SF1R1 对全蝎药材扩增所得序列对比
MM：东亚钳蝎；S1～S13：全蝎药材

（四）小结

　　本节是对脑心通胶囊中 3 味动物药进行分子鉴定的基础。基于获得的已鉴定的地龙、水蛭、全蝎药材正品和伪品及 GenBank 数据库中相关物种的序列，分别设计了针对地龙、水蛭、全蝎的特异性引物，并在单味药材中进行了验证。其中，陕西步长制药有限公司提供了相应的投料药材（地龙 4 批，水蛭 7 批，全蝎 6 批），经 COI 通用引物鉴定，其使用的地龙为正品通俗环毛蚓或威廉环毛蚓，水蛭为正品宽体金线蛭，全蝎为正品东亚钳蝎。据了解，企业所用投料药材的供货渠道是固定的，因此可确定企业所用地龙投料药材为正品通俗环毛蚓或威廉环毛蚓，水蛭投料药材为正品宽体金线蛭，全蝎投料药材为正品东亚钳蝎。

```
                    ....|....|  ....|....|  ....|....|  ....|....|  ....|....|  ....|....|
                         5          15          25          35          45          55
DQ340065.1 MM       TATTATAATT  GGTGGATTTG  GGAATTGATT  GATTCCGTTG  ATGGTGGGGG  CTCCTGATAT
S1-SF2R4            ----------  ----------  --AATTGATT  AATTCCGTTG  ATGGTAGGGG  CTCCTGATAT
S2-SF2R4            ----------  ----------  --AATTGATT  AATTCCGTTG  ATGGTAGGGG  CTCCTGATAT
S3-SF2R4            ----------  ----------  --AATTGATT  AATTCCGTTG  ATGGTAGGGG  CTCCTGATAT
S4-SF2R4            ----------  ----------  --AATTGATT  AATTCCGTTG  ATGGTGGGGG  CTCCTGATAT
S5-SF2R4            ----------  ----------  --AATTGATT  AATTCCGTTG  ATGGTGGGGG  CTCCTGATAT
S6-SF2R4            ----------  ----------  ----------  -----CGTTG  ATGGTAGGGG  CTCCTGATAT
S7-SF2R4            ----------  ----------  ----------  -----CGTTG  ATGGTAGGGG  CTCCTGATAT
S8-SF2R4            ----------  ----------  ----------  -----CGTTG  ATGGTGGGGG  CTCCTGATAT
S9-SF2R4            ----------  ----------  ----------  -----CGTTG  ATGGTGGGGG  CTCCTGATAT
S10-SF2R4          ----------  ----------  ----------  -----CGTTG  ATGGTGGGGG  CTCCTGATAT
S11-SF2R4          ----------  ----------  ----------  -----CGTTG  ATGGTAGGGG  CTCCTGATAT
S12-SF2R4          ----------  ----------  ----------  -----CGTTG  ATGGTAGGGG  CTCCTGATAT
S13-SF2R4          ----------  ----------  ----------  -----CGTTG  ATGGTAGGGG  CTCCTGATAT
Clustal Consensus                                                 *****  ***** ****  **********

→引物COI MM F2

                    ....|....|  ....|....|  ....|....|  ....|....|  ....|....|  ....|....|
                         65         75          85          95         105         115
DQ340065.1 MM       GGCTTTTCCT  CGGATGAATA  ATATGAGATT  TTGGTTGTTG  CCCCCTGCTT  TTTTTTTGTT
S1-SF2R4            GGCTTTTCCT  CGGATGAATA  ATATGAGTTT  TTGGTTGTTG  CCTCCTGCTT  TTTTTTTGTT
S2-SF2R4            AGCTTTTCCT  CGGATGAATA  ATATGAGTTT  TTGGTTGTTG  CCTCCTGCTT  TTTTTTTGTT
S3-SF2R4            AGCTTTTCCT  CGGATGAATA  ATATGAGTTT  TTGGTTGTTG  CCTCCTGCTT  TTTTTTTGTT
S4-SF2R4            AGCTTTTCCT  CGGATGAATA  ATATGAGTTT  TTGGTTGTTG  CCTCCTGCTT  TTTTTTTGTT
S5-SF2R4            GGCTTTTCCT  CGGATGAATA  ATATGAGTTT  TTGGTTGTTG  CCCCCTGCTT  TTTTTTTGTT
S6-SF2R4            AGCTTTTCCT  CGGATGAATA  ATATGAGTTT  TTGGTTGTTG  CCTCCTGCTT  TTTTTTTGTT
S7-SF2R4            AGCTTTTCCT  CGGATGAATA  ATATGAGTTT  TTGGTTGTTG  CCTCCTGCTT  TTTTTTTGTT
S8-SF2R4            GGCTTTCCCT  CGGATGAATA  ATATGAGTTT  TTGGTTGTTG  CCTCCTGCTT  TTTTTTTGTT
S9-SF2R4            GGCTTTTCCT  CGGATGAATA  ATATGAGTTT  CTGGTTGTTG  CCTCCTGCTT  TTTTTTTGTT
S10-SF2R4          GGCTTTTCCT  CGGATGAATA  ATATGAGATT  TTGGTTGTTG  CCTCCTGCTT  TTTTTTTGTT
S11-SF2R4          AGCTTTTCCT  CGGATGAATA  ATATGAGTTT  TTGGTTGTTG  CCTCCTGCTT  TTTTTTTGTT
S12-SF2R4          AGCTTTTCCT  CGGATGAATA  ATATGAGATT  TTGGTTGTTG  CCCCCTGCTT  TTTTTTTGTT
S13-SF2R4          GGCTTTTCCT  CGAATAAATA  ATATGAGATT  TTGGTTGTTG  CCCCCTGCTT  TTTTTTTGTT
Clustal Consensus   *****  ***  ** **  ****  *******  **  *********  ** *******  **********

                    ....|....|  ....|....|  ....|....|  ....|....|  ....|....|  ....|....|
                        125         135         145         155         165         175
DQ340065.1 MM       GTTATCTTCT  GCTATGTTGG  AGAGAGGGGC  GGGTACTGGG  TGGACGGTGT  ACCCGCCTTT
S1-SF2R4            GTTGTCTTCT  GCTATGTTGG  AGAGAGGGGC  GGGTACTGGG  TGGACGGTGT  ACCCGCCTTT
S2-SF2R4            GTTGTCTTCT  GCTATGTTGG  AGAGAGGGGC  GGGTACTGGG  TGGACGGTGT  ACCCGCCTTT
S3-SF2R4            GTTGTCTTCT  GCTATGTTGG  AGAGAGGGGC  GGGTACTGGG  TGGACGGTGT  ACCCGCCTTT
S4-SF2R4            GTTATCTTCT  GCTATGTTGG  AGAGAGGGGC  GGGTACTGGG  TGGACGGTGT  ACCCGCCTTT
S5-SF2R4            GTTGTCTTCT  GCTATGTTGG  AGAGAGGGGC  GGGTACTGGG  TGGACGGTGT  ACCCGCCTTT
S6-SF2R4            GTTGTCTTCT  GCTATGTTGG  AGAGAGGGGC  GGGTACTGGG  TGGACGGTGT  ACCCGCCTTT
S7-SF2R4            GTTATCTTCT  GCTATGTTGG  AGAGAGGGGC  GGGTACTGGG  TGGACGGTGT  ACCCGCCTTT
S8-SF2R4            GTTGTCTTCT  GCTATGTTGG  AGAGAGGGGC  GGGTACTGGG  TGGACGGTGT  ACCCGCCTTT
S9-SF2R4            GTTATCTTCT  GCTATGTTAG  AGAGAGGGGC  GGGTACTGGG  TGGACGGTGT  ACCCGCCTTT
S10-SF2R4          GTTGTCTTCT  GCTATGTTGG  AGAGAGGGGC  GGGTACTGGG  TGGACGGTGT  ACCCGCCTTT
S11-SF2R4          GTTGTCTTCT  GCTATGTTGG  AGAGAGGGGC  GGGTACTGGG  TGGACGGTGT  ACCCGCCTTT
S12-SF2R4          GTTATCCTCT  GCTATGTTGG  AGAGAGGGGC  GGGTACTGGA  TGGACGGTGT  ACCCGCCTTT
S13-SF2R4          GTTATCCTCT  GCTATGTTGG  AGAGAGGGGC  GGGTACTGGA  TGGACGGTGT  ACCCGCCTTT
Clustal Consensus   ***  **  ***  ********  *  ********  *********  **********  **********
```

```
          ....|....| ....|....| ....|....| ....|....| ....|....| ....|....|
          185        195        205        215        225        235
DQ340065.1 MM   ATCTTCTTCT TTGGCCCATA TGGGAGGGTC AGTGGATTTG ACTATTTTTT CTTTGCATTT
S1-SF2R4        ATCTTCTTCT TTGGCTCATA TGGGAGGGTC GGTGGATTTG ACTATCTTTT CTTTGCATTT
S2-SF2R4        ATCTTCTTCT TTGGCTCATA TAGGAGGGTC GGTGGATTTG ACTATCTTTT CTTTGCATTT
S3-SF2R4        ATCTTCTTCT TTGGCTCATA TGGGAGGGTC GGTGGATTTG ACTATCTTTT CTTTGCATTT
S4-SF2R4        ATCTTCTTCT TTGGCTCATA TGGGAGGGTC GGTGGATTTG ACTATCTTTT CTTTGCATTT
S5-SF2R4        ATCTTCTTCT TTGGCTCATA TGGGAGGGTC GGTGGATTTG ACTATCTTTT CTTTGCATTT
S6-SF2R4        ATCTTCTTCT TTGGCTCATA TGGGAGGGTC GGTGGATTTG ACTATCTTTT CTTTGCATTT
S7-SF2R4        ATCTTCTTCT TTGGCTCATA TGGGAGGGTC GGTGGATTTG ACTATCTTTT CTTTGCATTT
S8-SF2R4        ATCTTCTTCT TTGGCTCATA TAGGAGGGTC GGTGGATTTG ACTATCTTTT CTTTGCATTT
S9-SF2R4        ATCTTCTTCT TTGGCTCATA TGGGAGGGTC GGTGGATTTG ACTATCTTTT CTTTGCATTT
S10-SF2R4       ATCTTCTTCT TTGGCTCATA TGGGAGGGTC AGTGGATTTG ACTATTTTTT CTTTGCATTT
S11-SF2R4       ATCTTCTTCT TTGGCTCATA TGGGAGGGTC GGTGGATTTG ACTATCTTTT CTTTGCATTT
S12-SF2R4       ATCTTCTTCT TTGGCTCATA TGGGAGGGTC GGTGGATTTG ACTATCTTTT CTTTGCATTT
S13-SF2R4       ATCTTCTTCT TTGGCTCATA TGGGAGGGTC AGTGGATTTG ACTATCTTTT CTTTACATTT
Clustal Consensus ********** **** **** * ********* ********** ***** **** **** *****

          ....|....| ....|....| .
          245        255
DQ340065.1 MM   AGCTGGGGTG TCTTCAATTT T
S1-SF2R4        ---------- ---------- -
S2-SF2R4        ---------- ---------- -
S3-SF2R4        ---------- ---------- -
S4-SF2R4        ---------- ---------- -
S5-SF2R4        ---------- ---------- -
S6-SF2R4        ---------- ---------- -
S7-SF2R4        ---------- ---------- -
S8-SF2R4        ---------- ---------- -
S9-SF2R4        ---------- ---------- -
S10-SF2R4       ---------- ---------- -
S11-SF2R4       ---------- ---------- -
S12-SF2R4       ---------- ---------- -
S13-SF2R4       ---------- ---------- -
Clustal Consensus      引物COIMMR4←
```

图1-13　全蝎特异性引物 SF2R4 对全蝎药材扩增所得序列对比

MM：东亚钳蝎；S1～S13：全蝎药材

就收集到的单味药材而言，其中地龙正品包含通俗环毛蚓、威廉环毛蚓和参环毛蚓，栉盲环毛蚓因较为少见未收集到；伪品则包含了常见的伪品大腔蚓和加州腔蚓，以及另外 3 种未能鉴定其物种的伪品。水蛭正品包含宽体金线蛭和日本医蛭，尖细金线蛭因极为罕见未收集到；伪品是目前人工养殖的主要物种菲牛蛭，其价格与宽体金线蛭相当，且药效显著，是市场上常见的水蛭伪品。全蝎收集到的都是正品东亚钳蝎，并且市场上所谓全蝎"伪品"通常腹部充满异物，质量过重，体表覆盖盐粒，抑或是含水量高，是不符合药典中全蝎质量标准规定的劣质全蝎，而并非物种水平上的伪品。

各动物药材所设计的特异性引物及应用于单味药材鉴定时的结果如下：

（1）地龙药材：针对地龙正品的两个属（*Metaphire* 属和 *Amynthas* 属）分别设计了特异性引物 MF2R2、AF3R1。其中，引物 MF2R2 可以仅依据凝胶电泳图谱中目的条带的有无，特异性地鉴别 *Metaphire* 属的通俗环毛蚓和威廉环毛蚓，利用这对引物可以特异性鉴别待测地龙样品是否为厂家所用地龙投料药材。实际应用时可选择已进行物种鉴定确定其物种的通俗环毛蚓和威廉环毛蚓药材作为阳性对照。而引物 AF3R1，可以扩增 *Amynthas* 属的地龙正品参环毛蚓及部分伪品的基因，须结合测序来区分正品参环毛蚓与伪品，故利用这对引物可以对除厂家所用地龙药材外的另一地龙正品参环毛蚓进行鉴别。中检所提供的地龙（参环毛蚓）对照药材可作为阳性对照。

（2）水蛭药材：针对水蛭的 2 个正品宽体金线蛭和日本医蛭，分别设计了特异性引物 WF1R2 和 WF2R2、HF1R2。其中，引物 WF1R2 和 WF2R2 可以仅依据凝胶电泳图谱中目的条带的有无，特异性地鉴别宽体金线蛭，故利用这对引物可以特异性鉴别待测水蛭样品是否为厂家所用水蛭投料药材。中检所提供的蚂蟥（宽体金线蛭）对照药材可作为阳性对照。而引物 HF1R2，也可以仅依据凝胶电泳图谱中目的条带的有无，特异性地鉴别日本医蛭，故利用这对引物可以对除厂家所用水蛭药材外的另一水蛭正品日本医蛭进行鉴别。实际应用时可选择已进行物种鉴定确定其物种的日本医蛭药材作为阳性对照。总的来说，这 3 对水蛭特异性引物都可以仅依据凝胶电泳图谱中目的条带的有无，将正品宽体金线蛭或日本医蛭与常见伪品菲牛蛭进行鉴别。此外，对所扩增出的条带进行测序和 BLAST，则可以进一步确证鉴别结果。

（3）全蝎药材：针对全蝎设计了特异性引物 SF1R1 和 SF2R4，它们可以在全蝎正品东亚钳蝎中扩增出条带，但因缺乏物种水平上的伪品，所以需结合测序、BLAST 进一步确证，进行鉴别以确认是否为厂家所用投料药材。此外，根据提取所得 DNA 的质量及 PCR 产物进行凝胶电泳后呈现的目标条带的明暗程度也可以评估全蝎药材的质量，在选择投料药材时进行初步的质量控制。中检所提供的全蝎对照药材可作为阳性对照。

综上所述，所设计的地龙特异性引物 MF2R2、水蛭特异性引物 WF1R2 和 WF2R2、全蝎特异性引物 SF1R1 和 SF2R4 可以对相应的单味药材进行鉴别，仅依据凝胶电泳图谱中目的条带的有无，即可判断是否为厂家所用投料药材。而结合测序、BLAST，则可以进一步确证鉴定结果。此外，地龙特异性引物 AF3R1、水蛭特异性引物 HF1R2 亦可根据凝胶电泳图谱、测序、BLAST 结果，对除厂家所用投料药材之外的地龙、水蛭正品及相应伪品进行鉴别。而鉴别过程中，所提取 DNA 的质量及凝胶电泳图谱中条带的亮度强弱也可以作为参考，以评估投料药材的质量优劣。

第三节　脑心通胶囊中 3 味动物药的 DNA 分子鉴定

单味药材的 DNA 分子鉴定是对脑心通胶囊中地龙、水蛭、全蝎进行基原鉴定的基础。上一节的研究已分别针对地龙、水蛭、全蝎设计了特异性引物，并在单味药材的正、伪品中进行验证；且对厂家所用动物药的投料药材进行了物种鉴定，明确其所用物种来源。本节研究把所设计的地龙、水蛭、全蝎特异性引物应用于脑心通胶囊中进行相应动物药的分子鉴别，并在自制的含其他药典收载正品及相应伪品的"脑心通胶囊"中进行验证。此外，本节研究将对各引物进行灵敏度试验，为相应引物的实际应用，提出待检脑心通胶囊 DNA 样品的建议使用浓度和浓度下限；并在相应的建议浓度和浓度下限对 9 批脑心通胶囊进行重复性试验。

【实验材料】

（一）仪器设备

如表 1-1 所示。

（二）实验药品及试剂

1. 对照药材

如表 1-2 所示。

2. 实验试剂

除了表 1-3 所列试剂以外，新增广谱植物基因组 DNA 快速提取试剂盒（货号：DL116-01）。

3. 实验样品

脑心通胶囊：共 9 批（批号：171275、171278、171203、171204、171205、180478、180585、180655、180721），均来自陕西步长制药有限公司，依次编号 NXT-（1）～ NXT-（9）。

缺味药材的脑心通胶囊阴性对照：按脑心通胶囊组方内各药材配比分别制备缺地龙的脑心通胶囊阴性对照（编号：T4840）、缺水蛭的脑心通胶囊阴性对照（编号：T4841）、缺全蝎的脑心通胶囊阴性对照（编号：T4842）。

自制掺其他正品、伪品的"脑心通胶囊"：以其他正品、伪品替代原脑心通胶囊中相应的动物药材，按脑心通胶囊组方中各药材配比制备：含正品 P6 参环毛蚓、P4 威廉环毛蚓的自制"脑心通胶囊" 2 批，分别编号 NXT－（10）、NXT－（11）；含 H13 日本医蛭自制"脑心通胶囊"，编号 NXT－（12）；分别含伪品 P11 ～ P15 的自制"脑心通胶囊" 5 批，分别编号 NXT－（13）～ NXT－（17）；含 H18 菲牛蛭的自制"脑心通胶囊"，编号 NXT－（18）。

【实验部分】

（一）脑心通胶囊总 DNA 的提取

采用广谱植物基因组 DNA 快速提取试剂盒提取胶囊中的植物药组分，并在过程中加入蛋白酶 K 用来消化胶囊中的动物药组分。

9 批脑心通胶囊、3 批自制的缺味药材脑心通胶囊阴性对照（T4840、T4841、T4842），以及其他自制的掺其他正品、伪品的"脑心通胶囊"均按上述方法提取总 DNA，用超微量紫外/可见光分光光度计 NanoDrop 2000c 测得核酸浓度，保存于－20 ℃。

（二）PCR 扩增、产物检测与测序

将上述 9 批脑心通胶囊、3 批自制的缺味药材脑心通胶囊阴性对照（T4840、T4841、T4842），以及其他自制的掺其他正品、伪品的"脑心通胶囊"的 DNA 浓度定量至 49.50 ～ 50.50 ng/μL，以此为 DNA 模板，根据本章第二节"（四）特异性引物用于单味药材的鉴定"所述单味药材的 DNA 分子鉴别方法进行 PCR 扩增、产物琼脂糖凝胶电泳检测、测序。

（三）鉴定

去除测序所得序列的引物和低质量区域后，利用 BLAST 对其进行分析，与 GenBank 数据库中相关序列进行比对，待测样品最接近的物种是所匹配到相似性最高的序列对应物种。

（四）灵敏度试验

9 批脑心通胶囊 NXT－（1）～ NXT－（9）及自制的掺其他正品的"脑心通胶囊" NXT－（10）、NXT－（11）、NXT－（12），经 DNA 提取后，浓度定量至 49.50 ～ 50.50 ng/μL，作为标准质量浓度（5^0），再分别稀释 5^1、5^2、5^3、5^4、5^5、5^6、5^7 倍，即分别稀释至质量浓度为 10.0 ng/μL、2.0 ng/μL、0.4 ng/μL、0.8×10^{-1} ng/μL、1.6×10^{-2} ng/μL、3.2×10^{-3} ng/μL 和 6.4×10^{-4} ng/μL[161]。3 份缺味药材的脑心

通胶囊阴性对照（T4840、T4841、T4842），经 DNA 提取后，浓度定量至 49.50 ～ 50.50 ng/μL。按照本章第二节"（四）特异性引物用于单味药材的鉴定"所述单味药材的 DNA 分子鉴别方法进行 PCR 扩增，通过琼脂糖凝胶电泳进行检测并观察对应物种目的条带的有无及条带亮度，从而考察各特异性引物的灵敏度[161]。其中，每一批脑心通胶囊均做一组灵敏度试验（即稀释倍数 5^0 ～ 5^7），且每批重复 1 次。综合各特异性引物下所有批次胶囊的灵敏度结果，给出该引物进行鉴别时的 DNA 样品浓度下限，以及建议使用的 DNA 样品浓度。

（五）重复性试验

9 批脑心通胶囊 NXT – (1) ～ NXT – (9) 及自制的掺其他正品的"脑心通胶囊" NXT – (10)、NXT – (11)、NXT – (12) 分别再平行取 2 份，按照"（一）脑心通胶囊总 DNA 的提取"方法提取胶囊的总 DNA，浓度定量至 49.50 ～ 50.50 ng/μL，得标准质量浓度的 DNA 样品（5^0）。3 份缺味药材的脑心通胶囊阴性对照（T4840、T4841、T4842）也按"（一）脑心通胶囊总 DNA 的提取"方法提取总 DNA，浓度定量至 49.50 ～ 50.50 ng/μL。

根据灵敏度试验所得各特异性引物的 DNA 样品浓度下限和建议浓度，分别稀释上述标准质量浓度的 DNA 样品，按本章第二节"（四）特异性引物用于单味药材的鉴定"所述单味药材的 DNA 分子鉴别方法进行 PCR 扩增，通过琼脂糖凝胶电泳进行检测并观察对应物种目的条带的有无及条带亮度，以考察各特异性引物在 DNA 样品的浓度下限和建议浓度下，对脑心通胶囊中相应动物药材进行鉴定的重复性。

【实验结果】

（一）脑心通胶囊中地龙的分子鉴定

将引物 MF2R1 和 AF3R1 分别应用于脑心通胶囊中地龙的检测，从图 1 – 14 可知，仅引物 MF2R2 可以在 9 批脑心通胶囊中扩增出条带，且测序结果经 BLAST 后显示这 9 批胶囊中所含地龙与地龙正品通俗环毛蚓（*Metaphire vulgaris*，GenBank 登录号 KJ137279.1）相似度达 99%（序列对比如图 1 – 15 所示），可判定这 9 批胶囊中含有地龙正品通俗环毛蚓；而引物 AF3R1 没有扩增出条带，说明这 9 批胶囊中不含 *Amynthas* 属的地龙正品参环毛蚓。上述脑心通胶囊中地龙药材的鉴定结果与企业生产该胶囊时使用地龙投料药材的情况相符（地龙投料药材为通俗环毛蚓或威廉环毛蚓，不使用参环毛蚓）。

为了探究当脑心通胶囊中含有其他地龙正品、伪品时，所设计的地龙特异性引物是否能检测出正品，本实验按照脑心通胶囊的制备工艺，自制了分别含有 P6 参环毛蚓和 P4 威廉环毛蚓的"脑心通胶囊"，分别编号 NXT – (10)、NXT – (11)；以及分别含地龙伪品 P11 ～ P15 的"脑心通胶囊"，分别编号 NXT – (13) ～ NXT – (17)。从

图 1-14 可知，这 7 批自制"脑心通胶囊"中，NXT-（10）、NXT-（11）可以分别被相应的地龙引物扩增出目的条带，且测序结果经 BLAST 后显示，与分别对应的参环毛蚓和威廉环毛蚓的相似度均达 98％。而含伪品的"脑心通胶囊"中，仅含伪品 P15 的 NXT-（17）可以被 COI AA F3/R1 扩增出条带，但通过测序、BLAST 亦可鉴定出其所含地龙伪品。由此可以说明，若脑心通胶囊中含有参环毛蚓和威廉环毛蚓这两种地龙正品，地龙特异性引物 AF3R1 和 MF2R2 也能分别将其鉴别出来。

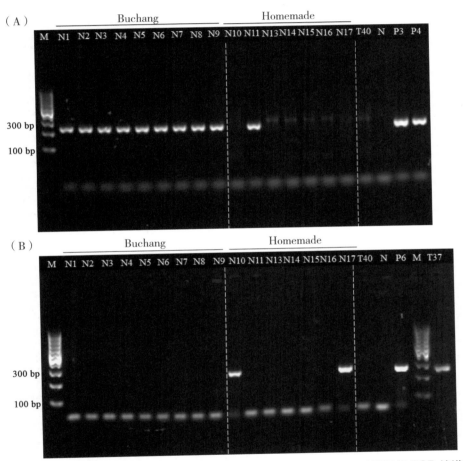

图 1-14　地龙特异性引物 MF2R2（A）和 AF3R1（B）对脑心通胶囊进行 PCR 扩增电泳检测

M：DNA 相对分子质量标记；N1～N9：脑心通胶囊；N10：含参环毛蚓的自制脑心通胶囊；N11：含威廉环毛蚓的自制脑心通胶囊；N13～N17：分别含 P11～P15 地龙伪品的自制脑心通胶囊；T40：缺地龙的脑心通胶囊阴性对照；N：空白对照；P3：通俗环毛蚓；P4：威廉环毛蚓；P6：参环毛蚓；T37：参环毛蚓对照药材

```
               ....|....| ....|....| ....|....| ....|....| ....|....| ....|....|
                    5         15        25        35        45        55
KJ137279.1 MV  TTAGTGTCGT CCGCCGCAGT TGAAAAGGGT GCAGGAACAG GGTGAACAGT ATATCCCCCA
NXT-1-MF2R2    ---------- ---------- -GAAAAGGGT GCAGGAACAG GGTGAACAGT ATACCCCCCA
NXT-2-MF2R2    ---------- ---------- -GAAAAGGGT GCAGGAACAG GGTGAACAGT ATACCCCCCA
NXT-3-MF2R2    ---------- ---------- -GAAAAGGGT GCAGGAACAG GGTGAACAGT ATACCCCCCA
NXT-4-MF2R2    ---------- ---------- -GAAAAGGGT GCAGGAACAG GGTGAACAGT ATACCCCCCA
NXT-5-MF2R2    ---------- ---------- -GAAAAGGGT GCAGGAACAG GGTGAACAGT ATACCCCCCA
NXT-6-MF2R2    ---------- ---------- -GAAAAGGGT GCAGGAACAG GGTGAACAGT ATACCCCCCA
NXT-7-MF2R2    ---------- ---------- -GAAAAGGGT GCAGGAACAG GGTGAACAGT ATACCCCCCA
NXT-8-MF2R2    ---------- ---------- -GAAAAGGGT GCAGGAACAG GGTGAACAGT ATATCCCCCA
NXT-9-MF2R2    ---------- ---------- -GAAAAGGGT GCAGGAACAG GGTGAACAGT ATATCCCCCA
Clustal Consensus                     ********* ********** ********** ***  ******

                                    →引物COI Metaphire F2
               ....|....| ....|....| ....|....| ....|....| ....|....| ....|....|
                    65        75        85        95        105       115
KJ137279.1 MV  CTAGCAAGAA ATATTGCCCA TGCTGGGCCT TCAGTAGATC TAGCAATCTT TTCACTCCAT
NXT-1-MF2R2    CTAGCAAGAA ATATTGCCCA TGCTGGGCCT TCAGTAGATC TGGCAATCTT TTCACTCCAT
NXT-2-MF2R2    CTAGCAAGAA ATATTGCCCA TGCTGGGCCT TCAGTAGATC TGGCAATCTT TTCACTCCAT
NXT-3-MF2R2    CTAGCAAGAA ATATTGCCCA TGCTGGGCCT TCAGTAGATC TAGCAATCTT TTCACTCCAT
NXT-4-MF2R2    CTAGCAAGAA ATATTGCCCA TGCTGGGCCT TCAGTAGATC TGGCAATCTT TTCACTCCAT
NXT-5-MF2R2    CTAGCAAGAA ATATTGCCCA TGCTGGGCCT TCAGTAGATC TGGCAATCTT TTCACTCCAT
NXT-6-MF2R2    CTAGCAAGAA ATATTGCCCA TGCTGGGCCT TCAGTAGATC TGGCAATCTT TTCACTCCAT
NXT-7-MF2R2    CTAGCAAGAA ATATTGCCCA TGCTGGGCCT TCAGTAGATC TAGCAATCTT TTCACTCCAT
NXT-8-MF2R2    CTAGCAAGAA ATATTGCCCA TGCTGGGCCT TCAGTAGATC TGGCAATCTT TTCACTCCAT
NXT-9-MF2R2    CTAGCAAGAA ATATTGCCCA TGCTGGGCCT TCAGTAGATC TGGCAATCTT TTCACTCCAT
Clustal Consensus ********** ********** ********** ********** * ******** **********

               ....|....| ....|....| ....|....| ....|....| ....|....| ....|....|
                    125       135       145       155       165       175
KJ137279.1 MV  CTTGCTGGGG CGTCATCAAT TTTGGGAGCT ATTAATTTCA TCACTACAGT AATTAATATG
NXT-1-MF2R2    CTTGCTGGGG CGTCATCAAT TTTGGGAGCT ATTAATTTCA TCACTACAGT AATTAATATG
NXT-2-MF2R2    CTTGCTGGGG CGTCATCAAT TTTGGGAGCT ATTAATTTCA TCACTACAGT AATTAATATG
NXT-3-MF2R2    CTTGCTGGGG CGTCATCAAT TTTGGGAGCT ATTAATTTCA TCACTACAGT AATTAATATG
NXT-4-MF2R2    CTTGCTGGGG CGTCATCAAT TTTGGGAGCT ATTAATTTCA TCACTACAGT AATTAATATG
NXT-5-MF2R2    CTTGCTGGGG CGTCATCAAT TTTGGGAGCT ATTAATTTCA TCACTACAGT AATTAATATG
NXT-6-MF2R2    CTTGCTGGGG CGTCATCAAT TTTGGGAGCT ATTAATTTCA TCACTACAGT AATTAATATG
NXT-7-MF2R2    CTTGCTGGGG CGTCATCAAT TTTGGGAGCT ATTAATTTCA TCACTACAGT AATTAATATG
NXT-8-MF2R2    CTTGCTGGGG CGTCATCAAT TTTGGGAGCT ATTAATTTCA TCACTACAGT AATTAATATG
NXT-9-MF2R2    CTTGCTGGGG CGTCATCAAT TTTGGGAGCT ATTAATTTCA TCACTACAGT AATTAATATG
Clustal Consensus ********** ********** ********** ********** ********** **********

               ....|....| ....|....| ....|....| ....|....| ....|....| ..
                    185       195       205       215       225
KJ137279.1 MV  CGGTGATCGG GACTACGGTT AGAACGAATC CCACTATTTG TGTGGGCAGT AG
NXT-1-MF2R2    CGGTGATCGG GACTACGGTT AGAACGAAT- ---------- ---------- --
NXT-2-MF2R2    CGGTGATCGG GACTACGGTT AGAACGAAT- ---------- ---------- --
NXT-3-MF2R2    CGGTGATCGG GACTACGGTT AGAACGAAT- ---------- ---------- --
NXT-4-MF2R2    CGGTGATCGG GACTACGGTT AGAACGAAT- ---------- ---------- --
NXT-5-MF2R2    CGGTGATCGG GACTACGGTT AGAACGAAT- ---------- ---------- --
NXT-6-MF2R2    CGGTGATCGG GACTACGGTT AGAACGAAT- ---------- ---------- --
NXT-7-MF2R2    CGGTGATCGG GACTACGGTT AGAACGAAT- ---------- ---------- --
NXT-8-MF2R2    CGGTGATCGG GACTACGGTT AGAACGAAT- ---------- ---------- --
NXT-9-MF2R2    CGGTGATCGG GACTACGGTT AGAACGAAT- ---------- ---------- --
Clustal Consensus ********** ********** ********  引物 COI Metaphire R2 ←
```

图 1-15 地龙特异性引物 MF2R2 对脑心通胶囊扩增所得序列对比

MV：通俗环毛蚓；NXT-1～NXT-9：不同批次的脑心通胶囊

（二）脑心通胶囊中水蛭的分子鉴定

将引物 WF1R2 和 WF2R2、HF1R2 分别应用于脑心通胶囊中水蛭的检测，由图 1-16 可知，仅引物 WF1R2 和 WF2R2 可以在 9 批脑心通胶囊中扩增出长度 200 bp 左右的明亮条带，且将各条带切胶纯化、测序后经 BLAST 分析，显示这 9 批胶囊中所含水蛭与水蛭正品宽体金线蛭（*W. pigra*）（GenBank 登录号 EU304459.1）相似度达 98% 以上（序列对比如图 1-17、图 1-18 所示），可判定这 9 批胶囊中含有水蛭正品宽体金线蛭；而在用引物 HF1R2 进行扩增时，脑心通胶囊中未检出明亮的条带，说明这 9 批胶囊中不含水蛭正品日本医蛭。上述脑心通胶囊中水蛭药材的鉴定结果与厂家生产该胶囊时使用水蛭投料药材的情况相符（水蛭投料药材为宽体金线蛭）。

为验证若有日本医蛭或菲牛蛭混入该胶囊中，这 3 对引物是否能检测出正品，本实验按照脑心通胶囊的制备工艺，自制了分别含有正品 H13 日本医蛭和伪品 H18 菲牛蛭的"脑心通胶囊"，分别编号 NXT-（12）、NXT-（18）。由图 1-16 可知，这 2 批自制"脑心通胶囊"，仅 NXT-（12）可以被相应的水蛭特异性引物 HF1R2 扩增出目的条带，且测序结果经 BLAST 后显示，与对应的日本医蛭（*H. nipponicka*）相似度达 99%，说明若该胶囊中含有另一药典收载的正品日本医蛭，引物 HF1R2 是可以将其鉴别出来的。而若胶囊中含有菲牛蛭，3 对引物都不会扩增出条带，说明这 3 对引物用于脑心通胶囊中水蛭的鉴别时，也具备特异性。

（三）脑心通胶囊中全蝎的分子鉴定

将引物 SF1R1 和 SF2R4 分别应用于脑心通胶囊中全蝎的检测时（图 1-19），均在 250～260 bp 大小出现明亮清晰的条带。把这些条带切胶、纯化和测序，所得序列进行 BLAST 分析、序列对比。结果显示，9 批脑心通胶囊所对应的序列与东亚钳蝎的相似度达 98% 以上，为最高匹配物种（序列对比如图 1-20、图 1-21 所示）。实验表明，脑心通胶囊中所用全蝎为正品东亚钳蝎，这与厂家生产该胶囊所用投料药材一致。

此外，根据本章第二节全蝎样品 S2 和 S5 的检测结果可知，该胶囊的全蝎投料药材中不乏过于干燥的药材，将其制成胶囊后，所得胶囊总 DNA 中相应全蝎的 DNA 质量较差，浓度较低，故而脑心通胶囊中部分批次（第 3、4、5、8 批次）所检测到的全蝎 DNA 条带亮度相对较弱。因此，在实际应用时，引物 SF1R1 和 SF2R4 不但可以检测待测脑心通胶囊中是否含正品全蝎，而且可以根据凝胶电泳图谱中所得条带的明亮程度初步评估所含全蝎的质量[161]。

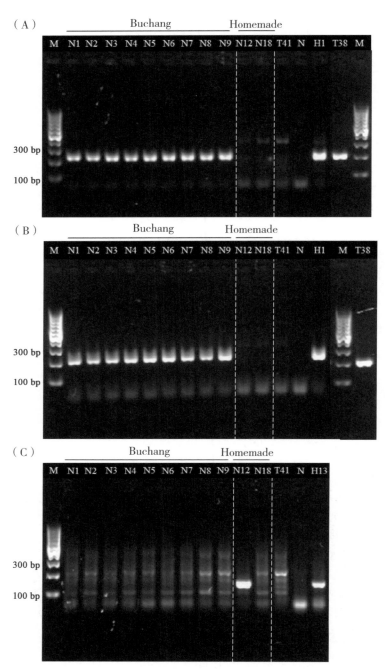

图 1-16　水蛭特异性引物 WF1R2（A）、WF2R2（B）和 HF1R2（C）对脑心通胶囊进行 PCR

扩增电泳检测

M：DNA 相对分子质量标记；N1～N9：脑心通胶囊；N12：含日本医蛭的自制脑心通胶囊；

N18：含菲牛蛭的自制脑心通胶囊；T41：缺水蛭的脑心通胶囊阴性对照；N：空白对照；

H1：宽体金线蛭阳性对照；H13：日本医蛭阳性对照；T38：宽体金线蛭对照药材

```
                     ....|....| ....|....| ....|....| ....|....| ....|....| ....|....|
                          5         15        25        35        45        55
EU304459.1 WP        TTGGTGGGTT TGGTAATTGA CTCCTACCAT TAATGGTAGG GGCCGTAGAT ATATCGTTTC
NXT-1-WF1R2          ---------- ---------- -TCCTACCAT TAATGGTAGG GGCCGTAGAT ATATCATTTC
NXT-2-WF1R2          ---------- ---------- -TCCTACCAT TAATGGTAGG GGCCGTAGAT ATATCATTTC
NXT-3-WF1R2          ---------- ---------- -TCCTACCAT TAATGGTAGG GGCCGTAGAT ATATCATTTC
NXT-4-WF1R2          ---------- ---------- -TCCTACCAT TAATGGTAGG GGCCGTAGAT ATATCATTTC
NXT-5-WF1R2          ---------- ---------- -TCCTACCAT TAATGGTAGG GGCCGTAGAT ATATCATTTC
NXT-6-WF1R2          ---------- ---------- -TCCTACCAT TAATGGTAGG GGCCGTAGAT ATATCATTTC
NXT-7-WF1R2          ---------- ---------- -TCCTACCAT TAATGGTAGG GGCCGTAGAT ATATCATTTC
NXT-8-WF1R2          ---------- ---------- -TCCTACCAT TAATGGTAGG GGCCGTAGAT ATATCATTTC
NXT-9-WF1R2          ---------- ---------- -TCCTACCAT TAATGGTAGG GGCCGTAGAT ATATCATTTC
Clustal Consensus                           ********** ********** ********** ***** ****

                     →引物COI WP F1
                     ....|....| ....|....| ....|....| ....|....| ....|....| ....|....|
                          65        75        85        95        105       115
EU304459.1 WP        CTCGTCTGAA TAACTTAAGA TTTTGGTTAC TACCCCCTTC AATAATCATA TTGCTTAGGT
NXT-1-WF1R2          CTCGTCTGAA TAATTTAAGA TTTTGGTTAC TACCCCCTTC AATAATCATA TTGCTTAGGT
NXT-2-WF1R2          CTCGTCTGAA TAATTTAAGA TTTTGGTTAC TACCCCCTTC AATAATCATA TTGCTTAGGT
NXT-3-WF1R2          CTCGTCTGAA TAATTTAAGA TTTTGGTTAC TACCCCCTTC AATAATCATA TTGCTTAGGT
NXT-4-WF1R2          CTCGTCTGAA TAATTTAAGA TTTTGGTTAC TACCCCCTTC AATAATCATA TTGCTTAGGT
NXT-5-WF1R2          CTCGTCTGAA TAATTTAAGA TTTTGGTTAC TACCCCCTTC AATAATCATA TTGCTTAGGT
NXT-6-WF1R2          CTCGTCTGAA TAATTTAAGA TTTTGGTTAC TACCCCCTTC AATAATCATA TTGCTTAGGT
NXT-7-WF1R2          CTCGTCTGAA TAATTTAAGA TTTTGGTTAC TACCCCCTTC AATAATCATA TTGCTTAGGT
NXT-8-WF1R2          CTCGTCTGAA TAATTTAAGA TTTTGGTTAC TACCCCCTTC AATAATCATA TTGCTTAGGT
NXT-9-WF1R2          CTCGTCTGAA TAATTTAAGA TTTTGGTTAC TACCCCCTTC AATAATCATA TTGCTTAGGT
Clustal Consensus    ********** *** ****** ********** ********** ********** **********

                     ....|....| ....|....| ....|....| ....|....| ....|....| ....|....|
                          125       135       145       155       165       175
EU304459.1 WP        CATCCTTAAT TGAGGGTGGT GTAGGTGCAG GGTGAACCCT TTATCCTCCA CTATCAGACT
NXT-1-WF1R2          CATCCTTAAT TGAGGGTGGT GTAGGTGCAG GGTGAACCCT TTATCCCCCA CTATCAGACT
NXT-2-WF1R2          CATCCTTAAT TGAGGGTGGT GTAGGTGCAG GGTGAACCCT TTATCCCCCA CTATCAGACT
NXT-3-WF1R2          CATCCTTAAT TGAGGGTGGT GTAGGTGCAG GGTGAACCCT TTATCCCCCA CTATCAGACT
NXT-4-WF1R2          CATCCTTAAT TGAGGGTGGT GTAGGTGCAG GGTGAACCCT TTATCCTCCA CTATCAGACT
NXT-5-WF1R2          CATCCTTAAT TGAGGGTGGT GTAGGTGCAG GGTGAACCCT TTATCCTCCA CTATCAGACT
NXT-6-WF1R2          CATCCTTAAT TGAGGGTGGT GTAGGTGCAG GGTGAACCCT TTATCCCCCA CTATCAGACT
NXT-7-WF1R2          CATCCTTAAT TGAGGGTGGT GTAGGTGCAG GGTGAACCCT TTATCCTCCA CTATCAGACT
NXT-8-WF1R2          CATCCTTAAT TGAGGGTGGT GTAGGTGCAG GGTGAACCCT TTATCCTCCA CTATCAGACT
NXT-9-WF1R2          CATCCTTAAT TGAGGGTGGT GTAGGTGCAG GGTGAACCCT TTATCCTCCA CTATCAGACT
Clustal Consensus    ********** ********** ********** ********** ****** *** **********

                     ....|....| ....|....| ..
                          185       195
EU304459.1 WP        CCGTATCTCA TTCAGGCCCA TC
NXT-1-WF1R2          C--------- ---------- --
NXT-2-WF1R2          C--------- ---------- --
NXT-3-WF1R2          C--------- ---------- --
NXT-4-WF1R2          C--------- ---------- --
NXT-5-WF1R2          C--------- ---------- --
NXT-6-WF1R2          C--------- ---------- --
NXT-7-WF1R2          C--------- ---------- --
NXT-8-WF1R2          C--------- ---------- --
NXT-9-WF1R2          C--------- ---------- --
Clustal Consensus    *          引物 COI WP R2←
```

图1-17 水蛭特异性引物 WF1R2 对脑心通胶囊扩增所得序列对比

WP：宽体金线蛭；NXT-1～NXT-9：不同批次的脑心通胶囊

```
                    ....|....| ....|....| ....|....| ....|....| ....|....| ....|....|
                         5         15        25        35        45        55
EU304459.1 WP       TGGGTTTGGT AATTGACTCC TACCATTAAT GGTAGGGGCC GTAGATATAT CGTTTCCTCG
NXT-1-WF2R2         ---------- --------C TACCATTAAT GGTAGGGGCC GTAGATATAT CATTTCCTCG
NXT-2-WF2R2         ---------- --------C TACCATTAAT GGTAGGGGCC GTAGATATAT CATTTCCTCG
NXT-3-WF2R2         ---------- --------C TACCATTAAT GGTAGGGGCC GTAGATATAT CATTTCCTCG
NXT-4-WF2R2         ---------- --------C TACCATTAAT GGTAGGGGCC GTAGATATAT CATTTCCTCG
NXT-5-WF2R2         ---------- --------C TACCATTAAT GGTAGGGGCC GTAGATATAT CATTTCCTCG
NXT-6-WF2R2         ---------- --------C TACCATTAAT GGTAGGGGCC GTAGATATAT CATTTCCTCG
NXT-7-WF2R2         ---------- --------C TACCATTAAT GGTAGGGGCC GTAGATATAT CATTTCCTCG
NXT-8-WF2R2         ---------- --------C TACCATTAAT GGTAGGGGCC GTAGATATAT CATTTCCTCG
NXT-9-WF2R2         ---------- --------C TACCATTAAT GGTAGGGGCC GTAGATATAT CATTTCCTCG
Clustal Consensus                    * ********** ********** ********** *  ********
                   →引物 COI WP F2

                    ....|....| ....|....| ....|....| ....|....| ....|....| ....|....|
                         65        75        85        95        105       115
EU304459.1 WP       TCTGAATAAC TTAAGATTTT GGTTACTACC CCCTTCAATA ATCATATTGC TTAGGTCATC
NXT-1-WF2R2         TCTGAATAAT TTAAGATTTT GGTTACTACC CCCTTCAATA ATCATATTGC TTAGGTCATC
NXT-2-WF2R2         TCTGAATAAT TTAAGATTTT GGTTACTACC CCCTTCAATA ATCATATTGC TTAGGTCATC
NXT-3-WF2R2         TCTGAATAAT TTAAGATTCC GGTTACTACC CCCTTCAATA ATCATATTGC TTAGGTCATC
NXT-4-WF2R2         TCTGAATAAT TTAAGATTTT GGTTACTACC CCCTTCAATA ATCATATTGC TTAGGTCATC
NXT-5-WF2R2         TCTGAATAAT TTAAGATTTT GGTTACTACC CCCTTCAATA ATCATATTGC TTAGGTCATC
NXT-6-WF2R2         TCTGAATAAT TTAAGATTTT GGTTACTACC CCCTTCAATA ATCATATTGC TTAGGTCATC
NXT-7-WF2R2         TCTGAATAAT TTAAGATTTT GGTTACTACC CCCTTCAATA ATCATATTGC TTAGGTCATC
NXT-8-WF2R2         TCTGAATAAT TTAAGATTTT GGTTACTACC CCCTTCAATA ATCATATTGC TTAGGTCATC
NXT-9-WF2R2         TCTGAATAAT TTAAGATTTT GGTTACTACC CCCTTCAATA ATCATATTGC TTAGGTCATC
Clustal Consensus   ********* ********** ********** ********** ********** **********

                    ....|....| ....|....| ....|....| ....|....| ....|....| ....|....|
                         125       135       145       155       165       175
EU304459.1 WP       CTTAATTGAG GGTGGTGTAG GTGCAGGGTG AACCCTTTAT CCTCCACTAT CAGACTCCGT
NXT-1-WF2R2         CTTAATTGAG GGTGGTGTAG GTGCAGGGTG AACCCTTTAT CCTCCACTAT CAGACTC---
NXT-2-WF2R2         CTTAATTGAG GGTGGTGTAG GTGCAGGGTG AACCCTTTAT CCTCCACTAT CAGACTC---
NXT-3-WF2R2         CTTAATTGAG GGTGGTGTAG GTGCAGGGTG AACCCTTTAT CCTCCACTAT CAGACTC---
NXT-4-WF2R2         CTTAATTGAG GGTGGTGTAG GTGCAGGGTG AACCCTTTAT CCTCCACTAT CAGACTC---
NXT-5-WF2R2         CTTAATTGAG GGTGGTGTAG GTGCAGGGTG AACCCTTTAT CCTCCACTAT CAGACTC---
NXT-6-WF2R2         CTTAATTGAG GGTGGTGTAG GTGCAGGGTG AACCCTTTAT CCTCCACTAT CAGACTC---
NXT-7-WF2R2         CTTAATTGAG GGTGGTGTAG GTGCAGGGTG AACCCTTTAT CCTCCACTAT CAGACTC---
NXT-8-WF2R2         CTTAATTGAG GGTGGTGTAG GTGCAGGGTG AACCCTTTAT CCTCCACTAT CAGACTC---
NXT-9-WF2R2         CTTAATTGAG GGTGGTGTAG GTGCAGGGTG AACCCTTTAT CCTCCACTAT CAGACTC---
Clustal Consensu    ********** ********** ********** ********** ********** *******

                    ....|....| ....|....|
                         185       195
EU304459.1 WP       ATCTCATTCA GGCCCATC
NXT-1-WF2R2         ---------- --------
NXT-2-WF2R2         ---------- --------
NXT-3-WF2R2         ---------- --------
NXT-4-WF2R2         ---------- --------
NXT-5-WF2R2         ---------- --------
NXT-6-WF2R2         ---------- --------
NXT-7-WF2R2         ---------- --------
NXT-8-WF2R2         ---------- --------
NXT-9-WF2R2         ---------- --------
Clustal Consensus        引物 COI WP R2←
```

图 1-18　水蛭特异性引物 WF2R2 对脑心通胶囊扩增所得序列对比

WP：宽体金线蛭；NXT-1～NXT-9：不同批次的脑心通胶囊

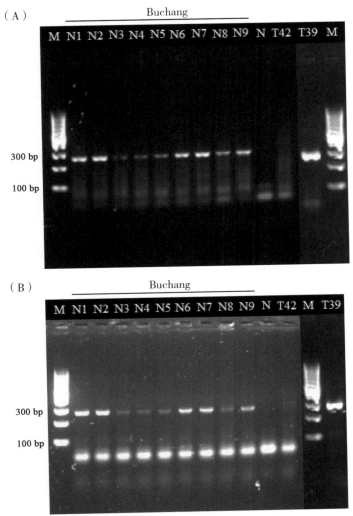

图1-19　全蝎特异性引物 SF1R1（A）和 SF2R4（B）对脑心通胶囊进行 PCR 扩增电泳检测
M：DNA 相对分子质量标记；N1 ～ N9：脑心通胶囊；T42：缺全蝎的脑心通胶囊阴性对照；
N：空白对照；T39：全蝎对照药材

```
                     ....|....| ....|....| ....|....| ....|....| ....|....| ....|....|
                          5         15         25         35         45         55
DQ340065.1 MM        CAGGTTTATA ATGTTGTGGT GACTGCTCAT GCTTTTGTAA TAATTTTTTT TATGGTTATA
NXT-1-SF1R1          ---------- ---------- -ACTGCTCAT GCTTTTGTAA TAATTTTTTT TATGGTTATA
NXT-2-SF1R1          ---------- ---------- -ACTGCTCAT GCTTTTGTAA TAATTTTTTT TATGGTTATA
NXT-3-SF1R1          ---------- ---------- -ACTGCTCAT GCTTTTGTAA TAGTTTTTTG TATGGTTATA
NXT-4-SF1R1          ---------- ---------- -ACTGCTCAT GCTTTTGTAA TAATTTTTTT TATGGTTATA
NXT-5-SF1R1          ---------- ---------- -ACTGCTCAT GCTTTTGTAA TAATTTTTTT TATGGTTATA
NXT-6-SF1R1          ---------- ---------- -ACTGCTCAT GCTTTTGTAA TAATTTTTTT TATGGTTATA
NXT-7-SF1R1          ---------- ---------- -ACTGCTCAT GCTTTTGTAA TAATTTTTTT TATGGTTATA
NXT-8-SF1R1          ---------- ---------- -ACTGCTCAT GCTTTTGTAA TAATTTTTTT TATGGTTATA
NXT-9-SF1R1          ---------- ---------- -ACTGCTCAT GCTTTTGTAA TAATTTTTTT TATGGTTATA
Clustal Consensus                          ********** ********** ** ****** **********

                →引物 COI MM F1

                     ....|....| ....|....| ....|....| ....|....| ....|....| ....|....|
                          65         75         85         95        105        115
DQ340065.1 MM        CCTATTATAA TTGGTGGATT TGGGAATTGA TTGATTCCGT TGATGGTGGG GGCTCCTGAT
NXT-1-SF1R1          CCTATTATAA TTGGTGGATT TGGGAATTGA TTAATTCCGT TGATGGTAGG GGCTCCTGAT
NXT-2-SF1R1          CCTATTATAA TTGGTGGATT TGGGAATTGA TTAATTCCGT TGATGGTAGG GGCTCCTGAT
NXT-3-SF1R1          CCTATTATAA TTGGAGGATT TGGGAATTGA TTAATTCCGT TGATGGTAGG GGCTCCTGAT
NXT-4-SF1R1          CCTATTATAA TTGGTGGATT TGGGAATTGA TTAATTCCGT TGATGGTAGG GGCTCCTGAT
NXT-5-SF1R1          CCTATTATAA TTGGTGGATT TGGGAATTGA TTAATTCCGT TGATGGTAGG GGCTCCTGAT
NXT-6-SF1R1          CCTATTATAA TTGGTGGATT TGGGAATTGA TTAATTCCGT TGATGGAAGG GGCTCCTGAT
NXT-7-SF1R1          CCTATTATAA TTGGTGGATT TGGGAATTGA TTAATTCCGT TGATGGTAGG GGCTCCTGAT
NXT-8-SF1R1          CCTATTATAA TTGGTGGATT TGGGAATTGA TTAATTCCGT TGATGGTAGG GGCTCCTGAT
NXT-9-SF1R1          CCTATTATAA TTGGTGGATT TGGGAATTGA TTAATTCCGT TGATGGTAGG GGCTCCTGAT
Clustal Consensus    ********** **** ***** ********** ** ******* ******  ** **********

                     ....|....| ....|....| ....|....| ....|....| ....|....| ....|....|
                          125        135        145        155        165        175
DQ340065.1 MM        ATGGCTTTTC CTCGGATGAA TAATATGAGA TTTTGGTTGT TGCCCCCTGC TTTTTTTTTG
NXT-1-SF1R1          ATAGCTTTTC CTCGGATGAA TAATATGAGT TTTTGGTTGT TGCCTCCTGC TTTTTTTTTG
NXT-2-SF1R1          ATAGCTTTTC CTCGGATGAA TAATATGAGT TTTTGGTTGT TGCCTCCTGC TTTTTTTTTG
NXT-3-SF1R1          ATGGCTTTTC CTCGGATGAA TAATATGAGT TTTTGGTTGT TGCCCCCTGC TTTTTTTTTG
NXT-4-SF1R1          ATAGCTTTTC CTCGGATGAA TAATATGAGT TTTTGGTTGT TGCCTCCTGC TTTTTTTTTG
NXT-5-SF1R1          ATAGCTTTTC CTCGGATGAA TAATATGAGT TTTTGGTTGT TGCCTCCTGC TTTTTTTTTG
NXT-6-SF1R1          ATAGCTTTTC CTCGGATGAA TAATATGAGT TTTTGGTTGT TGCCTCCTGC TTTTTTTTTG
NXT-7-SF1R1          ATAGCTTTTC CTCGGATGAA TAATATGAGT TTTTGGTTGT TGCCTCCTGC TTTTTTTTTG
NXT-8-SF1R1          ATAGCTTTTC CTCGGATGAA TAATATGAGT TTTTGGTTGT TGCCTCCTGC TTTTTTTTTG
NXT-9-SF1R1          ATAGCTTTTC CTCGGATGAA TAATATGAGT TTTTGGTTGT TGCCTCCTGC TTTTTTTTTG
Clustal Consensus    ** ******* ********** ********** ********** **** ***** **********

                     ....|....| ....|....| ....|....| ....|....| ....|....| ....|....|
                          185        195        205        215        225        235
DQ340065.1 MM        TTGTTATCTT CTGCTATGTT GGAGAGAGGG GCGGGTACTG GGTGGACGGT GTACCCGCCT
NXT-1-SF1R1          TTGTTGTCTT CTGCTATGTT GGAGAGAGGG GCGGGTACTG GGTGGACGGT GTACCC----
NXT-2-SF1R1          TTGTTGTCTT CTGCTATGTT GGAGAGAGGG GCGGGTACTG GGTGGACGGT GTACCC----
NXT-3-SF1R1          TTGTTATCTT CTGCTATGTT GGAGAGAGGG GCGGGTACTG GGTGGACGGT GTACCC----
NXT-4-SF1R1          TTGTTGTCTT CTGCTATGTT GGAGAGAGGG GCGGGTACTG GGTGGACGGT GTACCC----
NXT-5-SF1R1          TTGTTGTCTT CTGCTATGTT GGAGAGAGGG GCGGGTACTG GGTGGACGGT GTACCC----
NXT-6-SF1R1          TTGTTGTCTT CTGCTATGTT GGAGAGAGGG GCGGGTACTG GGTGGACGGT GTACCC----
NXT-7-SF1R1          TTGTTGTCTT CTGCTATGTT GGAGAGAGGG GCGGGTACTG GGTGGACGGT GTACCC----
NXT-8-SF1R1          TTGTTGTCTT CTGCTATGTT GGAGAGAGGG GCGGGTACTG GGTGGACGGT GTACCC----
NXT-9-SF1R1          TTGTTGTCTT CTGCTATGTT GGAGAGAGGG GCGGGTACTG GGTGGACGGT GTACCC----
Clustal Consensus    ***** **** ********** ********** ********** ********** ******

                     ....|....| ....|.
                          245        255
DQ340065.1 MM        TTATCTTCTT CTTTGGC
NXT-1-SF1R1          ---------- -------
NXT-2-SF1R1          ---------- -------
NXT-3-SF1R1          ---------- -------
NXT-4-SF1R1          ---------- -------
NXT-5-SF1R1          ---------- -------
NXT-6-SF1R1          ---------- -------
NXT-7-SF1R1          ---------- -------
NXT-8-SF1R1          ---------- -------
NXT-9-SF1R1          ---------- -------
Clustal Consensus       引物 COI MM R1←
```

图 1-20　全蝎特异性引物 SF1R1 对脑心通胶囊扩增所得序列对比

MM：东亚钳蝎；NXT－1～NXT－9：不同批次的脑心通胶囊

```
                  ....|....| ....|....| ....|....| ....|....| ....|....| ....|....|
                      5         15        25        35        45        55
DQ340065.1 MM     TATTATAATT GGTGGATTTG GGAATTGATT GATTCCGTTG ATGGTGGGGG CTCCTGATAT
NXT-1-SF2R4       ---------- ---------- --AATTGATT GATTCCGTTG ATGGTAGGGG CTCCTGATAT
NXT-2-SF2R4       ---------- ---------- --AATTGATT GATTCCGTTG ATGGTAGGGG CTCCTGATAT
NXT-3-SF2R4       ---------- ---------- --AATTGATT GATTCCGTTG ATGGTAGGGG CTCCTGATAT
NXT-4-SF2R4       ---------- ---------- --AATTGATT GATTCCGTTG ATGGTAGGGG CTCCTGATAT
NXT-5-SF2R4       ---------- ---------- --AATTGATT GATTCCGTTG ATGGTAGGGG CTCCTGATAT
NXT-6-SF2R4       ---------- ---------- --AATTGATT GATTCCGTTG ATGGTAGGGG CTCCTGATAT
NXT-7-SF2R4       ---------- ---------- --AATTGATT GATTCCGTTG ATGGTAGGGG CTCCTGATAT
NXT-8-SF2R4       ---------- ---------- --AATTGATT GATTCCGTTG ATGGTAGGGG CTCCTGATAT
NXT-9-SF2R4       ---------- ---------- --AATTGATT GATTCCGTTG ATGGTAGGGG CTCCTGTTAT
Clustal Consensus                        ******* ********** ***** **** ****** ***
```

→引物 COI MM F2

```
                  ....|....| ....|....| ....|....| ....|....| ....|....| ....|....|
                      65        75        85        95        105       115
DQ340065.1 MM     GGCTTTTCCT CGGATGAATA ATATGAGATT TTGGTTGTTG CCCCCTGCTT TTTTTTTGTT
NXT-1-SF2R4       AGCTTTTCCT CGGATGAATA ATATGAGTTT TTGGTTGTTG CCTCCTGCTT TTTTTTTGTT
NXT-2-SF2R4       AGCTTTTCCT CGGATGAATA ATATGAGTTT TTGGTTGTTG CCTCCTGCTT TTTTTTTGTT
NXT-3-SF2R4       AGCTTTTCCT CGGATGAATA ATATGAGTTT TTGGTTGTTG CCTCCTGCTT TTTTTTTGTT
NXT-4-SF2R4       AGCTTTTCCT CGGATGAATA ATATGAGTTT TTGGTTGTTG CCTCCTGCTT TTTTTTTGTT
NXT-5-SF2R4       AGCTTTTCCT CGGATGAATA ATATGAGTTT TTGGTTGTTG CCTCCTGCTT TTTTTTTGTT
NXT-6-SF2R4       AGCTTTTCCT CGGATGAATA ATATGAGTTT TTGGTTGTTG CCTCCTGCTT TTTTTTTGTT
NXT-7-SF2R4       AGCTTTTCCT CGGATGAATA ATATGAGTTT TTGGTTGTTG CCTCCTGCTT TTTTTTTGTT
NXT-8-SF2R4       AGCTTTTCCT CGGATGAATA ATATGAGTTT TTGGTTGTTG CCTCCTGCTT TTTTTTTGTT
NXT-9-SF2R4       AGCTTTTCCT CGGATGAATA ATATGAGTTT TTGGTTGTTG CCTCCTGCTT TTTTTTTGTT
Clustal Consensus  ********* ********** ******* ** ********** ** ******* **********
```

```
                  ....|....| ....|....| ....|....| ....|....| ....|....| ....|....|
                      125       135       145       155       165       175
DQ340065.1 MM     GTTATCTTCT GCTATGTTGG AGAGAGGGGC GGGTACTGGG TGGACGGTGT ACCCGCCTTT
NXT-1-SF2R4       GTTGTCTTCT GCTATGTTGG AGAGAGGGGC GGGTACTGGG TGGACGGTGT ACCCGCCTTT
NXT-2-SF2R4       GTTGTCTTCT GCTATGTTGG AGAGAGGGGC GGGTACTGGG TGGACGGTGT ACCCGCCTTT
NXT-3-SF2R4       GTTGTCTTCT GCTATGTTGG AGAGAGGGGC GGGTACTGGG TGGACGGTGT ACCCGCCTTT
NXT-4-SF2R4       GTTGTCTTCT GCTATGTTGG AGAGAGGGGC GGGTACTGGG TGGACGGTGT ACCCGCCTTT
NXT-5-SF2R4       GTTGTCTTCT GCTATGTTGG AGAGAGGGGC GGGTACTGGG TGGACGGTGT ACCCGCCTTT
NXT-6-SF2R4       GTTGTCTTCT GCTATGTTGG AGAGAGGGGC GGGTACTGGG TGGACGGTGT ACCCGCCTTT
NXT-7-SF2R4       GTTGTCTTCT GCTATGTTGG AGAGAGGGGC GGGTACTGGG TGGACGGTGT ACCCGCCTTT
NXT-8-SF2R4       GTTGTCTTCT GCTATGTTGG AGAGAGGGGC GGGTACTGGG TGGACGGTGT ACCCGCCTTT
NXT-9-SF2R4       GTTGTCTTCT GCTATGTTGG AGAGAGGGGC GGGTACTGGG TGGACGGTGT ACCCGCCTTT
Clustal Consensus *** ****** ********** ********** ********** ********** **********
```

```
                  ....|....| ....|....| ....|....| ....|....| ....|....| ....|....|
                      185       195       205       215       225       235
DQ340065.1 MM     ATCTTCTTCT TTGGCTCATA TGGGAGGGTC AGTTGGATTTG ACTATTTTTT CTTTGCATTT
NXT-1-SF2R4       ATCTTCTTCT TTGGCTCATA TGGGAGGGTC GGTGGATTTG ACTATCTTTT CTTTGCATTT
NXT-2-SF2R4       ATCTTCTTCT TTGGCTCATA TGGGAGGGTC GGTGGATTTG ACTATCTTTT CTTTGCATTT
NXT-3-SF2R4       ATCTTCTTCT TTGGCTCATA TGGGAGGGTC GGTGGATTTG ACTATCTTTT CTTTGCATTT
NXT-4-SF2R4       ATCTTCTTCT TTGGCTCATA TGGGAGGGTC GGTGGATTTG ACTATCTTTT CTTTGCATTT
NXT-5-SF2R4       ATCTTCTTCT TTGGCTCATA TGGGAGGGTC GGTGGATTTG ACTATCTTTT CTTTGCATTT
NXT-6-SF2R4       ATCTTCTTCT TTGGCTCATA TGGGAGGGTC GGTGGATTTG ACTATCTTTT CTTTGCATTT
NXT-7-SF2R4       ATCTTCTTCT TTGGCTCATA TGGGAGGGTC GGTGGATTTG ACTATCTTTT CTTTGCATTT
NXT-8-SF2R4       ATCTTCTTCT TTGGCTCATA TGGGAGGGTC GGTGGATTTG ACTATCTTTT CTTTGCATTT
NXT-9-SF2R4       ATCTTCTTCT TTGGCTCATA TGGGAGGGTC GGTGGATTTG ACTATCTTTT CTTTGCATTT
Clustal Consensus ********** ***** **** ********** ********* ***** **** **********
```

```
                  ....|....| ....|....| .
                      245       255
DQ340065.1 MM     AGCTGGGGTG TCTTCAATTT T
NXT-1-SF2R4       ---------- ---------- -
NXT-2-SF2R4       ---------- ---------- -
NXT-3-SF2R4       ---------- ---------- -
NXT-4-SF2R4       ---------- ---------- -
NXT-5-SF2R4       ---------- ---------- -
NXT-6-SF2R4       ---------- ---------- -
NXT-7-SF2R4       ---------- ---------- -
NXT-8-SF2R4       ---------- ---------- -
NXT-9-SF2R4       ---------- ---------- -
Clustal Consensus      引物 COI MM R4←
```

图1-21 全蝎特异性引物 SF2R4 对脑心通胶囊扩增所得序列对比

MM：东亚钳蝎；NXT-1～NXT-9：不同批次的脑心通胶囊

（四）灵敏度试验

1. 地龙特异性引物的灵敏度试验

用引物 MF2R2 和 AF3R1 对不同 DNA 浓度的脑心通胶囊进行 PCR 扩增，灵敏度试验结果如图1-22、图1-23 所示。由图 1-22 可知，引物 MF2R2 可以检测的

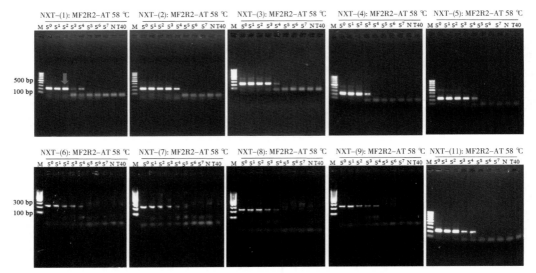

图1-22　引物 MF2R2 对脑心通胶囊中地龙鉴别的灵敏度试验

M：DNA 相对分子质量标记；N：空白对照；

T40：缺地龙的脑心通胶囊阴性对照；$5^0 \sim 5^7$：不同稀释倍数

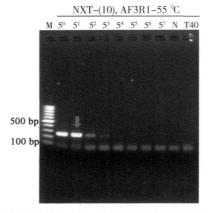

图1-23　引物 AF3R1 对脑心通胶囊中地龙鉴别的灵敏度试验

M：DNA 相对分子质量标记；N：空白对照

最低质量浓度为标准质量浓度稀释 5^2 倍，即 2 ng/μL；而引物 AF3R1（图 1–23）的检测限略高，为标准浓度稀释 5 倍，即 10 ng/μL。总的来说，应用引物 MF2R2 和 AF3R1 检测脑心通胶囊中相应的地龙药材时，其灵敏度较高。在实际应用中，考虑到应用的便利性及稳定性，建议使用的待测胶囊 DNA 浓度均为 50 ng/μL。

2. 水蛭特异性引物的灵敏度试验

用引物 WF1R2、WF2R2 和 HF1R2 对不同 DNA 浓度的脑心通胶囊进行 PCR 扩增，灵敏度试验结果如图 1–24、图 1–25、图 1–26 所示。由图 1–24、图 1–25 可知，引物 WF1R2 和 WF2R2 可以检测的最低质量浓度为标准质量浓度稀释 5^2 倍，即2 ng/μL；而引物 AF3R1（图 1–26）的检测限更低，为标准浓度稀释 5^3 倍，即0.4 ng/μL。总的来说，应用这 3 对引物检测脑心通胶囊中相应的水蛭药材时，其灵敏度较高。在实际应用中，考虑到应用的便利性及稳定性，建议使用的待测胶囊 DNA 浓度均为 50 ng/μL。

3. 全蝎特异性引物的灵敏度试验

用引物 SF1R1 和 SF2R4 对不同 DNA 浓度的脑心通胶囊进行 PCR 扩增，灵敏度试验结果如图 1–27、图 1–28 所示。从图中可知，引物 SF1R1 和 SF2R4 可以检测的最低质量浓度为标准质量浓度，即 50 ng/μL。总的来说，应用引物 SF1R1 和 SF2R4 检测脑心通胶囊中相应的全蝎药材时，其灵敏度较高。在实际应用中，考虑到应用的便利性及稳定性，建议使用的待测胶囊 DNA 浓度也为 50 ng/μL。

（五）重复性试验

1. 地龙特异性引物的重复性试验

将引物 MF2R2 和 AF3R1 分别应用于对其对应使用浓度下限和建议浓度下待测胶囊 DNA 样品的 PCR 扩增，分别重复 3 次，琼脂糖凝胶电泳图显示（图 1–29、图 1–30、图 1–31）这两对引物均表现出较好的扩增能力。

2. 水蛭特异性引物的重复性试验

将引物 WF1R1 和 WF2R2、HF1R2 分别应用于对其对应使用浓度下限和建议浓度下待测胶囊 DNA 样品的 PCR 扩增，分别重复 3 次，琼脂糖凝胶电泳图显示（图 1–32、图 1–33、图 1–34、图 1–35、图 1–36）这 3 对引物均表现出较好的扩增能力。

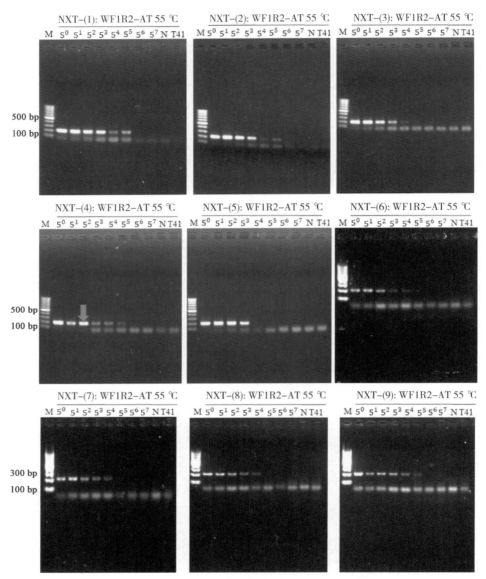

图1-24　引物 WF1R2 对脑心通胶囊中水蛭鉴别的灵敏度检测

M：DNA 相对分子质量标记；N：空白对照；

T41：缺水蛭的脑心通胶囊阴性对照；$5^0 \sim 5^7$：不同稀释倍数

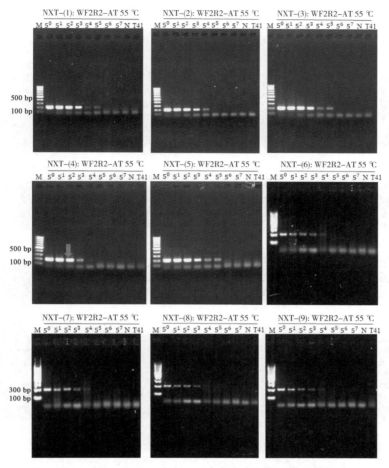

图 1-25 引物 WF2R2 对脑心通胶囊中水蛭鉴别的灵敏度检测
M：DNA 相对分子质量标记；N：空白对照；
T41：缺水蛭的脑心通胶囊阴性对照；$5^0 \sim 5^7$：不同稀释倍数

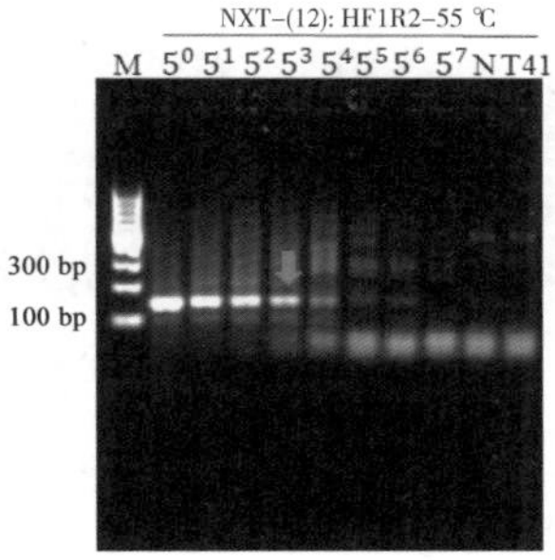

图 1-26 引物 HF1R2 对脑心通胶囊中水蛭鉴别的灵敏度检测
M：DNA 相对分子质量标记；N：空白对照；
T41：缺水蛭的脑心通胶囊阴性对照；$5^0 \sim 5^7$：不同稀释倍数

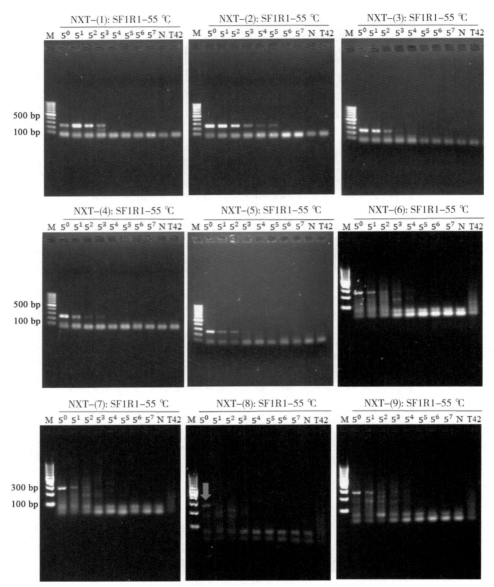

图 1-27　引物 SF1R1 对脑心通胶囊中全蝎鉴别的灵敏度检测

M：DNA 相对分子质量标记；N：空白对照；

T42：缺全蝎的脑心通胶囊阴性对照；$5^0 \sim 5^7$：不同稀释倍数

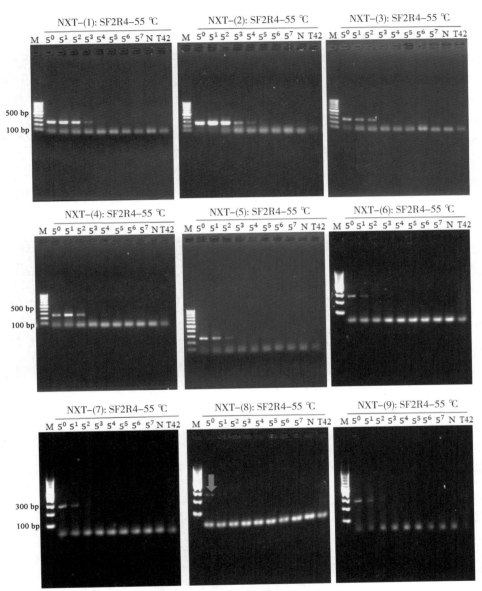

图 1-28　引物 SF2R4 对脑心通胶囊中全蝎鉴别的灵敏度检测

M：DNA 相对分子质量标记；N：空白对照；

T42：缺全蝎的脑心通胶囊阴性对照；$5^0 \sim 5^7$：不同稀释倍数

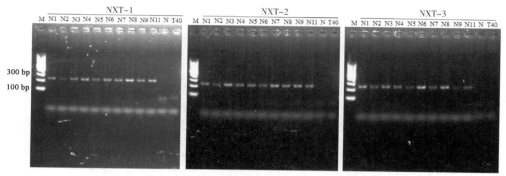

图1-29　引物MF2R2在胶囊的浓度下限（2 ng/μL）重复性试验

M：DNA Marker；NXT-1～NXT-3：脑心通胶囊DNA样品重复第1、2、3次；
N1～N9，N11：10批脑心通胶囊；N：空白对照；T40：缺地龙的脑心通胶囊阴性对照

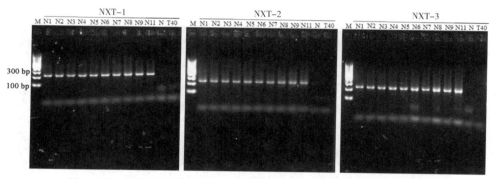

图1-30　引物MF2R2在胶囊的建议浓度（50 ng/μL）重复性试验

M：DNA Marker；NXT-1～NXT-3：脑心通胶囊DNA样品重复第1、2、3次；
N1～N9，N11：10批脑心通胶囊；N：空白对照；T40：缺地龙的脑心通胶囊阴性对照

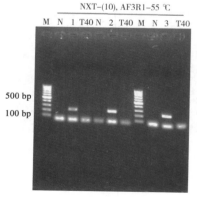

图1-31　引物AF3R1在胶囊的浓度下限和建议浓度（10 ng/μL）的重复性试验

M：DNA Marker；1～3：NXT-（10）DNA样品重复第1、2、3次；N：空白对照；
T40：缺地龙的脑心通胶囊阴性对照

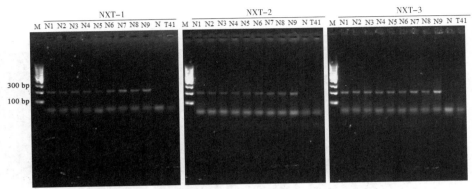

图1-32　引物 WF1R2 在胶囊的浓度下限（2 ng/μL）的重复性试验

M：DNA Marker；NXT-1～NXT-3：脑心通胶囊 DNA 样品重复第 1、2、3 次；N：空白对照；
N1～N9：9 批脑心通胶囊；T41：缺水蛭的脑心通胶囊阴性对照

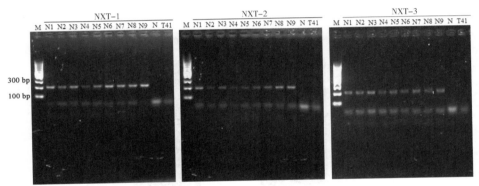

图1-33　引物 WF1R2 在胶囊的建议浓度（50 ng/μL）的重复性试验

M：DNA Marker；NXT-1～NXT-3：脑心通胶囊 DNA 样品重复第 1、2、3 次；N：空白对照；
N1～N9：9 批脑心通胶囊；T41：缺水蛭的脑心通胶囊阴性对照

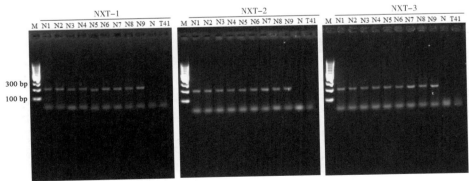

图1-34　引物 WF2R2 在胶囊的浓度下限（2 ng/μL）重复性试验

M：DNA Marker；NXT-1～NXT-3：脑心通胶囊 DNA 样品重复第 1、2、3 次；N：空白对照；
N1～N9：9 批脑心通胶囊；T41：缺水蛭的脑心通胶囊阴性对照

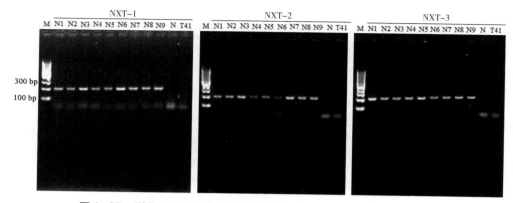

图 1-35　引物 WF2R2 在胶囊的建议浓度（50 ng/μL）重复性试验

M：DNA Marker；NXT-1～NXT-3：NXT 重复第 1、2、3 次；N：空白对照；

N1～N9：9 批脑心通胶囊；T41：缺水蛭的脑心通胶囊阴性对照

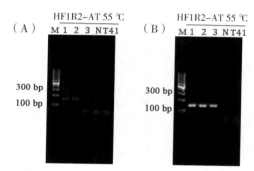

图 1-36　引物 HF1R2 在胶囊的浓度下限和建议浓度的重复性试验

A：浓度下限（0.4 ng/μL）；B：建议浓度（50 ng/μL）

M：DNA Marker；1～3：NXT-（12）DNA 样品重复第 1、2、3 次；

N：空白对照；T41：缺水蛭的脑心通胶囊阴性对照

3. 全蝎特异性引物的重复性试验

将引物 SF1R1 和 SF2R4 分别应用于对其对应使用浓度下限和建议浓度下待测胶囊 DNA 样品的 PCR 扩增，分别重复 3 次，琼脂糖凝胶电泳图显示（图 1-37、图 1-38）这两对引物均表现出较好的扩增能力。

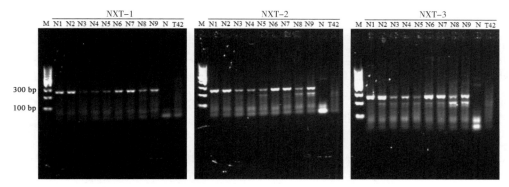

图 1-37　引物 SF1R1 在胶囊的浓度下限和建议浓度（50 ng/μL）的重复性试验

M：DNA Marker；NXT-1～NXT-3：脑心通胶囊 DNA 样品重复第 1、2、3 次；N：空白对照；

N1～N9：9 批脑心通胶囊；T42：缺全蝎的脑心通胶囊阴性对照

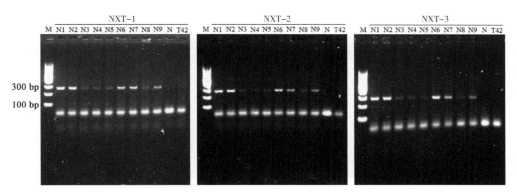

图 1-38　引物 SF2R4 在胶囊的浓度下限和建议浓度（50 ng/μL）的重复性试验

M：DNA Marker；NXT-1～NXT-3：脑心通胶囊 DNA 样品重复第 1、2、3 次；N：空白对照；

N1～N9：9 批脑心通胶囊；T42：缺全蝎的脑心通胶囊阴性对照

（六）小结

　　基于本章第二节单味药材的分子鉴别，本节我们将所设计的地龙、水蛭、全蝎的特异性引物应用于脑心通胶囊（9 批）中相应动物药的分子鉴别，并在自制的含其他地龙、水蛭正品及相应伪品的"脑心通胶囊"中进行了验证。此外，对各引物进行了灵敏度试验，为相应引物的实际应用提出了待检脑心通胶囊 DNA 样品的建议使用浓度和浓度下限；并在相应的建议浓度和浓度下限下，对 9 批脑心通胶囊做了重复性试验，且重复性良好。

　　DNA 条形码技术的使用在一定程度会受样品 DNA 质量的影响[78]。应用该技术检测脑心通胶囊中的 DNA 时，由于该胶囊的组成成分复杂，其中 13 味植物药的总质量占比高达 83.3%；而剩余的 3 味动物药全蝎、地龙和水蛭，它们的质量占比分别为 3.24%、6.73%、6.73%。组方中动物药的质量占比之低，使得提取高质量的动物药 DNA 受到一定挑战。在本研究中，通过使用植物 DNA 提取试剂盒外加蛋白酶 k 的方式提取脑心通胶囊的 DNA，一方面得到了较高质量的动物药 DNA，在灵敏度试验中也显示，当脑心通胶囊的总 DNA 浓度为 50 ng/μL 时就可以检定其中的动物药 DNA，而部分引物的灵敏度更高，可以检测的总 DNA 浓度为 2.0 ng/μL（引物 MF2R2、WF1R2、WF2R2），甚至是 0.4 ng/μL（引物 HF1R2）；另一方面则是避免了大量植物次生代谢物对动物药 DNA 提取的干扰，操作也更为简便。

具体各动物药材的鉴别结果如下：

（1）地龙药材：引物 MF2R2 可以鉴别出这 9 批脑心通胶囊中含地龙正品通俗环毛蚓，与厂家所用地龙投料药材（通俗环毛蚓和威廉环毛蚓）相符；但未检测到含有威廉环毛蚓，推测原因在于所检脑心通胶囊批次较少，未覆盖到投料药材为威廉环毛蚓的胶囊。此外，将引物 MF2R2 和 AF3R1 应用于自制的分别含其他地龙正品（参环毛蚓、威廉环毛蚓）和伪品的"脑心通胶囊"时，所设计的地龙特异性引物也能将该胶囊中的相应的地龙正品和伪品鉴别出来。

（2）水蛭药材：引物 WF1R2、WF2R2 可以鉴别出这 9 批脑心通胶囊中含水蛭正品宽体金线蛭，与厂家所用水蛭投料药材一致。此外，将引物 WF1R2、WF2R2、HF1R2 应用于自制的分别含另一水蛭正品日本医蛭和伪品菲牛蛭的"脑心通胶囊"时，所设计的水蛭特异性引物也能特异性地鉴别出该胶囊中相应的水蛭正品。

（3）全蝎药材：引物 SF1R1 和 SF2R4 可以鉴别出这 9 批脑心通胶囊中含全蝎正品东亚钳蝎，与厂家所用全蝎投料药材一致。同时，NXT-（3）、NXT-（4）、NXT-（5）、NXT-（8），这 4 批脑心通胶囊的凝胶电泳图中条带亮度较弱。在所有批次胶囊总 DNA 浓度一致、上样量一致的情况下，可以推测这 4 批脑心通胶囊中所含全蝎质量较差，DNA 提取所得总 DNA 中全蝎的含量较低。因此，这 2 对引物除了可以对脑心通胶囊中的全蝎药材进行正伪鉴别，同时也可依据凝胶电泳图中条带的强弱对脑心通胶囊进行一定程度上的质量优劣评估。

综上所述，所设计的地龙特异性引物 MF2R2、水蛭特异性引物 WF1R2 和 WF2R2、全蝎特异性引物 SF1R1 和 SF2R4 可以用于脑心通胶囊中动物药的鉴别，仅依据凝胶电泳图谱中目的条带的有无，可判断是否含厂家所用投料药材。而结合测序、BLAST，则可以进一步确证鉴定结果。此外，地龙特异性引物 AF3R1、水蛭特异性引物 HF1R2 亦可根据凝胶电泳图谱、测序、BLAST 结果，对含除厂家所用投料药材之外的地龙、水蛭正品及相应伪品的"脑心通胶囊"进行鉴别。而鉴别过程中，凝胶电泳图谱中条带的亮度强弱也可以作为参考，以评估脑心通胶囊中相应动物药材的质量优劣。与单味动物药材的鉴定相同的是，在实际应用时，除中检所能提供的地龙（参环毛蚓）对照药材，蚂蟥（宽体金线蛭）对照药材，全蝎对照药材外，需另外设置已进行物种鉴定的地龙正品（通俗环毛蚓、威廉环毛蚓）、水蛭正品（日本医蛭）作为阳性对照。

第四节　脑心通胶囊中蛋白质的分析

阐明脑心通胶囊的物质基础，是对其进行质量控制及药效研究的重要前提。目前大多数研究是针对脑心通胶囊中植物药的小分子物质，而地龙、水蛭和全蝎3味动物药作为该胶囊组方中的臣药，其主要成分为蛋白质多肽类大分子物质，但尚未有报道该胶囊中蛋白类成分的相关研究。随着质谱技术和蛋白质组学的发展，近年来有少数学者对地龙、水蛭和全蝎相关物种进行蛋白质组学的研究，其中包括参环毛蚓[150]、威廉环毛蚓[151]、日本医蛭[152]和东亚钳蝎[153-154]。本章第二节、第三节的研究显示，脑心通胶囊中地龙、水蛭、全蝎的投料药材分别为通俗环毛蚓（或威廉环毛蚓）、宽体金线蛭、东亚钳蝎，而其中通俗环毛蚓和宽体金线蛭尚未有报道其蛋白质组学相关的研究。此外，他人的研究对象均是新鲜的动物样品，而脑心通胶囊中动物药是经过水煮（全蝎）、晾干、粉碎的中药材，其蛋白质组成与新鲜样品应有不同。本节通过SDS-PAGE对脑心通胶囊、3味动物药样品的蛋白质进行电泳分析与超高分辨质谱鉴定，以期明确脑心通胶囊中动物药的物质基础，从而推进脑心通胶囊药效与物质基础关联性的研究。

【实验材料】

（一）实验仪器

T10 basic Homogenizer workcenter 匀浆器（德国 IKA 公司）、数显型恒温金属浴（美国 Labnet 公司）、5430R 型多功能离心机（加拿大 Eppendorf 公司）、加热温控振荡混匀仪 Thermo-shaker（美国 ThermoFisher Scientific 公司）、Mini-Protein 垂直电泳系统（美国 Bio-Rad 公司）、多孔超微量核酸蛋白分析仪（Epoch）（美国 Bio Tek 公司）、Memmol/Lert SV1422 型恒温水浴摇床（德国 Memmol/Lert 公司）、Arium mini 超纯水器（美国 Sartorius 公司）、十万分之一电子分析天平（MS205DU、瑞士 Mettler Toledo 公司）、冻干机 ALPHA 1-4 LD plus（德国 Marin Christ 公司）、Dionex Ultimate 3000（RSLC nano System）纳流液相色谱仪、Q Exactive™ HF 组合型四极杆 Orbitrap™ 质谱仪、色谱柱 Acclaim PepMap™ RSLC（75 μm × 15 cm，nanoViper C_{18}，2 μm，10 nm）（美国 ThermoFisher Scientific 公司）。

（二）实验药品及试剂

1. 对照药材

同第二节的对照药材。

2. 试剂

RIPA 裂解液（强）（货号：P0013B）、PMSF（100 mmol/L）（货号：ST 506）、BCA 蛋白浓度测定试剂盒（增强型）（货号：P0009）、5×SDS-PAGE 蛋白上样缓冲液（货号：P0015L）、考马斯亮蓝超快染色液（货号：P0017F），均购自上海碧云天生物技术有限公司。PBS 磷酸盐缓冲液（pH = 7.2）（货号：G210707，BasalMedia），快速免染丙烯酰胺制胶试剂盒，10%（货号：1610183，Bio-Rad），10% 过硫酸铵（APS）（上海麦克林生化科技有限公司），TEMED（广州佳研生物科技有限公司，分析纯），10×Tris-Glycine 电泳缓冲液（货号：E152-01，GenStar），预染彩色蛋白 Marker（货号：M221、M223，GenStar）；尿素（批号：20170601，广州化学试剂厂，分析纯），Tris 碱（货号：ST0711，Bomeibio），盐酸（批号：2019110108，广州化学试剂厂），丙酮（货号：SP13AR-4，广州市信洪贸易有限公司），三氟乙酸（TFA）（货号：T103195，阿拉丁），乙腈（批号：184866、181195，Fisher Chemical），Pierce™ Peptide Desalting Spin Columns（货号：89852，Thermofisher），碳酸氢铵（货号：F1924204，阿拉丁），甲醇（批号：100296，Honeywell），胰蛋白酶 Sequencing Grade Modified Trypsin（货号：V5111，Promega），二硫苏糖醇（DTT）（货号：D104860，阿拉丁），碘乙酸（IAA）（货号：I4386，Sigma），氢氧化钠（货号：P1338830，General-Reagent），甲酸（批号：179246，Fisher Scientific）。

3. 样品

脑心通胶囊 9 批（批号：171275、171278、171203、171204、171205、180478、180585、180655、180721），均来自陕西步长制药有限公司，依次编号 NXT -（1）～ NXT -（9）。脑心通胶囊中地龙、水蛭、全蝎对应的投料药材，以及水蛭、全蝎相应物种的动物冻干体，样品信息如表 1-15 所示。

表 1-15　地龙、水蛭、全蝎动物药样品

序　号	样　品	样品状态	产　地	供应商
P3	通俗环毛蚓（*Metaphire vulgaris*）	干燥药材	上海	陕西步长制药有限公司
H6	宽体金线蛭（*Whitmania pigra*）	干燥药材	山东	陕西步长制药有限公司
S6	东亚钳蝎（*Mesobuthus martensii*）	干燥药材	陕西	陕西步长制药有限公司

续上表

序 号	样 品	样品状态	产 地	供应商
H8	宽体金线蛭（*Whitmania pigra*）	冷冻动物体	广东	广东省连州水蛭养殖场
S14	东亚钳蝎（*Mesobuthus martensii*）	冷冻动物体	河北	中科院动物所

【实验部分】

（一）总蛋白的提取

具体方法如下：

（1）各动物药材粉碎成细粉，分别取地龙、水蛭、全蝎药材细粉及脑心通胶囊内容物适量，按每 20 mg 样品加入 200 μL RIPA 裂解液的比例加入裂解液（RIPA 裂解液在使用前加入 PMSF，使 PMSF 的最终浓度为 1 mmol/L）。涡旋振荡混匀后 4 ℃放置 30 min，其间每隔 10 min 涡旋振荡一次。冷冻动物取组织适量，按每 20 mg 样品加入 200 μL RIPA 裂解液的比例加入裂解液，在冰浴上匀浆至充分溶解，4 ℃放置 30 min。

（2）充分裂解后，13000 r/min 离心 10 min（4 ℃），取上清。

（3）向上清液中缓慢加入 4 倍体积的 -20 ℃预冷丙酮，置 -20 ℃过夜。

（4）取样品，13000 r/min 离心 15 min（4 ℃），弃上清。

（5）沉淀用 4 倍体积的 -20 ℃预冷丙酮清洗 2 次，每次清洗后，13000 r/min 离心 15 min（4 ℃），弃上清。

（6）沉淀在通风橱风干，以去除残余丙酮。用 UA buffer（8 mol/L Urea in 0.1 mol/L Tris/HCl，pH = 8.5）复溶沉淀，BCA 法测定浓度。

（二）SDS-PAGE 电泳分析

用快速免染丙烯酰胺制胶试剂盒（分离胶浓度为 10%）制备 SDS-PAGE 电泳凝胶，具体配方如表 1-16 所示。测定好蛋白样品的浓度后，取适量蛋白样品，加入 5×上样缓冲液及一定量的 PBS 缓冲液，稀释蛋白样品至浓度为 1.25 μg/μL，混匀后 100 ℃煮沸 10 min。取样品上样，每孔 20 μL，先在 80 V 电压下进行电泳，约 10 min，当溴酚蓝染料浓缩成一条线且到达分离胶时，改用 250 V 电压进行电泳。电泳结束后取出凝胶，用去离子水清洗，然后将其置于摇床上，加入考马斯亮蓝染色液染色约 30 min。倒掉染色液后加入适量去离子水脱色，并适时更换去离子水，直至凝胶背景清晰，取出后给凝胶拍照。

表 1-16 SDS-PAGE 凝胶配方体系（1.5 mm Bio-rad 玻璃板）

成　　分	浓缩胶	分离胶
Resolver A	—	4 mL
Resolver B	—	4 mL
Stacker A	1.5 mL	—
Stacker B	1.5 mL	—
TEMED	3 μL	4 μL
10% APS	15 μL	40 μL

（三）蛋白质酶解

1. 试剂的配制

（1）100 mmol/L AMBIC 溶液：称取碳酸氢铵固体 790.6 mg，加入超纯水 90 mL 和甲醇 10 mL，充分溶解，于 4 ℃ 下保存。

（2）100 mmol/L 氢氧化钠溶液：称取氢氧化钠固体 0.4 g，加超纯水定容至 100 mL，于 4 ℃ 下保存。

（3）200 mmol/L DTT 溶液：称取 DTT 固体 30.8 mg，加入超纯水 1 mL，充分溶解，现配现用。

（4）200 mmol/L IAA 溶液：称取 IAA 固体 37.2 mg，加入 100 mmol/L 氢氧化钠液 1mL，充分溶解，现配现用。

（5）胰蛋白酶溶液：用 Promega 公司自带的乙酸溶剂配制胰蛋白酶溶液至浓度为 1 μg/μL，于 -20 ℃ 下保存。

（6）50 mmol/L 碳酸氢铵溶液：称取碳酸氢铵固体 395.3 mg，加入超纯水定容至 100 mL，于 4 ℃ 下保存。

（7）50 mmol/L 碳酸氢铵/30% 乙腈溶液：称取碳酸氢铵固体 395.3 mg，加入超纯水 70 mL 和乙腈 30 mL，充分溶解，于 4 ℃ 下保存。

（8）10 mmol/L DTT/50 mmol/L 碳酸氢铵溶液：称取 DTT 固体 1.54 mg，加入 50 mmol/L 碳酸氢铵溶液 1 mL，充分溶解，现配现用。

（9）60 mmol/L IAA/50 mmol/L 碳酸氢铵溶液：称取 IAA 固体 11.1 mg，加入 50 mmol/L 碳酸氢铵溶液 1 mL，充分溶解，现配现用。

（10）0.1% 甲酸乙腈溶液：吸取甲酸 100 μL，加入乙腈稀释并定容至 100 mL，混合均匀，于 4 ℃ 下保存。

（11）0.1% 甲酸溶液：吸取甲酸 100 μL，加入超纯水稀释并定容至 100 mL，混合均匀，于 4 ℃ 下保存。

2. 蛋白质直接酶解

（1）取适量丙酮沉淀后风干的蛋白粉末，加入 100 mmol/L AMBIC 溶液 200 μL，复溶后使用 BCA 法测定蛋白浓度；取蛋白 100 μg，用 AMBIC 稀释至 1 μg/μL。

（2）加入 200 mmol/L DTT 溶液至终浓度为 5 mmol/L，置于 30 ℃处理 30 min。

（3）加入 200 mmol/L IAA 溶液至终浓度为 25 mmol/L，黑暗环境（37 ℃）处理 30 min。

（4）按照 1∶50 体积加入 1 μg/μL 胰蛋白酶，37 ℃处理 12～16 h。

3. 蛋白质胶内酶解

（1）用手术刀片切下胶上目标条带，切成 1 mm³ 大小的小块，置于 1.5 mL 离心管中。

（2）脱色：每管加入脱色液（50 mmol/L 碳酸氢铵/30% 乙腈溶液）600 μL 室温脱色，清洗至透明，去除上清液。其间每 1～2 h 更换一次脱色液以加快脱色过程。

（3）干胶：每管加入乙腈 300 μL，振摇至胶粒变白，吸去乙腈，挥干。

（4）每管加入 10 mmol/L DTT/50 mmol/L 碳酸氢铵溶液 300 μL，振荡混匀至胶块泡胀呈透明状，56 ℃放置 1 h，随后弃上清、重复步骤（3）用乙腈干胶。

（5）每管加入 60 mmol/L IAA/50 mmol/L 碳酸氢铵溶液 300 μL，避光振荡混匀至胶块泡胀呈透明状，暗处反应 30 min，随后弃上清液、重复步骤（3）用乙腈干胶。

（6）每管加入 50 mmol/L 碳酸氢铵溶液 80 μL，再加入胰蛋白酶（1 μg/μL）2 μg，37 ℃酶解过夜。

（7）每管加入 0.1% 甲酸乙腈溶液 200 μL，振荡 5 min，吸取上清液至干净的离心管中。

（8）凝胶中再加入 0.1% 甲酸溶液 30 μL，振荡 5 min；再加入 0.1% 甲酸乙腈溶液 200 μL，振荡 5 min，吸取上清液。将两次上清液合并，用冻干机冻干。

（四）样品脱盐处理

1. 试剂的配制

（1）0.1% TFA 溶液：吸取 TFA 100 μL，加入超纯水稀释并定容至 100 mL，于 4 ℃下保存。

（2）0.1% TFA/50% 乙腈溶液：吸取 TFA 100 μL，加入超纯水 50 mL 和乙腈 50 mL，混合均匀，于 4 ℃下保存。

（3）0.1%甲酸溶液：吸取甲酸100 μL，加入超纯水稀释并定容至100 mL，混合均匀，于4 ℃下保存。

2. 脱盐步骤

使用 Pierce™ Peptide Desalting Spin Columns 对酶解后的样品进行脱盐处理，具体步骤如下：

（1）移除脱盐柱底部的白色帽子，将脱盐柱放入2 mL 的离心管中，离心1 min（5000 r/min），弃废液。

（2）旋开顶部盖子，向柱子中加入乙腈300 μL。拧好盖子，将脱盐柱放入2 mL 的离心管中，离心1 min（5000 r/min），弃废液。重复此步骤一遍。

（3）向柱子中加入0.1% TFA 溶液300 μL，拧好盖子，将脱盐柱放入2 mL 的离心管中，离心1 min（5000 r/min），弃废液。重复此步骤一遍。

（4）酶解后冻干的样品加入0.1% TFA 溶液300 μL 溶解，将脱盐柱放入2 mL 的离心管中，向柱子中加入样品300 μL，拧好盖子，离心1 min（3000 r/min），弃废液。

（5）将脱盐柱放入2 mL 的离心管中，向柱子中加入0.1% TFA 溶液300 μL，拧好盖子，离心1 min（3000 r/min），弃废液。重复此步骤2遍。

（6）将脱盐柱放入一个新的2 mL 的离心管中，向柱子中加入0.1% TFA/50%乙腈溶液300 μL，拧好盖子，离心1 min（3000 r/min），收集离心管底部液体。

（7）再向柱子中加入0.1% TFA/50%乙腈溶液300 μL，拧好盖子，离心1 min（3000 r/min），收集离心管底部液体，与步骤（6）的液体混合，即为脱盐后的肽段样品。用冻干机将其冻干，用0.1%甲酸溶液复溶。

（五）液质联用分析

液相色谱为 Dionex Ultimate 3000 系统；色谱分析柱为 Acclaim PepMap™ RSLC（75 μm × 15 cm，nanoViper C_{18}，2 μm，10 nm），预柱为 Acclaim PepMap 100（75 μm × 2 cm，nanoViper C_{18}，3 μm，10 nm）；流动相A为0.1%甲酸溶液，流动相B为80%乙腈溶液（含0.1%甲酸）。梯度洗脱程序：0～3 min，3% B；3～7 min，3%～8% B；7～51 min，8%～32% B；51～56 min，32%～99% B；56～60 min，99% B；60～60.1 min，99%～3% B；60.1～70 min，3% B。流速为400 nL/min；进样量1 μL。

Q Exactive™ HF 组合型四极杆 Orbitrap™ 超高分辨质谱仪，正离子扫描方式，一级质谱扫描范围 m/z 350～1500，分辨率6万。Auto gain control（AGC）为 $3\ e^6$，采用高能诱导裂解（HCD）方式裂解，归一化碰撞能量27%，用 FT 采集二级质谱数据，分辨率1.5万，采用"Top Speed"算法进行数据依赖扫描，离子强度高于 $5\ e^4$ 一级离子进行二级碎裂，动态排除时间为60 s。数据采集和处理使用 Xcalibur 4.0 软件。

（六）蛋白质鉴定

得到的质谱数据导入 Proteome Discoverer 2.2 软件，采用 Sequest HT 算法对二级质谱图进行处理，检索数据库 UniProt 环节动物门（Annelida. fasta，2019 年 11 月 24 日下载）、节肢动物门（Arthropoda. fasta，2019 年 11 月 24 日下载）；Sequest HT 参数设置：酶切方式设置为 Trypsin（full），最高允许 2 个漏切位点，最短肽段长度 6，母离子质量偏差为 10，碎片离子的质量偏差为 0.02。半胱氨酸残基 C 端固定修饰 +57.021，甲硫氨酸肽末端可变修饰 +15.995，蛋白末端可变修饰乙酰化 +42.011。多肽匹配误差率使用 Target-Decoy 策略与正确和错误匹配的 Percolator 建模相结合来确定。使用由 Percolator 测定的 0.01 的 q 卡值在肽段匹配水平上过滤数据以控制错误的发现。

【实验结果】

（一）SDS-PAGE 电泳分析

将脑心通胶囊及胶囊投料所用地龙、水蛭、全蝎单味药材，水蛭和全蝎的冷冻动物体等样品提取总蛋白，进行 SDS-PAGE 电泳，结果如图 1-39 所示（上样量为 25 μg）。

就脑心通胶囊而言，出现 5 条较明显的蛋白条带，相对分子质量分别在 45 kDa、40 kDa、30 kDa、25 kDa、20 kDa 左右，且这 5 个条带在 9 批脑心通胶囊的蛋白 SDS-PAGE 电泳结果中均稳定重现（图 1-40）。在水蛭类样品中，宽体金线蛭药材（H6）及其对照药材（T38）主要有 2 条蛋白条带，分布在 25～30 kDa，且对照药材的条带亮度较宽体金线蛭药材明亮；而冷冻的宽体金线蛭（H8）呈现出较多清晰的蛋白条带，在高和低的相对分子质量区域都有分布，其中较明亮的条带在 100 kDa、45 kDa 左右，同时也包含 H6、T38 两个宽体金线蛭药材中呈现的 2 条蛋白条带。在药典中[1]，水蛭药材是在捕捉动物体后，用沸水烫死，晒干或低温干燥而得。对比水蛭药材和冷冻的水蛭样品的蛋白条带，可以推测两者蛋白质的差异可能与水蛭药材的加工方式有关。

在全蝎类样品中，全蝎药材（S6）和全蝎对照药材（T39）均没有明显的条带；而在全蝎冷冻样品（S14）中呈现出分布于高、低相对分子质量的多个清晰条带，其中较多的蛋白分布于 35～100 kDa 区间，并以 65～75 kDa 区间的蛋白条带最为明亮。全蝎药材是在捕捉动物体后，置沸水或沸盐水中，煮至全身僵硬后阴干所得。对于全蝎药材和全蝎冷冻样品之间极大的蛋白差异，可能是因为药材加工工艺中，经过一定时间的高温煮制，破坏了其所含的蛋白质。为了验证这一点，取部分冷冻全蝎样品按照药典上全蝎药材的加工方式进行沸水煮制、阴干，得样品 S14-B。从其蛋白条带来看，相较于冷冻全蝎（S14）来说，S14-B 的蛋白条带明显减少，其中以 35～40 kDa 区间的条带最为清晰明亮。由此可以看出，沸水煮制等加工过程会在很大程度上破坏全蝎所含蛋白。

而在脑心通胶囊对应的投料药材通俗环毛蚓（P3）中，相对分子质量为 45 kDa 及 30～35 kDa 区间有两条较为清晰的条带。本实验暂未收集到通俗环毛蚓的基原动物，但与相关研究[137]中地龙基原动物的蛋白 SDS-PAGE 结果比较，通俗环毛蚓药材中蛋白条带数目较少，虽然其药材加工工艺简单（将动物体剖开腹部去除内脏和泥沙，洗净，晒干或低温干燥），并没有经过高温处理，但加工工艺在一定程度上对地龙蛋白有影响。

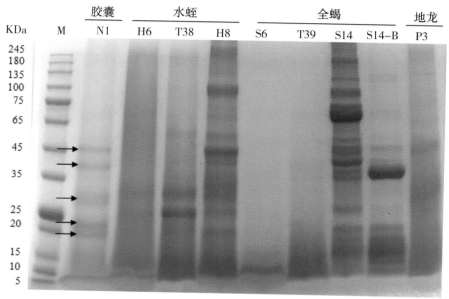

图 1-39　脑心通胶囊及单味动物药蛋白质的 SDS-PAGE
M：蛋白分子量标准；N1：脑心通胶囊 NXT -（1）；H6：宽体金线蛭药材；T38：宽体金线蛭对照药材；H8：宽体金线蛭冷冻动物体；S6：东亚钳蝎药材；T39：全蝎对照药材；S14：东亚钳蝎冷冻动物体；S14 - B：S14 沸水煮后阴干样品；P3：通俗环毛蚓药材

（二）蛋白质鉴定

UniProt（Universal Protein）是目前蛋白质信息最丰富、资源最广泛的免费数据库。以药典收载的地龙、水蛭、全蝎药材的各基原动物的拉丁名在 UniProt 中搜索，结果显示与地龙、水蛭和全蝎相关的蛋白信息分别有 52 条、17 条和 216 条。为了尽可能与亲缘性强的物种进行匹配，以及获得更丰富的蛋白质数据，在进行蛋白质鉴定时选择地龙、水蛭和全蝎所属的"门"下数据库，也即地龙和水蛭所属环节动物门（Annelida）、全蝎所属节肢动物门（Arthropoda）。

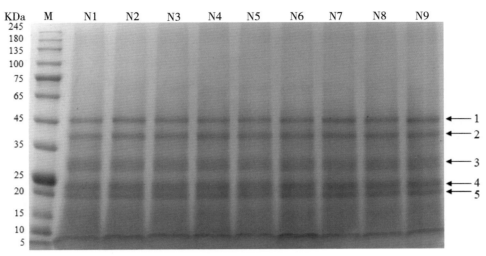

图1-40　9批脑心通胶囊蛋白质的 SDS-PAGE
M：蛋白分子量标准；N1～N9：9 批脑心通胶囊

1. 脑心通胶囊总蛋白的鉴定

取脑心通胶囊 NXT -（1）的蛋白粉末直接酶解，得肽段样品后，进行脱盐处理，然后分别进行液质分析和蛋白质鉴定。采用 Proteome Discoverer 2.2 软件检索 UniProt 中 Annelida 和 Arthropoda 的蛋白数据库，分别匹配鉴定到 11 个、17 个蛋白质，结果如表1-17、表1-18 所示。这28 个蛋白质相对分子质量为11.2～96.3 kDa，其中有 5 个是还未鉴定出的蛋白，包含来自加州水蛭 Helobdella robusta 的 2 个蛋白；4 个 ATP 合成酶（ATP synthase），包含其 α 和 β 两个亚基，在细胞内催化能源物质 ATP 的合成；2 个热休克蛋白（heat shock protein），参与细胞保护、协同免疫等生理过程[165]；4 个微管蛋白（tubulin），包含其 α 和 β 两条链，该蛋白对于保持细胞形状、运动和胞内物质运输起到重要作用；2 个肌动蛋白（actin），1 个肌球蛋白（myosin），对细胞的移动和收缩及胞内物质传输起重要作用；2 个延伸因子1 - α（elongation factor 1 - α），可促进多肽链延伸；2 个组蛋白 H2A（histone H2A），是真核生物细胞中染色质的主要蛋白质组分；此外，还有泛素蛋白（ubiquitin），是蛋白质降解的标记，在 DNA 修复、基因转录调控和信号转导等生命活动中发挥重要作用[166]；钙调蛋白（calmodulin）是生长、增殖和运动等关键过程的信号通路调节蛋白；角质层蛋白（cuticle protein）是构成细胞骨架的结构性蛋白；精氨酸激酶（arginine kinase）在细胞能量代谢过程中起关键作用。

在这些蛋白中，来自与地龙、水蛭和全蝎近缘物种的并不多，有 1 个泛素蛋白来自赤子爱胜蚓 Eisenia fetida，另外有 3 个蛋白来自加州水蛭，包括 2 个未经鉴定的蛋白和 1 个组蛋白；此外，还有 1 个细胞质肌动蛋白（cytoplasmic actin）来自日本医蛭 H. nipponica。未鉴定到与全蝎近缘物种相关的蛋白，这可能是因为全蝎药材在加工时经过沸水煮制等高温过程，极大地破坏了其所含蛋白质。而全蝎中的蛋白质是蝎毒的主要活性组分，也是全蝎毒性的主要来源。脑心通胶囊中未鉴定到与全蝎或其近缘物种相关的蛋白质，在一定程度上也说明该胶囊的应用具有安全性。

除了动物药之外，脑心通胶囊中其他 13 味植物药大部分是以根、茎、藤、树脂入药，蛋白类成分含量很低或几乎没有，但黄芪、赤芍、丹参、川芎和桃仁等药材有报道蛋白质相关的研究[167-171]，因而我们也搜索了 UniProt 中这 5 味药材所属的"科"下对应的蛋白质数据库，最终在赤芍对应的毛茛科 Ranunculaceae 蛋白质数据库（Ranunculaceae. fasta，2019 年 11 月 24 日下载）中匹配鉴定到 10 个蛋白质（表 1-19）。它们的相对分子质量为 15.6 ~ 158.2 kDa，其中有 2 个是未经鉴定的蛋白，也包含 ATP 合成酶、延伸因子 1-α、肌动蛋白、组蛋白 H2A 等在环节动物门和节肢动物门物种中检索到的蛋白。此外，还有蛋白激酶（protein kinase）、核酮糖二磷酸羧化酶（ribulose bisphosphate carboxylase）、乙酰辅酶 A 羧化酶（acetyl-CoA carboxylase）等酶类。

2. 脑心通胶囊中蛋白质的动物药材归属

脑心通胶囊及地龙、水蛭、全蝎单味药材等样品的蛋白质经 SDS-PAGE 电泳分离后得到了多组条带，将各条带按图 1-41 所示红框区域依次切割，进行胶内酶解；同时取全蝎药材的蛋白粉末进行直接酶解。得上述肽段样品后，进行脱盐处理，然后分别进行液质分析和蛋白质鉴定。

采用 Proteome Discoverer 2.2 软件进行分析，地龙和水蛭类样品的蛋白质检索 UniProt 中的环节动物门 Annelida 蛋白数据库，全蝎类样品的蛋白质检索节肢动物门 Arthropoda 蛋白数据库，而脑心通胶囊的蛋白样品分别检索 Annelida 和 Arthropoda 这两个门下的蛋白数据库。脑心通胶囊蛋白质的 SDS-PAGE 电泳结果中有 5 个蛋白条带稳定重现，将这 5 个蛋白条带匹配鉴定到的蛋白与地龙、水蛭、全蝎类样品中鉴定到的蛋白质进行比对，得到 5 个条带中蛋白质对应的药材归属，结果如表 1-20 ~ 表 1-22 所示。5 个条带的肽段样品进行液质分析得总离子色谱图（图 1-42）。

表1-17　脑心通胶囊总蛋白与UniProt中环节动物门蛋白数据库匹配鉴定结果

序号	UniProt ID	蛋白名称	所属物种	相对分子质量/kDa	肽段数目	理论等电点	覆盖范围/%
1	T1FKM2	Uncharacterized protein	*Helobdella robusta*	96.3	1	5.78	1
2	A0A286Q4U2	ATP synthase subunit alpha	*Mesenchytraeus hydrius*	59.6	3	9.22	6
3	A0A286Q4U7	ATP synthase subunit beta	*Mesenchytraeus antaeus*	56.7	1	6.20	2
4	A0A286Q4Z0	Elongation factor 1-alpha	*Mesenchytraeus solifugus*	51.4	2	9.13	4
5	A0A286Q4X5	Tubulin alpha chain	*Mesenchytraeus antaeus*	50.1	1	5.06	3
6	Q2LDZ7	Cytoplasmic actin	*Hirudo medicinalis*	42.4	4	5.39	14
7	T1FS97	Uncharacterized protein	*Helobdella robusta*	31.6	1	9.36	3
8	R7V9W7	Uncharacterized protein	*Capitella teleta*	16.8	2	4.22	19
9	T1EHB8	Histone H2A	*Helobdella robusta*	14.4	1	10.87	6
10	Q2I6A1	Ubiquitin (Fragment)	*Eisenia fetida*	13.7	1	7.40	13
11	Q5MCH2	Mitochondrial ATP synthase alpha subunit (Fragment)	*Theromyzon tessulatum*	11.2	2	9.41	26

表 1-18 脑心通胶囊总蛋白与 UniProt 中节肢动物门蛋白数据库匹配鉴定结果

序号	UniProt ID	蛋白名称	所属物种	相对分子质量/kDa	肽段数目	理论等电点	覆盖范围/%
1	A0A3B0JR99	Blast: Heat shock protein 83	Drosophila guanche	81.8	1	5.05	1
2	A0A5E4MRQ3	Heat shock protein 70 kD	Cinara cedri	73.0	1	5.33	2
3	I3NNU7	ATP synthase subunit beta	Penaeus monodon	55.8	1	5.20	2
4	A0A13I XWB5	Tubulin alpha chain (Fragment)	Ixodes ricinus	50.3	1	5.10	3
5	A0A13I XVH2	Tubulin alpha chain	Ixodes ricinus	50.0	1	5.10	3
6	A0A3Q8T8U7	Elongation factor 1-alpha (Fragment)	Busseola sp.	45.1	2	8.48	5
7	A0A0K8RCY6	Tubulin beta chain	Ixodes ricinus	45.1	1	5.97	3
8	A0A1A9UZH9	Uncharacterized protein	Glossina austeni	41.5	1	4.68	4
9	B2XY29	Actin (Fragment)	Dolomedes tenebrosus	40.0	5	5.99	16
10	N0DV32	Myosin heavy chain type 3 (Fragment)	Penaeus monodon	34.5	1	5.59	5
11	A0A48I T074	40S ribosomal protein S3a (Fragment)	Thermobia domestica	31.4	1	9.57	5
12	A0A5E4NNV1	Uncharacterized protein	Cinara cedri	26.0	6	4.82	23
13	A0A0C5DQL2	Arginine kinase (Fragment)	Heliconius hecuba	22.6	3	7.56	20
14	A0A1V9Y2C6	Cuticle protein 10.9-like (Fragment)	Tropilaelaps mercedesae	18.0	1	7.47	7
15	A0A3B0J5N8	Blast: Calmodulin	Drosophila guanche	16.8	2	4.22	19
16	P08985	Histone H2A. v	Drosophila melanogaster	15.0	1	10.24	6
17	A0A0K8RQA6	Putative ubiquitin/40 s ribosomal protein s27a fusion (Fragment)	Ixodes ricinus	14.5	1	9.82	12

表1-19　脑心通胶囊总蛋白与UniProt中毛茛科蛋白数据库匹配鉴定结果

序号	UniProt ID	蛋白名称	所属物种	相对分子质量/kDa	肽段数目	理论等电点	覆盖范围/%
1	A0A2G5DFP0	Protein kinase domain-containing protein	*Aquilegia coerulea*	158.2	1	6.35	1
2	A0A2G5DWD2	Uncharacterized protein	*Aquilegia coerulea*	70.5	1	5.00	2
3	A0A2G5DAE5	Aldedh domain-containing protein	*Aquilegia coerulea*	58.3	1	7.43	1
4	C6G1P7	Ribulose bisphosphate carboxylase large chain (Fragment)	*Berberis fortunei*	51.3	1	6.43	2
5	A0A2G5E2K5	Uncharacterized protein	*Aquilegia coerulea*	47.9	1	6.37	1
6	Q9IT68	ATP synthase subunit alpha (Fragment)	*Xanthorhiza simplicissima*	45.2	2	7.36	5
7	D4NUX4	Elongation factor 1-alpha (Fragment)	*Actaea racemosa*	44.6	2	8.40	5
8	J9R4U0	Actin (Fragment)	*Adonis aestivalis*	37.0	2	5.85	8
9	A0A2G5F4W5	Biotin carboxyl carrier protein of acetyl-CoA carboxylase	*Aquilegia coerulea*	31.3	1	7.93	4
10	A0A2G5EB85	Histone H2A	*Aquilegia coerulea*	15.6	1	10.64	6

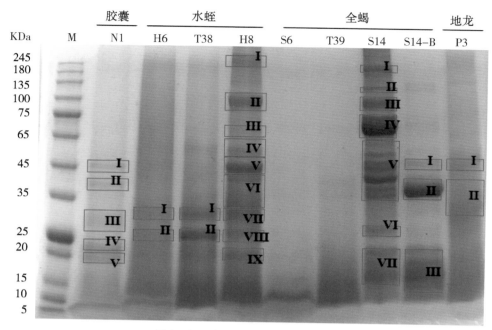

图 1-41　各蛋白条带的切割区域

M：蛋白分子量标准；N1：脑心通胶囊 NXT -（1）；H6：宽体金线蛭药材；T38：宽体金线蛭
对照药材；H8：宽体金线蛭冷冻动物体；S6：东亚钳蝎药材；T39：全蝎对照药材；
S14：东亚钳蝎冷冻动物体；S14 - B：S14 沸水煮后阴干样品；P3：通俗环毛蚓药材

表 1-20　脑心通胶囊与地龙药材共有的蛋白质及其在 SDS-PAGE 图中的条带分布

UniProt ID	蛋白名称	所属物种	相对分子质量/kDa	样品及条带分布	
				NXT	P13
I0E0A8	Lombricine kinase	*Enchytraeus sp.* CD - 2012	41.8	Ⅰ 、Ⅱ 、Ⅴ	Ⅰ 、Ⅱ
A0A2I7YV73	Actin	*Eisenia fetida*	41.9	Ⅲ	Ⅱ

注：NXT 为脑心通胶囊，P13 为通俗环毛蚓药材。

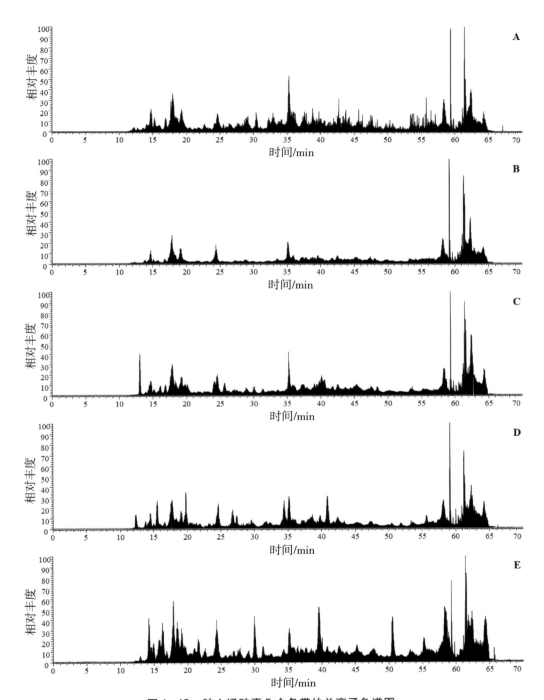

图1-42 脑心通胶囊5个条带的总离子色谱图

A：脑心通胶囊Ⅰ条带；B：脑心通胶囊Ⅱ条带；C：脑心通胶囊Ⅲ条带；

D：脑心通胶囊Ⅳ条带；E：脑心通胶囊Ⅴ条带

表 1-21 脑心通胶囊与水蛭类样品共有的蛋白物质及其在 SDS-PAGE 图中的条带分布

UniProt ID	蛋白名称	所属物种	相对分子质量/kDa	样品及条带分布			
				NXT	H6	T38	H8
A0A286Q4Z0	elongation factor 1-alpha	*Mesenchytraeus solifugus*	51.4	I、III	—	II	—
Q2LDZ7	Cytoplasmic actin	*Hirudo medicinalis*	42.4	I、II、IV、V	I、II	I、II	VII、VIII、IX
A0A2I7YV10	glyceraldehyde-3-phosphate dehydrogenase	*Eisenia fetida*	36.2	II	—	I、II	—
A0A2I7YV73	Actin	*Eisenia fetida*	41.9	III	—	—	I、VI

注：NXT 为脑心通胶囊，H6 为宽体金线蛭对照药材，T38 为宽体金线蛭药材，H8 为宽体金线蛭冷冻动物体；"—" 表示该蛋白条带下未检测到相应的蛋白质。

表 1-22 脑心通胶囊与全蝎类样品共有的蛋白物质及其在 SDS-PAGE 图中的条带分布

UniProt ID	蛋白名称	所属物种	相对分子质量/kDa	样品及条带分布				
				NXT	S6	T39	S14	S14-B
A0A1A9UUE4	uncharacterized protein	*Glossina austeni*	44.2	I、III、V	√	√	I、III、IV、V	—

注：NXT 为脑心通胶囊，S6 为全蝎对照药材，T39 为全蝎药材，S14 为全蝎冷冻动物体，S14-B 为全蝎冷冻动物体经沸水煮后阴干的样品；"√" 表示在该样品下检测到相应的蛋白质，"—" 表示该蛋白条带下未检测到相应的蛋白质。

　　由表 1-20 ～ 表 1-22 可知，脑心通胶囊与地龙、水蛭、全蝎相关样品共有的蛋白质较少。分别分析脑心通胶囊 SDS-PAGE 图中 5 个条带鉴定到的蛋白所对应的动物药材归属，其中，胶囊的条带 I 中有 4 个蛋白质可分别归属到地龙、水蛭和全蝎药材：①胍乙基磷酸丝氨酸激酶（lombricine kinase），可以结合、催化有关物质，并具有磷酸转移酶活性，可能在凝血、免疫和纤溶方面起作用[172]，在通俗环毛蚓药材（P3）的条带 I、II 中也检测到该蛋白；②延伸因子 1 - α，在宽体金线蛭对照药材（T38）的条带 II 检测到该蛋白；③来源于日本医蛭的细胞质肌动蛋白，在宽体金线蛭药材（H6）的条带 I、II，宽体金线蛭对照药材的条带 I、II 以及宽体金线蛭冷冻动物体（H8）的条带 VII、VIII、IX 中均有检测到；④归属到全蝎药材的某一未经鉴定的蛋白，在全蝎药材（S6）和全蝎冷冻体（S14）的条带 I、III、IV、V 中均有检测到。

　　胶囊的条带 II 中有 3 个蛋白质可分别归属到地龙和水蛭药材：①归属到通俗环毛蚓药材的胍乙基磷酸丝氨酸激酶；②归属到宽体金线蛭的细胞质肌动蛋白；③甘油醛 - 3 - 磷酸脱氢酶（glyceraldehyde-3-phosphate dehydrogenase），是糖酵解的关键酶[173]，在宽体金线蛭对照药材的条带 I、II 中均有检测到。胶囊的条带 III 中有 3 个蛋白质可分别归属到地龙、水蛭和全蝎药材：①来源于赤子爱胜蚓 E. fetida 的肌动蛋白，在通俗环毛蚓的条带 II、宽体金线蛭冷冻动物体的条带 I 和 VI 中均检测到该蛋白；②归属到宽体金线蛭的延伸因子 1-α；③归属到全蝎的某一未经鉴定的蛋白。胶囊的条带 IV 中仅有一个细胞质肌动蛋白可归属到宽体金线蛭。胶囊的条带 V 中也有 3 个蛋白质可分别归属到地龙、水蛭和全蝎药材：①归属到通俗环毛蚓的胍乙基磷酸丝氨酸激酶；②归属到宽体金线蛭的细胞质肌动蛋白；③归属到全蝎的某一未经鉴定的蛋白。

　　脑心通胶囊是由 3 味动物药及其他 13 味植物药的细粉直接制得，药材在加工（打粉）过程中或储存时也会在一定程度上进一步破坏蛋白质，而蛋白质的降解过程和程度都尚不可控。因而，在对比分析脑心通胶囊和 3 味动物药材的蛋白质时，从脑心通胶囊总蛋白的鉴定结果及表 1-23 ～ 表 1-25 中地龙、水蛭、全蝎药材各条带中蛋白质的鉴定结果可知，除了胶囊和单味药材共有的蛋白质之外，还存在两种情况：①部分蛋白质只在脑心通胶囊中检测到，而在单味药材中没有。比如，在脑心通胶囊中检测到组蛋白 H2A，而在 3 味动物药材中未检测到相关蛋白。②部分蛋白质只在单味药材中鉴定到，而在脑心通胶囊中没有。比如，在通俗环毛蚓药材中鉴定到源于地龙近缘物种 Metaphire hilgendorfi 的内切葡聚糖酶（endoglucanase）、源于赤子爱胜蚓的纤溶蛋白酶 1（fibrinolytic protease 1）和蚓激酶（lumbrokinase）片段；在宽体金线蛭药材中鉴定到源于北美水蛭 Macrobdella decora 的胞外珠蛋白（extracellular globin），而在脑心通胶囊中没有检测到前述相关的蛋白。这方面尚待进一步研究。

表 1-23 SDS-PAGE 图中通俗环毛蚓药材（P3）各条带中蛋白质鉴定结果

UniProt ID	蛋白名称	所属物种	相对分子质量/kDa	肽段数目	理论等电点	覆盖范围/%	对应条带
T1ELH2	14_3_3 domain-containing protein	Helobdella robusta	29.3	1	4.97	3	P3- I
R7U4J0	Aldedh domain-containing protein	Capitella teleta	53.9	1	7.31	2	P3- I
Q3I6Z6	CCF-like protein	Lumbricus rubellus	44.3	1	4.83	3	P3- I
B9A7E3	Endoglucanase	Metaphire hilgendorfi	49.6	2	4.84	5	P3- I
A0A4I0RGX9	Extracellular globin (Fragment) x	Metaphire hilgendorfi	20.2	1	6.52	4	P3- I
A0A4I0RGZ1	Extracellular globin (Fragment)	Heronidrilus sp. FB-2019	18.1	1	7.61	8	P3- I
C7SP17	Fructose-bisphosphate aldolase (Fragment)	Oligochaeta sp. MR-2009	21.5	1	5.41	5	P3- I
O15991	Lombricine kinase	Eisenia fetida	41.8	1	7.87	3	P3- I
I0E0A8	Lombricine kinase	Enchytraeus sp. CD-2012	41.8	1	7.85	3	P3- I
T1FMD2	Uncharacterized protein	Helobdella robusta	41.7	8	5.48	34	P3- I
A0A223APW9	Actin (Fragment)	Placobdella parasitica	28.5	4	5.24	25	P3- II
A0A2I7YV73	Actin	Eisenia fetida	41.9	7	5.48	26	P3- II
R7U4J0	Aldedh domain-containing protein	Capitella teleta	53.9	1	7.31	2	P3- II
Q3I6Z6	CCF-like protein	Lumbricus rubellus	44.3	1	4.83	3	P3- II
A0A3B6UEQ6	Endo-1, 4-beta-mannanase	Eisenia fetida	42.6	1	4.73	3	P3- II
B9A7E3	Endoglucanase	Metaphire hilgendorfi	49.6	1	4.84	2	P3- II
A0A4I0RGK9	Extracellular globin (Fragment)	Amynthas sp. FB-2019	20.7	2	6.95	13	P3- II
A0A4I0RGX9	Extracellular globin (Fragment)	Amynthas sp. FB-2019	20.2	1	6.52	4	P3- II
A0A4I0RGZ1	Extracellular globin (Fragment)	Heronidrilus sp. FB-2019	18.1	1	7.61	8	P3- II
Q1ZZB7	Fibrinolytic protease 1	Eisenia fetida	24.9	1	4.98	5	P3- II

续上表

UniProt ID	蛋白名称	所属物种	相对分子质量/kDa	肽段数目	理论等电点	覆盖范围/%	对应条带
E9KJL9	Fructose-bisphosphate aldolase (Fragment)	Spiochaetopterus sp. THS-2011	17.2	1	5.88	13	P3-II
Q7JQD3	Gelsolin-like protein 1	Lumbricus terrestris	41.6	1	6.54	4	P3-II
I0E0A8	Lombricine kinase	Enchytraeus sp. CD-2012	41.8	1	7.85	3	P3-II
A8ILP4	Lumbrokinase (Fragment)	Eisenia fetida	24.7	1	4.45	8	P3-II
A0A2I7YV68	Superoxide dismutase [Cu-Zn]	Eisenia fetida	15.9	1	6.71	8	P3-II
R7U6F3	Uncharacterized protein	Capitella teleta	75.8	1	6.57	2	P3-II
T1FMD2	Uncharacterized protein	Helobdella robusta	41.7	7	5.48	26	P3-II
T1G7N3	Uncharacterized protein	Helobdella robusta	56.9	2	5.43	4	P3-II
T1G9B3	Uncharacterized protein	Helobdella robusta	32.4	2	6.70	6	P3-II

表1-24 SDS-PAGE图中宽体金线蛭药材 (H6) 各条带中蛋白质鉴定结果

UniProt ID	蛋白名称	所属物种	相对分子质量/kDa	肽段数目	理论等电点	覆盖范围/%	对应条带
A0A286Q4U7	ATP synthase subunit beta	Mesenchytraeus antaeus	56.7	3	6.20	7	H6-I
Q760Q2	Extracellular globin	Macrobdella decora	17.8	1	6.95	6	H6-I
A0A286Q500	Glyceraldehyde-3-phosphate dehydrogenase	Mesenchytraeus hydrius	36.5	1	7.56	4	H6-I
R7T7U8	Uncharacterized protein	Capitella teleta	36.8	1	6.86	3	H6-I
T1EKJ6	Uncharacterized protein	Helobdella robusta	24.8	1	8.22	3	H6-I
T1G9B3	Uncharacterized protein	Helobdella robusta	32.4	1	6.70	3	H6-I
Q2LDZ7	Cytoplasmic actin	Hirudo medicinalis	42.4	1	5.39	28	H6-II

表1-25 SDS-PAGE 图中全蝎药材（S6）各条带中蛋白质鉴定结果

UniProt ID	蛋白名称	所属物种	相对分子质量/kDa	肽段数目	理论等电点	覆盖范围/%
E7CGC1	Tropomyosin	*Penaeus monodon*	32.8	7	4.75	23
A0A481T074	40S ribosomal protein S3a（Fragment）	*Thermobia domestica*	31.4	1	9.57	5
A0A0C5DQL2	Arginine kinase（Fragment）	*Heliconius hecuba*	22.6	3	7.56	19
I3NNU7	ATP synthase subunit beta	*Penaeus monodon*	55.8	1	5.20	2
A0A3B0J5N8	Blast：Calmodulin	*Drosophila guanche*	16.8	3	4.22	19
A0A1V9Y2C6	Cuticle protein 10.9-like（Fragment）	*Tropilaelaps mercedesae*	18.0	1	7.47	7
A0A3Q8T8U7	Elongation factor 1-alpha（Fragment）	*Busseola sp.* BURDC4362	45.1	1	8.48	2
A0A5E4MRQ3	Heat shock protein 70kD	*Cinara cedri*	73.0	1	5.33	2
N0DV32	Myosin heavy chain type 3（Fragment）	*Penaeus monodon*	34.5	1	5.59	5
A0A0K8RQA6	Putative ubiquitin/40s ribosomal protein s27a fusion（Fragment）	*Ixodes ricinus*	14.5	1	9.82	12
A0A131XVH2	Tubulin alpha chain	*Ixodes ricinus*	50.0	1	5.10	3
A0A131XWB5	Tubulin alpha chain（Fragment）	*Ixodes ricinus*	50.3	1	5.10	3
A0A0P4VUI7	Tubulin beta chain	*Rhodnius neglectus*	50.5	1	4.93	3
A0A1A9UUE4	Uncharacterized protein	*Glossina austeni*	44.2	5	6.32	17
A0A1A9UFL7	Uncharacterized protein	*Glossina austeni*	41.8	5	5.48	19
A0A182QQI4	Uncharacterized protein	*Anopheles farauti*	65.8	1	6.09	2
A0A1V9XMB2	Uncharacterized protein（Fragment）	*Tropilaelaps mercedesae*	44.1	1	9.67	3

（三）小结

本节通过 SDS-PAGE 对脑心通胶囊及胶囊投料所用的地龙、水蛭、全蝎对应的通俗环毛蚓、宽体金线蛭和东亚钳蝎相关的药材、对照药材及冷冻动物体等样品进行电泳分析。结果显示，在 9 批脑心通胶囊中有 5 个较为清晰的蛋白条带稳定重现，它们的相对分子质量分别在 45 kDa、40 kDa、30 kDa、25 kDa、20 kDa 左右。在地龙、水蛭、全蝎对应的投料药材、对照药材和冷冻动物体中均呈现不同数量的蛋白条带，但就同一单味药材而言，其冷冻动物体样品所含蛋白条带数量相较于对应的药材更为丰富，其原因是因为各药材在加工过程中或多或少经受了高温，而储存条件也会在一定程度上影响蛋白质，使其降解。其中，以全蝎药材的蛋白质降解最为严重，因为全蝎药材是在捕捉动物体后，置沸水或沸盐水中，煮至全身僵硬后阴干所得。在这个过程中蛋白质受到极大破坏，而在 SDS-PAGE 结果中，全蝎药材和对照药材也均没有明显的蛋白条带。

经过 SDS-PAGE 电泳对脑心通胶囊和单味动物药相关样品的蛋白质进行分离后，选取各样品较为明显的蛋白条带进行切胶、胶内酶解，同时对脑心通胶囊和全蝎药材的总蛋白（未进行 SDS-PAGE）进行直接酶解，得上述肽段样品经脱盐后进行液质分析和蛋白质鉴定。在脑心通胶囊总蛋白中共鉴定到 28 个与动物药相关的蛋白质，相对分子质量为 11.2～96.3 kDa；另外，还有 10 个与植物药相关的蛋白质，相对分子质量为 15.6～158.2 kDa。这些蛋白质包括微管蛋白、肌动蛋白、肌球蛋白、精氨酸激酶等，大多蛋白与细胞结构、能量代谢、物质运输有关。

对脑心通胶囊 SDS-PAGE 中稳定重现的 5 个条带所含蛋白质分别进行动物药材的归属分析，结果显示，这 5 个条带所含蛋白质与地龙、水蛭、全蝎相关样品共有的蛋白质有 7 个。其中，胶囊的条带 Ⅰ 有 4 个蛋白质可分别归属到地龙、水蛭和全蝎药材，条带 Ⅱ 中有 3 个蛋白质可分别归属到地龙和水蛭药材，条带 Ⅲ 中有 3 个蛋白质可分别归属到地龙、水蛭和全蝎药材，条带 Ⅳ 中有 1 个蛋白可归属到水蛭药材，条带 Ⅴ 中有 3 个蛋白质可分别归属到地龙、水蛭和全蝎药材。同时，因为存在蛋白质降解的情况，且其降解过程及程度尚未知，所以部分蛋白质只在脑心通胶囊中检测到，而在单味药材中没有；或是部分蛋白只在单味药材中鉴定到，而在脑心通胶囊中没有检测到。此外，由于先通过 SDS-PAGE 电泳对蛋白质进行预分离，再分别切下蛋白条带进行分析鉴定，在一定程度上减少了高丰度蛋白对低丰度蛋白的掩盖，所以在脑心通胶囊的 5 个条带中鉴定到胍乙基磷酸丝氨酸激酶、甘油醛 – 3 – 磷酸脱氢酶等新的蛋白，其中前者可能与抗凝血或溶栓活性有关。

本章研究中，在脑心通胶囊和单味动物药相关样品中所鉴定到的蛋白质基本上都是相对分子质量在 10 kDa 及以上的，暂未对 10 kDa 以下的组分进行分析。而考虑到动物药材蛋白质降解的情况，脑心通胶囊中或许存在较多小分子量的短肽，后续可以通过超滤分离出 10 kDa 以下的组分再进行分析、鉴定。此外，目前蛋白质数据库中与地龙、水蛭和全蝎直接相关的序列信息还很少，对蛋白质的鉴定也造成很大困难，因而所鉴定得到的可信度高的蛋白质数量有限。在此后的研究中可考虑通过转录组学来构建相关动物药的蛋白数据库，供后续质谱二级碎片搜索和匹配使用，以提高相关动物药蛋白质鉴定的丰富度和可信度。

第五节 本 章 总 结

本章我们基于 DNA 条形码鉴定技术，针对地龙、水蛭和全蝎分别设计了能扩增出小片段基因的物种特异性引物，建立了科学、准确、有效的分子生物学鉴定方法，实现了对脑心通胶囊中地龙、水蛭和全蝎基原正品的鉴定，从而完善了对脑心通胶囊中 3 味动物药（臣药）的质量控制。此外，通过 SDS-PAGE 对脑心通胶囊及 3 味动物药材的蛋白质进行电泳分析，并对相关的蛋白质进行超高分辨质谱分析，鉴定出脑心通胶囊所含有的蛋白质；并对胶囊 SDS-PAGE 图中稳定出现的 5 个条带所含蛋白进行动物药材的归属分析，弥补了脑心通胶囊中蛋白类成分研究的空白，解析了脑心通胶囊中动物药的物质基础。主要成果如下：

（一）地龙、水蛭、全蝎单味药材的 DNA 分子鉴定及在脑心通胶囊中的应用

对地龙、水蛭、全蝎单味药材进行 DNA 分子鉴定是对脑心通胶囊中这 3 味动物药进行分子鉴定的基础。首先，基于获得的已鉴定的地龙、水蛭、全蝎药材的正品和伪品的 COI 基因序列，以及 GenBank 数据库中相关物种的 COI 序列，分别设计了针对地龙、水蛭、全蝎的特异性引物，并在单味药材中进行了验证。其次，将上述特异性引物应用于脑心通胶囊中相应动物药的分子鉴别，并在自制的含其他地龙、水蛭正品及相应伪品的"脑心通胶囊"中进行了验证。同时，对各引物进行灵敏度试验，为相应引物的实际应用提出了待检脑心通胶囊 DNA 样品的建议使用浓度和浓度下限；并在相应的建议浓度和浓度下限下，对 9 批脑心通胶囊进行了重复性试验，且重复性好。

其中，地龙特异性引物 MF2R2、水蛭特异性引物 WF1R2 和 WF2R2、全蝎特异性引物 SF1R1 和 SF2R4 可用于脑心通胶囊中动物药的鉴别，仅依据凝胶电泳图谱中目的条带的有无，可判断是否含厂家所用投料药材（地龙：通俗环毛蚓和威廉环毛蚓；水蛭：宽体金线蛭；全蝎：东亚钳蝎）。而结合测序、BLAST，则可进一步确证鉴定结果。此外，地龙特异性引物 AF3R1、水蛭特异性引物 HF1R2 亦可根据

凝胶电泳图谱、测序、BLAST 结果，对除厂家所用投料药材之外的地龙、水蛭正品及相应伪品进行鉴别（AF3R1：正品参环毛蚓；HF1R2：正品日本医蛭）。而鉴别过程中，凝胶电泳图谱中条带的亮度强弱也可以作为参考，以评估脑心通胶囊中相应动物药材的质量优劣。

（二）脑心通胶囊中蛋白质的分析

首先，利用 SDS-PAGE 对脑心通胶囊及胶囊投料所用的地龙、水蛭、全蝎对应的通俗环毛蚓、宽体金线蛭和东亚钳蝎相关的药材、对照药材及冷冻动物体等样品进行电泳分析，以初步分离蛋白质。结果显示，在 9 批脑心通胶囊中有 5 个较为清晰的蛋白条带稳定重现，它们的相对分子质量分别是在 45 kDa、40 kDa、30 kDa、25 kDa、20 kDa 左右。在地龙、水蛭、全蝎对应的投料药材、对照药材和冷冻动物体中均呈现不同数量的蛋白条带；由于各药材的加工工艺和存储条件等影响，蛋白质存在降解的现象，所以就同一单味药材而言，其冷冻动物体样品所含蛋白条带数量相较于对应的药材更为丰富。

其次，选取 SDS-PAGE 中各样品较为明显的蛋白条带进行切胶、胶内酶解，同时对脑心通胶囊和全蝎药材的总蛋白进行直接酶解，得上述肽段样品经脱盐后进行液质分析和蛋白质鉴定。在脑心通胶囊总蛋白中共鉴定到 28 个与动物药相关的蛋白质，10 个与植物药相关的蛋白质，这些蛋白大多与细胞结构、能量代谢、物质运输有关。而经过 SDS-PAGE 对胶囊的蛋白质进行预分离后再切胶进行分析鉴定，一定程度上减少了高丰度蛋白对低丰度蛋白的掩盖，所以在脑心通胶囊的 5 个条带中鉴定到胍乙基磷酸丝氨酸激酶、甘油醛 - 3 - 磷酸脱氢酶等新的蛋白，其中前者可能与抗凝血或溶血栓活性有关。此外，对脑心通胶囊 SDS-PAGE 中稳定重现的 5 个条带所含蛋白质分别进行动物药材的归属分析，结果显示，这 5 个条带所含蛋白质中有 7 个蛋白可分别归属到地龙、水蛭、全蝎药材。

（三）主要创新点

近年来，国内外许多学者对 DNA 条形码分子鉴定技术在动物药材的真伪鉴定和遗传多样性等多个方面的应用进行了探索和研究，其中也包括地龙、水蛭、全蝎；此外，也有学者对这 3 味动物药进行蛋白质相关的研究。与他人的研究相比，本研究在以下几个方面具有独特的创新：

（1）我们提供了一种分子鉴别方法，可以对地龙、水蛭、全蝎的单味药材进行鉴别，完善了这 3 味单味药材的鉴别方法；同时，本研究首次将该方法应用于中药复方制剂脑心通胶囊中地龙、水蛭、全蝎的鉴别，弥补了该胶囊中地龙和水蛭质量控制的空白，提高了该胶囊中全蝎的质量控制水平，从而可加强对动物药的监控，为该胶囊临床用药的安全性和有效性提供保障。

（2）我们针对地龙、水蛭、全蝎分别设计的物种特异性引物，其进行 PCR 扩增的目的产物为 140～350 bp 的短片段，且大多数为 200～250 bp，可以在细粉制成的胶囊中鉴别出相应的动物药材，扩大了 DNA 分子鉴别方法的适用范围。且所有的特异性引物均是首次提出，之前未有报道。而他人的研究中，大多是利用COI、16S rRNA、12S rRNA、ITS 等序列的通用引物进行鉴别，扩增的目的产物序列较长（350～700 bp），这对待测样品的完整性、加工方式、保存状态、DNA 提取方法等提出较高要求，适用性较为局限。

（3）我们首次在含多味动物药材的中药复方制剂脑心通胶囊中对多味动物药材进行鉴别，拓展了利用 DNA 分子鉴定技术鉴定中药制剂原料药材的应用范围，为其他中药制剂原料药材的物种鉴定提供了参考。在他人的研究中，地龙和水蛭多数是针对较完整的基原动物、药材进行物种鉴定；全蝎相关的分子鉴定研究较少，在含全蝎的中药制剂中的应用也仅是针对含单一药材（全蝎）的颗粒。

（4）我们首次通过 SDS-PAGE 电泳技术对脑心通胶囊及其 3 味动物药的药材等相关样品的蛋白质进行电泳分析与超高分辨质谱鉴定，弥补了脑心通胶囊中蛋白类成分研究的空白，解析了脑心通胶囊中动物药的物质基础，从而推进了脑心通胶囊药效与物质基础关联性的研究。而他人对这 3 味动物药中蛋白质的研究，主要是基于 SDS-PAGE、2－DE 等电泳技术对总蛋白进行相对分子质量水平的相关研究，或是分离纯化得到单一组分，解析其结构。虽然也有一些研究文章报道运用蛋白质组学对地龙、水蛭、全蝎的蛋白质多肽类成分进行分析，但他们的研究对象均是新鲜的动物样品，且所涉及的物种较少，并不完全涵盖脑心通胶囊所采用的基原物种。

参考文献

［1］ 国家药典委员会. 中华人民共和国药典［S］. 北京：中国医药科技出版社，2015.

［2］ 郑晰，张永杰. 步长脑心通胶囊治疗稳定型心绞痛的临床效果［J］. 中国医药导报，2016，13（32）：137－140.

［3］ LIANG Q E, CAI Y F, CHEN R X, et al. The effect of Naoxintong capsule in the treatment of patients with cerebral infarction and carotid atherosclerosis：a systematic review and meta-analysis of randomized trials［J］. Evid-based complement alternat Med，2018：1－9.

［4］ 杨柳，郭毅. 脑心通胶囊治疗短暂性缺血性脑发作的 Meta 分析［J］. 中药药理与临床，2015，31（4）：202－207.

［5］ 王林青. 脑心通胶囊治疗椎－基底动脉供血不足 100 例［J］. 光明中医，2011，26（1）：87－88.

［6］ 陈勇军，张平，罗焱，等. 脑心通胶囊对脑梗死患者颈动脉粥样硬化斑块和CRP 及 Hcy 的影响［J］. 辽宁中医杂志，2017，44（9）：1920－1921.

［7］ 钟飞，李伟，李艳红. 脑心通胶囊对心肌梗死二级预防的疗效观察［J］. 中西

医结合心脑血管病杂志，2014，12（4）：416–418.

［8］苏航，何剑波，侯沛红，等. 脑心通胶囊的 HPLC 指纹图谱研究及成分含量测定［J］. 河北医药，2015，37（5）：764.

［9］XU H Y, SHI Y, ZHANG Y Q, et al. Identification of key activconstituents of Buchang Naoxintong capsules with therapeutic effects against ischemic stroke by using an integrative pharmacology-based approach［J］. Mol BioSyst, 2016, 12（1）：233–245.

［10］LI J, BAI Y, BAI Y, et al. Pharmacokinetics of caffeic acid, ferulic acid, form-ononetin, cryptotanshinone, and tanshinone ⅡA after oal administration of Naoxintong capsule in rat by HPLC-MS/MS［J］. Evid-based complement alternat Med, 2017：1–12.

［11］MA X H, LV B, LI P, et al. Identification of "multiple components-multiple tar-gets-multiple pathways" associated with Naoxintong capsule in the treatment of heart diseases using UPLC/Q-TOF-MS and network pharmacology［J］. Evid-based com-plement alternat Med, 2016：1–15.

［12］WANG S S, XU H Y, MA Y, et al. Characterization and rapid identification of chemical constituents of Naoxintong capsules by UHPLC-linear ion trap/orbitrap mass spectrometry［J］. J Pharm Biomed Anal, 2015, 111：104–118.

［13］HE Y, SU W W, CHEN T B, et al. Identification of prototype compounds and de-rived metabolites of Naoxintong capsule in beagle dog urine and feces by UFLC-Q-TOF-MS/MS［J］. J Pharmaceut Biomed. 2019, 176：112806.

［14］赵涛，薛人珲，刘娜，等. 脑心通胶囊的组方分析［J］. 光明中医，2012，27（12）：2576–2578.

［15］裴福成，李长新，任桂萍. 柱前衍 HPLC 法测定地龙中氨基酸的含量［J］. 中医药学报，2007，35（3）：26–27.

［16］张玉，董文婷，霍金海，等. 基于 UPLC-Q-TOF-MS 技术的广地龙化学成分分析［J］. 中草药，2017，48（2）：252–262.

［17］周恒，曹依敏，苗水，等. HPLC 法测定沪地龙中7个核苷类成分的含量［J］. 药物分析杂志，2018，38（1）：97–103.

［18］肖寄平，张炜煜，杨雪，等. 地龙中脂肪酸成分研究［J］. 时珍国医国药，2010，21（11）：2760–2762.

［19］王枚博，夏晶，王欣美，等. 金银花等10种中药材中15种无机元素分布规律及其相关性研究［J］. 中国药学杂志，2012，47（8）：620–625.

［20］刘巧，毕启瑞，谭宁华. 地龙蛋白多肽类成分的研究进展［J］. 中草药，2019，50（1）：252–261.

［21］毕燕芳，马书林. 中药地龙中溶栓成分研究进展［J］. 上海中医药杂志，

2004, 38 (8): 60 – 62.

[22] LI W, LI S, ZHONG J, et al. A novel antimicrobial peptide from skin secretions of the earthworm, Pheretima guillelmi (Michaelsen) [J]. Peptides, 2011, 32 (6): 1146 – 1150.

[23] 肖梅芬. 降糖、降压、消除糖尿病并发症的地龙蛋白及其应用: 中国 [P]. CN103263660A, 2013 – 05 – 13.

[24] 房泽海, 冯怡, 徐德生. 鲜地龙平喘活性蛋白提取工艺研究 [J]. 中成药, 2007, 29 (8): 1143 – 1146.

[25] 杨新, 刘欣, 万明, 等. 地龙抗凝血活性物质研究进展 [J]. 江汉大学学报 (自然科学版), 2017, 45 (1): 83 – 88.

[26] 程能能, 马越鸣. 地龙中降压的类血小板活化因子物质 [J]. 中国中药杂志, 1993, 18 (12): 747 – 749.

[27] 张兰娥, 康白, 李承德. 地龙耐热蛋白降压作用的研究 [J]. 实用医学杂志, 2008, 24 (11): 1886 – 1887.

[28] 余小萍, 吴昆仑, 黄吉赓. 地龙制剂平喘止咳的疗效观察——附 1750 例临床资料分析 [J]. 上海市中医药研究院学报, 1995, 9 (2): 17 – 18.

[29] 王筠默, 王恒芬, 梅全喜. 中药研究与临床应用 [M]. 上海: 上海中医药大学出版社, 2006.

[30] 利红宇, 李钟, 黄艳玲, 等. 不同炮制的广地龙平喘化痰止咳药效比较 [J]. 时珍国医国药, 2010, 21 (6): 1464 – 1465.

[31] 傅洁, 黄吉赓, 李文, 等. 地龙液即刻平喘的临床和实验研究 [J]. 上海中医药杂志, 1991, 2: 24 – 26.

[32] 陈云峰, 张凤春, 苏彦珍, 等. 地龙促进创面愈合的实验研究 [J]. 中华整形外科杂志, 2000, 16 (3): 183 – 185.

[33] 毛承飞, 崔永安, 左小东. 地龙抗肿瘤研究进展 [J]. 中医药学报, 2006, 34 (5): 50 – 52.

[34] 张希春, 禚如朋. 蚯蚓两种抗菌肽的分离纯化及部分性质 [J]. 生物化学与生物物理进展, 2002, 29 (6): 955 – 960.

[35] SEO M, LEE J H, BAEK M, et al. A novel role for earthworm peptide lumbricusin as a regulator of neuroinflammol/Lation [J]. Biochem Biophys Res Commol/Lun, 2017, 490 (3): 1004 – 1010.

[36] 唐小云, 许静. 地龙肽免疫药理作用的实验研究 [J]. 细胞与分子免疫学杂志, 2004, 20 (2): 249 – 250.

[37] 马艳春, 周波. MTT 法检测地龙有效成分对肾小球系膜细胞增殖的影响 [J]. 中医药信息, 2010, 27 (1): 34 – 36.

[38] 李艳玲, 赵建平. 水蛭化学成分的分离及分析概述 [J]. 辽宁中医药大学学

报，2009，11（9）：44.

[39] 吴瑛，任安乐. 大鼠脑出血急性期给予水蛭素后血肿周围组织胶质纤维酸性蛋白的表达 [J]. 兰州大学学报，2009，35（1）：4.

[40] 钟山，杨得坡，崔征. 水蛭抗凝血活性成分的研究 [J]. 中国中药杂志，2008，33（23）：2781 - 2784.

[41] 贵艳丽，董德贤，李荣秀. 日本医蛭中一种新抗凝血蛋白质的仿生亲和纯化及鉴定 [J]. 中国生化学药物杂志，2008，29（3）：145 - 148.

[42] 张汉贞，柏传明. 水蛭氨基酸、微量元素的含量测定 [J]. 时珍国药研究，1993，4（2）：14 - 16.

[43] LI Y B, HUANG W H, XIANG Y. Three new pteridines, hirudinoidines A - C, from Hirudo nipponica Whitman [J]. Helvetica Chimica Acta, 2008, 91（2）：305.

[44] NODA N, TANAKA R, NISHI M, et al. Isolation and characterization of seven lyso platelet activating factors and two lyso phosphatidylcholines from the crude drug "Suitetsu" (the leech, Hirudo nipponica) [J]. Chemical & pharmaceutical bulletin, 1993, 41（8）：1367.

[45] NODA N, TANAKA R, TSUJINO K, et al. Two amphoteric galactocerebrosides possessing a tri-unsaturated long-chain base from the leech (Hirudo nipponica) [J]. Chemical & pharmaceutical bulletin, 1995, 43（4）：569.

[46] NODA N, TANAKA R, MIYAHARA K, et al. Six trigalactosylceramides from the leech (Hirudo nipponica) [J]. Chem Pharm Bull (Tokyo), 1996, 44（5）：896.

[47] 黄荣清. 水蛭中小分子活性成分的 GC-MS 研究 [J]. 中草药，2003，34（9）：789.

[48] 李艳玲，黄荣清. 水蛭抗凝血作用实验研究及化学成分分析 [J]. 中兽医医药杂志，2010，29（1）：9.

[49] 杨洪雁，杜智恒，白秀娟. 水蛭药理作用的研究进展 [J]. 东北农业大学学报，2012，43（3）：128 - 133.

[50] 刘曙晨. 水蛭抗凝血作用及化学成分的研究 [D]. 北京：中国人民解放军军事医学科学院，2006.

[51] 袁红霞，张莉芹，马瑾，等. 水蛭药用成分及主要药理功效研究进展 [J]. 甘肃医药，2013，32（4）：270 - 273.

[52] 贾彦，牛英才，张英博. 天然水蛭素对实验性肝纤维化大鼠肝脏结缔组织生长因子 mRNA 表达的影响 [J]. 时珍国医国药，2009，20（1）：95 - 97.

[53] 袁华，陈建真. 水蛭抗肿瘤作用的研究概况 [J]. 牡丹江医学院学报，2009，30（2）：87 - 89.

[54] 何宇平. 脑出血后脑水肿机制及水蛭治疗的实验研究 [D]. 杭州：浙江大学，

2001.

[55] 李克明, 张国, 武继彪. 水蛭的药理研究概况 [J]. 中医研究, 2007, 20 (2): 62 - 64.

[56] 杨延林. 微粉水蛭对大鼠脑缺血再灌注损伤炎性因子及凋亡细胞的影响 [D]. 济南: 山东中医药大学, 2009.

[57] 王希, 武建章, 宋淑亮, 等. 水蛭多肽对局灶大鼠脑缺血再灌注损伤保护作用 [J]. 中国生化学药物杂志, 2010, 31 (1): 42 - 44.

[58] 李宁, 赵霞, 张文高. 水蛭微粉治疗高脂血症疗效观察 [J]. 中国误诊学杂志, 2008, 8 (4): 802 - 803.

[59] 聂云天, 沈雷, 何军, 等. 水蛭提取液对大鼠上皮组织炎症的效果观察 [J]. 中国卫生产业, 2014, 9: 24 - 26.

[60] 仝小林, 周水平, 李爱国, 等. 水蛭对糖尿病大鼠肾脏病变的防治作用及机理探讨 [J]. 中国中医药信息杂志, 2002, 9 (6): 21 - 23.

[61] 郑军, 董福慧, 程伟. 水蛭对骨愈合相关基因表达影响 [J]. 中国骨伤, 2003, 16 (9): 6 - 8.

[62] 王燕平, 吕欣然. 东亚钳蝎蝎毒分离纯化及药理作用的研究进展 [J]. 中草药, 2000, 31 (1): 61 - 63.

[63] 田晓然, 付廷明, 郭立玮. HPLC 同时测定全蝎不同工艺提取物中 5 种核苷类化合物含量 [J]. 中国实验方剂学杂志, 2013, 19 (8): 13 - 16.

[64] 马西武, 林敬明. 全蝎不同部位的宏量和微量元素含量比较 [J]. 广东微量元素科学, 2000, 7 (7): 54 - 58.

[65] 张敬霞, 孙根义, 陈永利, 等. 组织型纤溶酶原激活物在急性肺血栓栓塞肺动脉组织中的表达 [J]. 中国危重病急救医学, 2004, 16 (8): 481 - 483.

[66] 彭延古, 徐爱良, 黄莺, 等. 全蝎纯化液对静脉血栓形成大鼠纤溶和凝血系统的影响 [J]. 中国中医药信息杂志, 2011, 18 (3): 47 - 48.

[67] 边六交, 杨晓燕, 王辉, 等. 钳蝎毒中抗癫痫肽、镇痛肽和抗肿瘤肽的快速同时分离和鉴定 [J]. 分析化学研究报告, 2005, 33 (5): 619 - 622.

[68] 于家琨, 张景海, 王起振, 等. 东亚钳蝎毒抗癫痫肽作用机制研究 [J]. 沈阳药学院学报, 1993, 10 (1): 55 - 59.

[69] 李冬冬, 宫瑾, 李雪飞, 等. 全蝎抗癫痫发作敏感性的阿片肽机制 [J]. 中国微生态学杂志, 1999, 11 (2): 76 - 77.

[70] 周华, 柴慧霞, 谢扬高, 等. 蝎毒对马桑内酯所致癫痫大鼠的作用 [J]. 临床神经电生理学杂志, 2002, 11 (1): 31 - 32, 40.

[71] 李晓武. 全蝎在痛症中的运用 [J]. 中医药临床杂志, 2008, 20 (2): 196 - 197.

[72] 李宁, 吕欣然, 韩惠蓉, 等. 蝎毒与吗啡中枢镇痛作用比较 [J]. 中草药, 1998, 29 (1): 750 - 752.

[73] 王永奎, 韩雪飞, 雷留根, 等. 蝎毒素Ⅳ在大鼠脊髓中的镇痛作用及其机理的研究 [J]. 河南医科大学学报, 1996, 31 (3): 5 – 7.

[74] 林国威, 林春, 叶榕, 等. 蝎毒结肠靶向小球对幼鼠慢性内脏痛的抑制作用 [J]. 中国临床药理学与治疗学, 2012, 17 (10): l130 – 1135.

[75] 史磊, 张天锡, 杜聪颖, 等. 中药全蝎活性成分、药理作用及临床应用研究进展 [J]. 辽宁中医药大学学报, 2015, 17 (4): 89 – 91.

[76] 吕俊秀, 杨文华. 全蝎的不良反应研究及防治 [J]. 中国民族民间医药, 2010, 19 (1): 45, 48.

[77] HEBERT P D N, CYWINSKA A, BALL S L, et al. Biological identifications through DNA barcodes [J]. Proc R Soc Lond B, 2003, 270: 313 – 321.

[78] DOYLE J J, GAUT B S. Evolution of genes and taxa: a primer [J]. Plant Mol Biol, 2000, 42 (1): 1 – 23.

[79] HEBERT P D N, RATNASINGHAM S, DE WAARD Jr, et al. Barcoding animal life: cytochrome c oxidase subunit 1 divergences among closely related species [J]. Proc R Soc Lond B (Suppl), 2003, 270: S96 – S99.

[80] HEBERT P D N, STOECKLE M Y, ZEMLAK T S, et al. Identification of birds through DNA barcodes [J]. PLoS Biol, 2004, 2 (10): e312.

[81] HEBERT P D N, GREGORY T R. The promise of DNA barcoding for taxonomy [J]. Syst Biol, 2005, 54 (5): 852 – 859.

[82] KNOWLTON N, WEIGT L A. New dates and new rates for divergence across the isthmus of Panama [J]. Proc R Soc Lond B, 1998, 265 (1412): 2257 – 2263.

[83] COX A J, HEBERT P D N. Colonization, extinction and phylogeographic patterning in a freshwater crustacean [J]. Mol Ecol, 2001, 10 (2): 371 – 386.

[84] WARES J P, CUNNINGHAM C W. Phylogeography and historical ecology of the North Atlantic intertidal [J]. Evolution, 2001, 55 (12): 2455 – 2469.

[85] HOLLINGSWORTH P M, LI C Z, VAN DER BANK M, et al. Telling plant species apart with DNA: from barcodes to genomes [J]. Philos Trans Royal Soc B, 2016, 371 (1702): 20150338.

[86] FLANAGAN J L, BRODIE E L, WENG L, et al. Loss of bacterial diversity during antibiotic treatment of intubated patients colonized with Pseudomonas aeruginosa [J]. J Clin Microbiol, 2007, 45 (6): 1954 – 1962.

[87] SOGIN M L, MORRISON H G, HUBER J A, et al. Microbial diversity in the deep sea and the underexplored "rare biosphere" [J]. Proc Natl Acad Sci USA, 2006, 103 (32): 12115 – 12120.

[88] NILSSON R H, KRISTIANSSON E, RYBERG M, et al. Intraspecific ITS variability in the kingdom fungi as expressed in the international sequence databases and its im-

plications for molecular species identification [J]. Evol Bioinform, 2008, 4: 193 – 201.

[89] SCHOCH C L, SEIFERT K A, HUHNDORF S, et al. Nuclear ribosomal internal transcribed spacer (ITS) region as a universal DNA barcode marker for Fungi [J]. Proc Natl Acad Sci USA, 2012, 109 (16): 6241 – 6246.

[90] 陈士林, 姚辉, 韩建萍, 等. 中药材 DNA 条形码分子鉴定指导原则 [J]. 中国中药杂志, 2013, 38 (2): 141 – 148.

[91] 黄璐琦, 袁媛, 蒋超, 等. 动物药材分子鉴别现状与策略 [J]. 中国现代中药, 2017, 19 (1): 1 – 10.

[92] 蔡金龙, 谢世清, 张广辉, 等. 药用植物 DNA 条形码鉴定研究进展 [J]. 植物科学学报, 2017, 35 (3): 452 – 464.

[93] 王巍, 邓赟, 戴宇, 等. 全天麻胶囊中天麻的 DNA 鉴定 [J]. 中药与临床, 2015, 6 (1): 38 – 39.

[94] 刘光全, 陶水华, 李辉, 等. 虫草胶囊菌粉的鉴定与分析 [J]. 中国食品卫生杂志, 2009, 21 (5): 418 – 421.

[95] 崔占虎, 蒋超, 袁媛, 等. 6 种成药中原料药材金银花的分子鉴别研究 [J]. 包头医学院学报, 2014, 30 (1): 1 – 3.

[96] CHEN S L, PANG X H, SONG J Y, et al. A renaissance in herbal medicine identification: from morphology to DNA [J]. Biotechnol Adv, 2014, 32 (7): 1237 – 1244.

[97] LOU S K, WONG K L, LI M, et al. An integrated web medicinal materials DNA database: MMOL/LDBD (Medicinal Materials DNA Barcode Database) [J]. BMC genomics, 2010, 24 (11): 402.

[98] 韦健红, 李薇, 吴文如, 等. 基于 COI 与 16S rRNA 基因对广地龙的 DNA 分子鉴定研究 [J]. 中国药房, 2012, 23 (35): 3274 – 3278.

[99] 马梅, 李薇, 龚玲, 等. 基于 COI 和 16S rRNA 基因的地龙药材及其混淆品的 DNA 条形码鉴定 [J]. 中药新药与临床药理, 2014, 25 (5): 595 – 598.

[100] 吕国庆, 牛宪立, 姬可平. 动物性中药材地龙 DNA 条形码初步研究 [J]. 广东农业科学, 2011, 38 (17): 114 – 116.

[101] 陈维明, 马梅, 龚玲, 等. 广地龙特异性 PCR 分子鉴定 [J]. 广州中医药大学学报, 2015, 32 (3): 499 – 450.

[102] 田娜, 魏艺聪, 袁媛, 等. 地龙的多重位点特异性 PCR 鉴别 [J]. 中国实验方剂学杂志, 2019, 25 (17): 124 – 129.

[103] ALEXANDRA E. Lessons from leeches: a call for DNA barcoding in the lab [J]. Evolution & development, 2006, 8 (6): 491 – 501.

[104] ELIZABETH B, MARK E. Arhynchobdellida (Annelida: Oligochaeta: Hirudinida): phylogenetic relationships and evolution [J]. Mol phylogenet Evol, 2004,

30：213－225.

［105］ELIZABETH B，ALEJANDRO OCEGUERA-FIGUEROA，MARK E. On the classification evolution and biogeography of terrestrial haemadipsoid leeches（Hirudinida：Arhynchobdellida：Hirudiniformes）［J］. Mol phylogenet Evol，2007，33：189－197.

［106］LAI Y T，TAKAFUMI NAKANO，CHEN J H. Three species of land leeches from Taiwan，Haemadipsa rjukjuana comb. n.，a new record for Haemadipsa picta Moore and an updated description of Tritetrabdella taiwanna（Oka）［J］. Zookeys，2011，139：1－22.

［107］刘晓帆，刘春生，杨瑶珺，等. 基于COI基因的水蛭及其混伪品的DNA条形码研究［J］. 北京中医药大学学报，2013，36（1）：63－66.

［108］刘飞. 蚂蟥生长繁殖习性及其遗传多样性分子标记研究［D］. 南京：南京农业大学，2008.

［109］肖凌. 水蛭DNA鉴定、活性多肽分离及其作用机制的研究［D］. 武汉：湖北中医药大学，2015.

［110］ZHENG Y，LU B B，YANG Y Y，et al. Rapid identification of medicinal leech by species-specific polymerase chain reaction technology［J］. Pharmacogn Mag，2020，15（63）：410－415.

［111］庞中化，王志刚，成小兰，等. 全蝎DNA条形码分子鉴定研究［J］. 中国现代中药，2019，21（9）：1192－1197.

［112］JIANG L L，LO Y T，CHEN W T，et al. DNA authentication of animal-derived concentrated Chinese medicine granules［J］. J pharmaceut Biomed，2016，129：398－404.

［113］张龙霏. 基于DNA条形码的中成药中动物药材的检定［D］. 济南：山东中医药大学，2014.

［114］O'FARRELL P H. High resolution two-dimensional electrophoresis of proteins［J］. J Biol Chem，1975，250（10）：4007－4021.

［115］吕红. 蛋白质质谱分析法的研究进展［J］. 中国药房，2010，21（25）：2388－2389.

［116］王英超，党源，李晓艳，等. 蛋白质组学及其技术发展［J］. 生物技术通讯，2010，21（1）：139－144.

［117］辛萍，匡海学，李晓亮，等. 蛋白质组学技术及其在中药作用机制研究中的应用［J］. 中国中药杂志，2018，43（5）：904－912.

［118］黄鑫，王妮，张勇，等. 超高效液相色谱－四极杆静电场轨道阱高分辨质谱联用法分析不同西洋参加工品的皂苷类成分［J］. 分析测试学报，2018，37（6）：646－652.

[119] 刘俊，朱宝平，孙志，等. 基于超高效液相色谱 - 四极杆/静电场轨道阱高分辨质谱的妇可靖胶囊中 11 种成分定量研究 [J]. 中草药，2018，49 (2)：353 -359.

[120] 巩丽萍，田晨颖，郭常川，等. 超高效液相色谱 - 四极杆/静电场轨道阱高分辨质谱快速筛查及定量分析中成药或保健品中非法添加的 24 种消炎止痛类化学成分 [J]. 中国药学杂志，2015，50 (24)：2154 -2159.

[121] 郭延垒，吴明军，李文娟，等. Q Exactive 四极杆 - 静电场轨道阱高分辨质谱系统对丹皮酚经大鼠肝微粒体体外代谢产物的分析 [J]. 分析化学研究报告，2013，41 (7)：1074 -1079.

[122] 陈霞. 动物药蜈蚣中蛋白质的分析方法研究 [D]. 南京：南京中医药大学，2015.

[123] 吴明月，单舒筠，李峰. 羚羊角药材商品中水溶性蛋白质含量测定 [J]. 辽宁中医杂志，2012，39 (1)：124 -125.

[124] 刘炎，张贵君，张杰，等. 中药羚羊角及其类似品中水溶性蛋白的检测 [J]. 中国中医药杂志，2009，24 (12)：1571 -1574.

[125] 张兰娥，李清华，康白，等. 地龙蛋白肽的成分分析及对血管紧张素转化酶活力的影响 [J]. 天然产物研究与开发，2013，25 (12)：1740 -1742.

[126] 张少权. 阿胶原料的主要蛋白组成及其生理活性的研究 [D]. 福州：福州大学，2005.

[127] 程牛亮，牛勃，郑国平，等. 地龙溶栓酶的纯化及其对凝血功能和纤溶活性的影响 [J]. 中国中西医结合杂志，1995，S1：86 -88.

[128] 刘睿，朱振华，钱大玮，等. 基于 nano LC-LTQ/Orbitrap MS 分析山羊角中蛋白质多肽类成分 [J]. 质谱学报，2017，38 (1)：109 -115.

[129] 王若光，尤昭玲，刘小丽，等. 基于激光解析/离子化 - 飞行时间质谱技术的中药阿胶蛋白质组分析 [J]. 中国组织工程研究与临床康复，2007，11 (13)：2518 -2521.

[130] TAN C H, TAN K Y, NG T S, et al. Venomics of Trimeresurus（Popeia）nebularis, the Cameron Highlands Pit Viper from Malaysia：insights into venom proteome, toxicity and neutralization of antivenom [J]. Toxins, 2019, 6 (11)：95 -113.

[131] YAN Z C, FANG Q, WANG L, et al. Insights into the venom composition and evolution of an endoparasitoid wasp by combining proteomic and transcriptomic analyses [J]. Sci Rep, 2016, 6 (1)：1 -12.

[132] RONG M Q, YANG S L, WEN B, et al. Peptidomics combined with cDNA library unravel the diversity of centipede venom [J]. J proteomics, 2015, 114：28 -37.

[133] HIMAYA S W A, LEWIS R J. Venomics-accelerated cone snail venom peptide

discovery [J]. Int J Mol Sci, 2018, 19 (3): 788.

[134] HE X H, ZENG Y Y, SUN H, et al. Induction of apoptosis in human leukemic HL-60 cells by trichosanthin [J]. Chin J pathoPhysiol, 2001, 17 (3): 200 – 203.

[135] KIM J H, JU E M, LEE D K, et al. Induction of apoptosis by momordin I in promyelocytic leukemia (HL-60) cells [J]. Anticancer Res, 2002, 22 (3): 1885 – 1889.

[136] 付强, 赵杰宏, 刘育辰, 等. 药用植物蛋白质组学的研究进展 [J]. 贵州农业科学, 2018, 46 (10): 16 – 19.

[137] 吴文如, 李薇, 赖小平, 等. 地龙药材蛋白质电泳鉴定的初步研究 [J]. 广东药学院学报, 2011, 27 (3): 267 – 270.

[138] 吴庆, 曹云娥, 方海田, 等. 鲜地龙可溶性蛋白不同提取方法的比较 [J]. 中成药, 2018, 40 (8): 1878 – 1882.

[139] 段晓杰, 罗世林, 汪文琪, 等. 地龙提取液中蛋白质的稳定性研究 [J]. 中医药信息, 2017, 34 (2): 31 – 33.

[140] 马莉, 马琳, 欧阳罗丹, 等. 双向电泳分析水蛭酒炙前后差异蛋白表达 [J]. 中成药, 2017, 39 (2): 360 – 365.

[141] 程珊, 汪波, 肖凌, 等. 基于蛋白免疫印迹的水蛭抗凝活性成分研究 [J]. 世界科学技术 – 中医药现代化, 2019, 21 (4): 657 – 661.

[142] 马琳, 马莉, 欧阳罗丹, 等. 基于SDS-PAGE技术的不同水蛭炮制品中水溶性蛋白的差异性研究 [J]. 时珍国医国药, 2016, 27 (6): 1379 – 1381.

[143] 王晶娟, 张贵君, 李奇豫. 全蝎蛋白药效组分的生物鉴定法研究 [J]. 中国实验方剂学杂志, 2010, 16 (8): 94 – 95.

[144] 王集会, 高世杰, 曲仕明. 不同产地全蝎可溶性蛋白质含量比较研究 [J]. 山东中医杂志, 2010, 29 (8): 564 – 565.

[145] 高世杰, 冯玉, 王集会. 全蝎可溶性蛋白质TRICINE-SDS-PAGE电泳法分离研究 [J]. 山东中医杂志, 2013, 32 (3): 196 – 197.

[146] XU J, ZHANG X, GUO Z, et al. Orthogonal separation and identification of long-chain peptides from scorpion Buthus martensii Karsch venom by using two-dimensional mixed-mode reversed phase-reversed phase chromatography coupled to tandem mass spectrometry [J]. The analyst, 2013, 138 (6): 1835.

[147] XU J, ZHANG X, GUO Z, et al. Short-chain peptides identification of scorpion Buthus martensii Karsch venom by employing high orthogonal 2D-HPLC system and tandem mass spectrometry [J]. Proteomics, 2012, 12 (19 – 20): 3076 – 3084.

[148] WANG Y, WANG L, CUI Y, et al. Purification, characterization and functional expression of a new peptide with an analgesic effect from Chinese scorpion Buthus

martensii Karsch（BmK AGP-SYPU1）［J］. Biomed Chromatogr, 2011, 25（7）: 801 – 807.

［149］ SHAO J, KANG N, LIU Y, et al. Purification and characterization of an analgesic peptide from Buthus martensii Karsch［J］. Biomed Chromatogr, 2007, 21（12）: 1266 – 1271.

［150］ 董洪霜, 张静娴, 胡青, 等. 基于纳升高效液相色谱 – 四极杆 – 线性离子阱 – 静电场轨道阱高分辨质谱技术研究广地龙中的蛋白质［J］. 中国中药杂志, 2019, 44（2）: 324 – 331.

［151］ WU Y L, MA Y N, HU S N, et al. Transcriptomic-proteomics-anticoagulant bioactivity integrated study of Pheretima guillemi［J］. J ethnopharmacol, 2019, 243: 112101.

［152］ LU Z H, SHI P, YOU H J, et al. Transcriptomic analysis of the salivary gland of medicinal leech Hirudo nipponia［J］. PloS one, 2018, 13（10）.

［153］ XU X B, DUAN Z G, DI Z Y, et al. Proteomic analysis of the venom from the scorpion Mesobuthus martensii［J］. J proteomics, 2014, 106: 162 – 180.

［154］ LUAN N, SHEN W, LIU J, et al. A combinational strategy upon RNA sequencing and peptidomics unravels a set of novel toxin peptides in scorpion Mesobuthus martensii［J］. Toxins, 2016, 8（10）: 286.

［155］ 陈平, 叶卯祥, 严宜昌, 等. 中药地龙的药源调查与商品鉴定［J］. 中草药, 1997, 28（8）: 492 – 495.

［156］ 孙洁, 魏劭恒, 毛润乾, 等. 广地龙古今入药品种对比研究［J］. 中药材, 2018, 41（6）: 1313 – 1316.

［157］ 刘飞, 杨大坚. 中国水蛭人工养殖的现行模式调研［J］. 世界科学技术 – 中医药现代化, 2014, 16（10）: 2170 – 2173.

［158］ 邸智勇. 中国蝎目分类区系与马氏正钳蝎部分功能基因分析［D］. 武汉: 武汉大学, 2013.

［159］ 孙栋. 中国蝎目分类与资源状况（螯肢亚门: 蛛形纲）［D］. 保定: 河北大学, 2010.

［160］ 吴先才, 史胡桃. 全蝎真伪鉴别［J］. 时珍国医国药, 2001, 12（4）: 333.

［161］ 朱晓枭, 胡恺恩, 邵鹏柱, 等. 脑心通胶囊中全蝎的特异性 DNA 鉴别［J］. 中南药学, 2019, 17（12）: 2015 – 2020.

［162］ ZHU X X, WU H Y, SHAW P C, et al. Specific DNA identification of pheretima in the Naoxintong capsule［J］. Chinese medicine, 2019, 14: 41.

［163］ 朱晓枭, 胡恺恩, 邵鹏柱, 等. 脑心通胶囊中水蛭的特异性 DNA 鉴别［J］. 中山大学学报（自然科学版）, 2020, 59（1）: 114 – 124.

［164］ 王楠楠, 李智, 于永春, 等. 改变退火温度对甲基特异性 PCR 检验指标有效

性的影响 [J]. 检验医学, 2006, 21 (6): 629 –632.

[165] 钟文英, 普雄明. 热休克蛋白的分子生物学研究进展 [J]. 医学综述, 2005, 11 (2): 148 –150.

[166] 黄新敏, 张艳霞, 万小荣. 泛素蛋白的研究进展 [J]. 广东农业科学, 2010, 6 (12): 191 –195.

[167] 胡杏丽. 黄芪糖蛋白的分离纯化、结构分析及免疫活性的研究 [D]. 太原: 山西大学, 2013.

[168] 陆小华, 马骁, 王建, 等. 赤芍的化学成分和药理作用研究进展 [J]. 中草药, 2015, 46 (4): 595 –602.

[169] 方升平, 王维香, 雒小龙. 川芎多糖除蛋白方法研究 [J]. 时珍国医国药, 2009, 20 (9): 2176 –2177.

[170] 王涵, 杨娜, 谭静, 等. 丹参化学成分、药理作用及临床应用的研究进展 [J]. 特产研究, 2018, 40 (1): 48 –53.

[171] 张波, 谭峰, 唐金强, 等. 桃仁蛋白梯度聚丙烯酰胺凝胶电泳的研究 [J]. 中草药, 2003 (4): 93 –94.

[172] HEDSTROM L. Serine protease mechanism and specificity [J]. Chem Rev, 2003, 34 (6): 4501.

[173] 尚海旭, 井然, 贾弘褆, 等. GAPDH 功能多样性 [J]. 生理科学进展, 2011, 42 (5): 371.

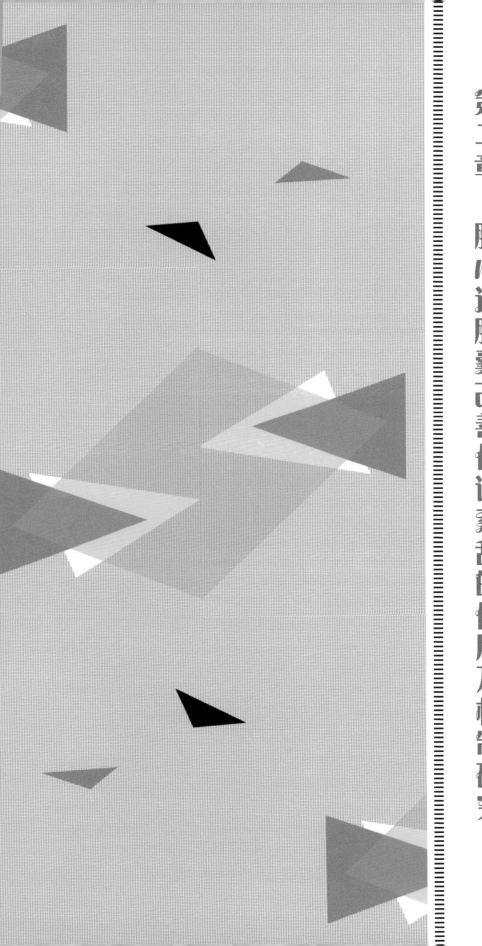

第二章 脑心通胶囊改善代谢紊乱的作用及机制研究

第一节　引　言

代谢综合征是指人的糖类、脂质、蛋白质等物质同时发生一系列代谢紊乱的复杂病理状态，包括肥胖、高血脂、高血糖、高血压、高血黏度、高胰岛素血症和胰岛素抵抗等因素，这些代谢紊乱是导致动脉粥样硬化、中风、冠心病等心脑血管疾病和非酒精性脂肪肝、糖尿病等代谢疾病的危险因素和病理基础[1-2]。代谢综合征的病因尚未明确，一般认为是在多基因遗传背景的基础上，受多种环境因素作用，包括高脂饮食、运动量少等不良生活习惯，胰岛素抵抗是其发病的中心环节和致病基础[3-4]。其中，2 型糖尿病是以胰岛素抵抗、胰岛 β 细胞受损和慢性炎症为主要特点的代谢疾病，是代谢综合征的重要组成部分之一，与其具有相辅相成的关系[5]。由于不良生活习惯的盛行和人口老龄化的加剧，2017 年全球范围内成年人患糖尿病的发病率高达 8.4%，并且预计于 2045 年增长至 9.9%，其中 90% 的糖尿病患者属于 2 型糖尿病[6]。2 型糖尿病及代谢紊乱诱发一系列心脑血管疾病已成为全球第一大常见死因，也是后天致残的主要原因[7]。现阶段对代谢综合征的治疗方式主要是调整饮食、运动等生活方式与针对高血糖、高血脂、高血压等代谢紊乱的独立药物联合治疗相结合的方法，临床上常用的药物包括他汀类、胰岛素、二甲双胍、阿司匹林、血管紧张素 Ⅱ 受体阻断剂等降糖、降脂、降压及抗血小板聚集的药物[8-9]。然而，其中许多药物可能具有较多副作用，例如，胃肠不适和慢性的肝肾毒性，且其整体、长期的疗效还不够理想。如今，中医药越来越多地被应用于代谢紊乱疾病的替代或辅助治疗，具有临床应用经验丰富、疗效确切和安全性高的优势[10-11]。

脑心通胶囊是一种应用广泛的复方中药大品种，其处方出自清朝医药典籍《医林改错》记载的补阳还五汤，并根据赵步长教授提出的"脑心同治"理论增加活血化瘀中药而成。脑心通胶囊是由黄芪、赤芍、丹参、当归、川芎、桃仁、牛膝、鸡血藤、桂枝、红花、桑枝、乳香（制）、没药（制）、全蝎、地龙和水蛭十六味中药磨粉制得的大复方，具有益气活血、化瘀通络的功效，临床上用于气虚血滞、脉络瘀阻所致中风、半身不遂及胸痹心痛、冠心病心绞痛等属上述症候者。脑心通胶囊于 1993 年经批准用于心脑血管方面疾病的临床治疗，在多年、广泛的临床应用中显示出了显著的疗效和较高的安全性，近年来已有大量的临床、非临床实验研究了脑心通胶囊保护心脑血管的作用机制[12-13]。此外，临床研究表明，脑心通胶囊在应用于合并代谢紊乱疾病的心脑血管疾病患者时，能够显著地改善血脂异常、降低血糖，减少内皮损伤[14-15]。基础研究也表明在 2 型糖尿病（db/db）小鼠中脑心通胶囊干预可以降低血糖水平并改善肾脏功能[16-17]。大量的临床证据和基础研究表明，改善代谢紊乱作用可能是脑心通胶囊发挥心脑血管保护作用的重要因素。然而，脑心通胶囊改善代谢紊乱的作用特点和作用机制仍不够清楚，有待进一步研究。

2 型糖尿病等代谢紊乱疾病及相关诱发疾病病因复杂，往往伴随着机体代谢的复杂、动态的改变[18]。近年来，越来越多的研究表明，肠道菌群在宿主炎症和代谢过程中发挥着至关重要的作用，许多代谢紊乱和心脑血管疾病患者出现了肠道菌群失调[19-20]。一些研究表明，肠道菌群与疾病之间的相互作用是通过肠道与人体的共代谢产物介导的，肠道中的微生物可能是疾病发生发展过程中异常血清代谢物的来源[21-22]。随着肠道菌群与疾病相关研究的不断深入，以中医药为代表的越来越多的药物把肠道菌群作为对抗疾病、提高健康的潜在靶点[23]。参考中医散剂的制备方法，脑心通胶囊由 16 种中药材直接制粉剂装入胶囊而成，化学成分极其复杂，其中有大量的膳食纤维等化学物质难以被人体吸收并长时间滞留于胃肠道中，从而可能影响肠道菌群[24-25]。因此，肠道菌群和代谢组学研究为全面深入地探究脑心通胶囊改善代谢紊乱及相关诱发疾病的药效特点和作用机制提供了新的视角和思路[26-27]。本节主要就肠道菌群与代谢紊乱相关疾病的相互关系和脑心通胶囊治疗代谢紊乱相关疾病的研究进展作一概述。

（一）肠道菌群与代谢紊乱相关疾病的相互关系研究进展

人体表面生存着超过 100 万亿个微生物，包括超过 1000 种的细菌、古细菌、病毒和单细胞真核生物。这些微生物群落往往能与宿主共生共存，主要存在于胃肠道中。由于结肠是一个天然的厌氧而营养丰富的环境，肠道菌群在结肠部分分布尤为丰富[28-29]。一般地，人肠道菌群从出生开始便开始构建，在成年时期相对稳定，在老年时期又有一定变化，主要受饮食、疾病、药物和遗传因素影响[30-32]。人们很早便对肠道菌群对人体健康的影响有一定的认识，中国古代便有一种由粪便制成的民间中药"金汁"用于清热解毒[33]。近年来，随着疾病研究的不断深入和基因测序、微生物培养、无菌动物模型等技术的不断进步，越来越多的研究发现肠道菌群通过影响免疫、调节内分泌、产生共同代谢物、改变肠通透性等途径在宿主代谢过程中起重要作用，与肥胖、糖尿病、动脉粥样硬化等疾病息息相关[34-36]。尽管肠道菌群与疾病关系的内在因果关系和通路机制还不够清楚，已经有越来越多的治疗手段把肠道菌群视为对抗疾病的一个重要靶标。

1. 肠道菌群与肥胖

随着全球范围内肥胖及其相关疾病的发病率不断增长，越来越多的研究人员关注肥胖的内在机制，然而仅考虑宿主基因和环境因素还不能完全解释肥胖的发病机制[37-38]。近十年来，许多早期研究就发现肥胖人群及小鼠等模型动物相对于体型正常的群体具有不同的肠道菌群组成[39]。研究发现，在门的水平上，高丰度的厚壁菌门（Firmicutes）和低丰度的拟杆菌门（Bacteroidetes）与不合理饮食导致的肥胖和慢性炎症相关[40]。然而，一些研究并未发现肥胖群体与正常群体之间门水平上的这种差异，说明肠道菌群在同一门水平上也有巨大的差异，肥胖研究应该更加关注微生物具体的种群和功能[41]。一些研究人员发现在接受胃旁路手术的患者中，肥胖等代谢紊乱状况的改善也与手术后肠道菌群的改变有关[42]，Liou 等人发现将接受胃旁路手术的小鼠的粪便移植至无菌小鼠中，移植后无菌小鼠也出现体重下降[43]，这些研究充分地说明了在肥胖的发生发展过程中肠道菌群的重要作用。

　　一般认为，过量脂肪堆积和慢性炎症是肥胖的重要因素[44]。肠道菌群通过厌氧降解宿主摄入的一些膳食纤维、蛋白质等产生短链脂肪酸参与机体的能量代谢。包括乙酸、丁酸、丙酸在内的短链脂肪酸是微生物的代谢产物，可以为肠道细胞提供能量并维持胃肠肠道环境的酸碱平衡[45]。许多研究均表明，短链脂肪酸可以改善饮食诱导的肥胖并减少胰岛素抵抗[46-47]。一方面，短链脂肪酸可以作为信号分子在肝脏、肌肉等组织中与 PGC-1α（glucose metabolism peroxisome proliferator-activated receptor-gamma coactivator 1 alpha），PPARγ（proliferator-activated receptor gamma），LXR（Liver X receptors）等关键受体结合，激活 AMPK（AMP-activated protein kinase）等信号通路，参与脂质、糖类代谢的调控[48-49]。另一方面，短链脂肪酸也可以与肠上受体 FFARs（free fatty acid receptors）结合从而影响炎症免疫和内分泌功能调控[50-52]。此外，肠道菌群也可以通过代谢胆汁酸而参与人体的胆固醇代谢。胆汁酸是人体利用胆固醇产生在肠道中的一种乳化剂，具有帮助吸收甘油三酯等食物中复杂脂质的作用。肠道菌群可以修饰转化胆汁酸，而胆汁酸的变化可以进一步影响宿主的炎症反应、脂质吸收和脂质合成等多个生物过程[53]。炎症因子诱发的慢性炎症是肥胖发生过程中的重要病因。脂多糖是一种肠道中革兰氏阴性细菌的主要外膜组成成分。有研究表明，高脂饮食与肠道中高脂多糖水平以及肥胖相关，脂多糖可以与肠上受体 TLRs（toll-like receptors）结合产生炎症因子而诱发肥胖，同时诱导胰岛素抵抗和损伤胰岛 β 细胞，诱发 2 型糖尿病[54-56]。

2. 肠道菌群与糖尿病

　　近年来，越来越多的研究证明肠道菌群在 1 型糖尿病和 2 型糖尿病的发病过程中起重要作用[57]。1 型糖尿病是一种胰岛 β 细胞受免疫系统攻击导致胰岛素绝对缺乏的自身免疫疾病，主要由遗传因素导致，后天环境因素也有一定作用[58]。研究表明，在具有较高的 1 型糖尿病遗传易感性的儿童中，1 型糖尿病患者比健康儿童往往具有较低丰富度和多样性的肠道菌群构成[59]。另一项调查发现，新患病的 1 型糖尿病幼童比同龄健康儿童的肠道微生物在种群结构和功能上都有很大的不同，健康儿童的肠道菌群中有更高丰度的产短链脂肪酸细菌，可以促进肠道细胞分泌粘蛋白维持肠壁完整性，而更高丰度的非产短链脂肪酸细菌抑制了粘蛋白分泌，导致肠壁通透性加大，诱发炎症反应，导致胰岛 β 细胞自免疫[60]，D. Goffau 等人进一步发现 Clostridium cluster Ⅳ 和 ⅩⅣa 等菌种能够特异性地定植在肠道黏膜中，具有抑制炎症反应，改善炎症性肠病的作用[61]。另有一些研究表明，一些肠道菌，例如，分节丝状菌和 Bacteroides fragilis，可以调节 Th17 细胞（T helper cell 17）、Tr1 细胞（type 1 regulatory T cell）等免疫细胞的分化，起到改善 1 型糖尿病的作用[62-63]。然而，肠道菌群和宿主免疫之间的联系仍然是不够明确的。

2 型糖尿病是以胰岛素抵抗、胰岛 β 细胞受损和慢性炎症为病因的代谢疾病，其发生发展和肥胖、代谢综合征等疾病密切相关，因此肠道菌群在 2 型糖尿病中的作用与肥胖具有较多相同点，主要影响胰岛素信号、慢性炎症和糖代谢等方面。然而，在东南亚和欧洲的一些地区，2 型糖尿病患者中肥胖者的占比不超过 40%[64]，也有相当一部分肥胖患者具有较好的胰岛素敏感性和正常的血糖水平[65]，这些结果提示肥胖的因素并不能完全解释 2 型糖尿病的发生发展。Qin 等人在一项 345 位中国 2 型糖尿病患者参与的临床研究中发现，2 型糖尿病患者具有一定程度的肠道菌群失调，主要包括一些产丁酸细菌的减少，和一些条件致病菌、硫酸盐还原细菌和诱发氧化应激反应细菌的增多[66]。但是，肠道菌群在影响 2 型糖尿病方面的机制研究仍然不够充分，有研究认为肠道菌群可以通过短链脂肪酸与肠上 FFAR2 受体（free fatty acid receptor 2）结合影响胰高血糖样肽、酪酪肽等内分泌激素从而影响胰岛素抵抗和胰岛 β 细胞功能[67]。

3. 肠道菌群与动脉粥样硬化

动脉粥样硬化是一种以脂质代谢异常和炎症为基础的复杂血管疾病，是大部分心脑血管疾病和外周血管疾病的主要病因。近十年来，许多研究表明肠道和口腔的菌群与心脑血管疾病具有很高的相关性[68]。例如，有研究人员发现，对比健康志愿者，有症状的动脉粥样硬化（心肌梗塞或中风）患者的肠道菌群构成中有更高丰度的 Collinsella 属和较低丰度的 Eubacterium 和 Roseburia 属[69]。在一项由 617 位中老年女性参与的临床研究中，肠道菌群中两种属于 Rumminococcaceae 属的菌种与颈动脉-股动脉脉搏波传导速度呈显著负相关，说明肠道菌群直接与血管硬度有关[70]。首先，肠道菌群可能通过直接感染血管壁细胞，产生动脉粥样硬化病灶位点，也可能通过刺激宿主免疫系统，增加慢性炎症反应而间接地诱发动脉粥样硬化[71]。包括 Chlamydia pneumoniae 在内的超过 50 种微生物已经在动脉粥样硬化斑块组织中被发现，这些微生物也可能存在于肠道菌群中，但是这些病原微生物进入人体、侵染组织的途径还有待研究[72]。此外，肠道菌群显著地影响免疫系统，其中，TLRs 受体（Toll-like receptors）参与的通路在肠道免疫中发挥着重要的作用，Myd88 和 TLR4（Toll-like receptor 4）基因敲除的 Apoe$^{-/-}$ 小鼠具有更弱的巨噬细胞炎症反应和动脉粥样硬化斑块[73]。其次，肠道菌群可以通过影响脂质代谢等能量物质的代谢，导致高血脂、高血糖等代谢紊乱，进而诱发动脉粥样硬化等心血管疾病。其中，胆汁酸通路尤为重要，肠道菌群可以调节肠道中的胆汁酸池从而激活各种胆汁酸受体，胆汁酸受体主要调控胆固醇代谢，从而与动脉粥样硬化等疾病相关。但是，胆汁酸受体在心血管疾病中的作用研究还不透彻[74]。最后，某些由肠道菌群代谢食物产生的特定代谢物也显著地和动脉粥样硬化相关。食物与肠道菌群往往共同参与到动脉粥样硬化的进程中，氧化三甲胺便是一个重要的促动脉粥样硬化的代谢物。磷脂酰胆碱是一种广泛存在于红肉、蛋类中的脂质，可以由肠道菌群代谢为三甲胺，进一步在肝脏中代谢为氧化三甲胺。血清中氧化三甲胺与其他能够转化为氧化三甲胺的物质，如 L－肉碱，显著地与心血管疾病风险相关，氧化三甲胺可能通过促进斑块中泡沫细胞形成和抑制胆固醇转运促进动脉粥样硬化进程[75-76]。

4. 肠道菌群与高血压

高血压是最常见的心血管疾病危险因素。早期研究发现无菌大鼠有着相对较高的血压，Yang 等人的研究使用 16S rRNA 基因测序技术对比了自发性高血压大鼠模型和血管紧张素 Ⅱ 诱导的慢性高血压大鼠模型与正常大鼠之间的肠道菌群差异，发现高血压大鼠出现了菌群多样性低、厚壁菌门比拟杆菌门比例升高的肠道菌群失调情况，提示肠道菌群可能参与血压的调控[77]。另一项研究也发现，血管紧张素 Ⅱ 诱导的无菌小鼠比起正常诱导小鼠血压更低，说明肠道菌群可能参与了肾素－血管紧张素系统对血压的调控[78]。对于肠道菌群影响血压的机制，一些研究证明肠道菌群可以通过产生短链脂肪酸，激活肠道上一些 G 蛋白耦联受体，影响肾素和血管紧张素的分泌而调节血管收缩和血压[79]；同时，肠道菌群的一些产物可以刺激肠道上的副交感神经系统从而和血压产生关联[80]。

5. 肠道菌群与非酒精性脂肪肝

非酒精性脂肪肝是一种常见的肝脏疾病，与代谢紊乱关系密切，许多动物和临床研究证明肠道菌群与非酒精性脂肪肝有关[81]。一方面，肠道菌群紊乱可以诱发高血糖、高血脂、肥胖等代谢紊乱和肠道慢性炎症，进而促进非酒精性脂肪肝的发病过程。另一方面，肠道菌群紊乱会增加肠壁的通透性，从而使肝脏接触到更多的导致肝脏炎症和纤维化的有毒有害物质。随着技术的进步和研究的深入，越来越多的肠－肝轴被揭示，不良的饮食习惯和肠道菌群紊乱共同作用，产短链脂肪酸水平改变，产脂多糖、乙醇、三甲胺增多，并消耗较多胆碱，抑制禁食诱导脂肪细胞因子产生，最终导致非酒精性脂肪肝的发生[82]。

6. 肠道菌群与疾病治疗

随着人们对肠道微菌群在疾病发生发展中作用的研究的不断深入，越来越多的研究者把肠道菌群作为疾病治疗的靶点，其中最常见的方法有粪菌移植、益生菌、益生元和一些天然药食[83]。Roberts 等人根据氧化三甲胺的研究开发了一种胆碱类似物，可以阻断一些肠道微生物代谢胆碱产生三甲胺，在动物模型中这种药物可以显著地降低血清中氧化三甲胺的水平，降低血小板活性和抑制血栓形成，然而这种药物的药效也有待更加充分的实验证明[84]。二甲双胍是国际一线的治疗糖尿病药物，其降糖机制还不甚明确，一般认为其机制主要在于直接作用于肝细胞。Wu 等人发现二甲双胍可以显著改变肠道菌群和微生物中编码金属蛋白、转运体的基因，这一研究说明肠道菌群是二甲双胍的又一重要靶点[85]。值得注意的是，越来越多的中医药复方或单体也被证明通过调节肠道菌群发挥药效。盐酸小檗碱、白藜芦醇等中药活性成分可以改善肠道菌群失调，通过氧化三甲胺通路、胆汁酸通路等起到抗动脉粥样硬化、降糖降脂等作用[86-87]。一项随机、双盲、安慰剂对照的糖尿病治疗实验中，葛根芩连汤显示了显著的降低空腹血糖和糖化血红蛋白效果，通过对治疗前后粪便样品的 DNA 进行高通量测序，研究人员发现葛根芩连汤显著地改变了 Faecali bacteriumprausnitzii 等肠道微生物的丰度，与其疗效密切相关[23]。Zhao 等人研究发现一种包括山药、苦瓜等的富含膳食纤维的中医饮食可以改变肠道菌群，有助于缓解 2 型糖尿病症状，在此基础上分离培养了高膳食纤维饮食诱导显著增加的 15 个菌株，并移植于无菌动物进行验证，发现这些微生物大多参与生产短链脂肪酸而起到降糖作用，直接证明了高膳食纤维饮食与 2 型糖尿病症状缓解之间的因果关系[88]。这一系列研究均表明，肠道菌群可能是中医药科学地解释其作用机制、开发应用价值的重要研究方向。

（二）脑心通胶囊治疗代谢紊乱相关疾病的作用机制研究进展

中医药被用于治疗代谢紊乱相关疾病已有超过 2000 年的历史，脑心通胶囊是经清代经典方补阳还五汤加减、由 16 味中药组成的中药大复方，全方具有益气活血，化瘀通络之功效，被广泛应用于治疗心脑血管疾病。其中黄芪为君药，益气活血；地龙、水蛭、全蝎为臣药，通经透络；当归、川芎、丹参等 10 味活血化瘀药为佐药，辅助疏通瘀阻；桑枝、桂枝、牛膝为使药，温经通脉[89]。在超过 20 年的临床使用过程中，超过 100 万的心血管疾病患者服用过脑心通胶囊，脑心通胶囊除了在治疗动脉粥样硬化、中风、冠心病等疾病过程中具有确切的疗效，也显示出改善糖类、脂质代谢等代谢紊乱的药效作用，已有大量的基础研究揭示了脑心通胶囊的物质基础和作用机制[12]。

1. 脑心通胶囊的物质基础研究

由于脑心通胶囊是由大量天然药材直接打粉混合而成，脑心通胶囊物质基础复杂，含有大量化学成分。多个研究团队采用液质联用技术研究了脑心通胶囊的全化学成分，共有约 200 个化学成分被鉴定，主要包括氨基酸类、小分子有机酸类、萜类、黄酮类等，其中含有的苦杏仁苷、芍药苷、丹酚酸 B、丹参酮 ⅡA、藁本内酯、没食子酸、羟基红花黄色素 A、黄芪皂苷Ⅴ等化学成分均被认为具有较高的生物活性[25,90]。对于脑心通胶囊的化学成分的定量分析，Wang 等人使用液质联用技术在脑心通胶囊中同时定量了 16 种化学成分，为脑心通胶囊的质量控制提供了依据[91]。同时，一些研究人员也进行了脑心通胶囊药代动力学研究，给药脑心通胶囊后，大鼠血浆中 5 种主要物质（咖啡酸、阿魏酸、刺芒柄花素、隐丹参酮和丹参酮）的浓度被测定[92]；给药脑心通胶囊后，在比格犬的粪便和尿液中共鉴定出 36 种药物原型成分和 52 种药物代谢成分[24]，这些结果表明脑心通胶囊有大量的可吸收和难吸收成分，药代动力学行为十分复杂，其在体内的吸收代谢情况不能仅用几种甚至几十种成分的简单叠加代表，还有待进一步研究。复方中药的物质基础往往非常复杂，以上研究很好地为脑心通胶囊质量控制和药效机制研究打下了基础，然而，对于其化学成分与药效作用的关系进行深入解释仍然较为困难。一些研究人员基于中医药整体的系统思路和"多成分－多靶标"的理论，采用网络药理学等方法研究脑心通胶囊的药效作用物质。Ma 等人对脑心通胶囊 81 种化学成分进行了分析，找到了 23 个潜在靶点和 77 条潜在通路，脑心通胶囊中主要有效成分为有机酸类、皂苷类和丹参酮类，属于黄芪成分可能的靶点最多，一定程度上科学地解释了脑心通胶囊的组方配伍规律[90]。Xu 等人使用网络药理学方法计算出脑心通的核心活性成分群，并使用中风模型进行验证，脑心通胶囊中含量较高的苦杏仁苷和芍药苷被认为是其核心的活性成分[93]。

2. 脑心通胶囊改善代谢紊乱

代谢紊乱，特别是糖类、脂质代谢异常，是大部分心脑血管疾病、肝病、肾病和外周血管疾病的发病基础或危险因素。在临床实践中，脑心通胶囊经常被用于合并糖尿病、高脂血症的缺血性心脑血管疾病患者，显示出显著的缓解血脂异常、降血糖的作用[94]。一项临床荟萃分析结果表明，脑心通胶囊显著性地降低了患者的血清总胆固醇、总甘油三酯和低密度脂蛋白水平，说明脑心通胶囊对脂质异常的改善可能是其心血管作用的基础[15]。在一项脑心通胶囊用于糖尿病患者的临床研究中，脑心通胶囊通过提高高密度脂蛋白起到了内皮功能的保护作用[14]。在高脂饮食诱导的高脂血症巴马小型猪模型中，脑心通胶囊改善了血脂谱和心肌酶等心血管指标，并且影响了肠道菌群构成，显著地增加了 *Caproiciproducens*、*Sutterella*、*Erysipelotrichaceae* 属，减少了 *Romboutsia* 属，说明脑心通胶囊对肠道菌群的调节作用可能与其药效有关[95]。在高脂饮食诱导的 apoE$^{-/-}$ 动脉粥样硬化小鼠中，脑心通胶囊通过调节 SREBP2、AMPKα、DGAT1 等的表达，减少了血低密度脂蛋白、肝脏总甘油三酯水平，升高了血高密度脂蛋白水平，并进一步起到了抗动脉粥样作用[96]。在 *db/db* 糖尿病小鼠模型中，脑心通胶囊可以抑制糖尿病视网膜病变和糖尿病肾病的发生发展，并显著降低了血清中空腹血糖、总甘油三酯、低密度脂蛋白和极低密度脂蛋白水平。一方面，脑心通胶囊在肝脏中上调胰岛素受体、IRS1/2（insulin receptor substrate 1/2）和 p-IRS1（phosphorylated IRS1）的表达，激活 PI3K/Akt 通路，提高了胰岛素敏感性。另一方面，脑心通胶囊在肝脏中上调了 FGF21（fibroblast growth factor 21）、AMPKα/p-AMPKα 和 GCK（glucokinase）的表达，在肌肉组织中上调了 GLUT4（glucose transporter 4）的表达，促进了糖原生成、糖酵解和能量代谢[16-17]。此外，脑心通胶囊也表现出一定的抗炎作用，抑制了视网膜中 TNF-α、MMP-2、MMP-9 等炎症因子的表达[97]。以上研究在一定程度上说明了脑心通胶囊提高胰岛素敏感性、改善糖脂代谢的药效作用。

3. 脑心通胶囊抗动脉粥样硬化

动脉粥样硬化是心肌梗死、中风等疾病的主要成因，动脉病变从内膜开始，脂质沉积、钙质沉着等多种病变合并发生，导致动脉壁增厚变硬、血管腔狭窄，继发斑块出血、破裂和血栓形成，发病机制复杂，一般认为炎症反应和血脂异常在其中起主要作用。脑心通胶囊通过改善代谢紊乱，降低血糖、低密度脂蛋白水平，提高高密度脂蛋白对内皮细胞的保护作用，减少全身性慢性炎症，起到预防和改善斑块发生发展作用[14-17]。在大量的临床实践和许多动物模型研究中，脑心通胶囊显示了抑制新生斑块产生和促进斑块稳定完整的作用。在高脂饮食诱导的 apoE−/− 动脉粥样硬化小鼠中，脑心通胶囊不仅减少了斑块面积，在病变组织中增加了平滑肌细胞/胶原细胞比例，减少了纤维化、钙化的面积和巨噬细胞的聚积，提高了斑块的稳定性，预防了斑块断裂和血栓的形成，减少了严重心血管疾病的风险，其机制可能在于上调了动脉平滑肌细胞 SM22α（smooth muscle actin）的表达，下调了 MMP-2（matrix metalloproteinase 2）、TNF-α（tumer necrosis factor 2）、MPO（oxidative reaction catalyzer myeloperoxidase）、MOMA（monocyte/macrophage differentiation indicator and marker）等炎症因子的表达[98]。同时，在该模型中，脑心通胶囊与阿托伐他汀联用显示出比两种药物单独使用时更好的抗动脉粥样硬化作用，脑心通胶囊的联用减少了阿托伐他汀长期使用造成的肝脏炎症和肝损伤[96]。此外，在饮食高脂诱导的 LDLR−/− 小鼠、高脂饮食动脉粥样硬化兔子中，脑心通胶囊分别通过抑制树突细胞形成、相关炎症因子产生和诱导型一氧化氮合酶表达起到了抗动脉粥样硬化，保护血管内皮细胞的作用[99-100]。随着动脉粥样硬化病变的发展，不稳定的斑块会破裂并形成血栓，堵塞血管，角叉菜胶诱导的血栓小鼠实验表明，脑心通胶囊具有减少血栓形成作用及抑制炎症的作用。在使用 HUVECs 细胞（human umbilical vein endothelial cells）的体外实验中，脑心通胶囊被证明可以抑制细胞炎症，减少脂多糖、氧化低密度脂蛋白等因素诱导的细胞死亡，揭示了其抗动脉粥样硬化、减少血栓形成的机制[101]。

4. 脑心通胶囊治疗心血管疾病

冠状动脉粥样硬化心脏病（冠心病）是冠状动脉血管发生动脉粥样硬化病变，

导致供血不足，继而引起血管腔狭窄或阻塞，造成心肌缺血、缺氧或坏死而导致的心脏病，是最主要的心血管疾病类型。手术、介入治疗以外，药物治疗冠心病的主要作用首先是抗动脉粥样硬化、抗血小板聚集、抑制血栓形成、改善心肌缺血、防止心肌梗死等急性危险心血管事件的发生。现在一线抗血小板聚集的药物是阿司匹林和氯吡格雷联用，氯吡格雷的药效作用一定程度上依赖于细胞色素 P450 酶（cytochrome P450）系统的代谢作用，然而相当一部分人具有 CYP2C19*2 基因多态性，这意味着他们代谢转化氯吡格雷能力较差，对其药效作用不敏感。脑心通胶囊可以通过与氯吡格雷不同的作用机制起到抗血小板聚集作用，并且与氯吡格雷联用后效果更好[102-103]。在一项随机、双盲临床试验中，研究人员招募了具有 CYP2C19*2 基因突变的患者，发现脑心通胶囊联用常规双联疗法后，显示出更好的抗血小板聚集效果，同时极大地降低了严重心血管事件的发生率[104]。脑心通胶囊可以通过 PXR 受体（pregnane X receptor）提高 CYP2C19 的代谢能力，增加人对氯吡格雷的敏感性[105]。在冠心病的实际治疗过程中，异物介入导致微血管的血管微栓塞也是手术介入疗法后影响患者长期生存预后的重要危险因素。Huang 等人利用微血栓大鼠模型，发现脑心通胶囊可以显著地降低微血栓面积和血小板聚集率，升高内皮型一氧化氮合酶和 IL-10 水平[106]。多个临床、非临床实验也发现脑心通胶囊对急性心肌梗死后缺血再灌注具有明显的保护作用。一项选取了 104 例急性心肌梗死患者的临床研究中，常规治疗基础上加服脑心通胶囊的实验组对比常规治疗组，心电图 QRS 积分、梗死面积和血浆内皮素水平明显降低，血流介导的血管舒张反应、硝酸甘油介导的血管舒张反应和血浆一氧化氮水平明显升高，内皮功能有明显改善[107]。在冠状动脉缺血再灌注大鼠模型实验中，研究人员证明脑心通胶囊可能是通过抑制 NLRP3 信号通路介导的炎症反应和促进 VEGF-α 和 eNOS 介导的新血管生成信号通路起到改善心肌缺血的作用[108-109]。在体外细胞实验中，研究人员也发现脑心通胶囊通过 PPARα/β 通路抑制了氧化应激诱导的 H9c2 细胞凋亡和自噬，抗氧化应激作用可能也是脑心通胶囊保护心血管的一个作用方面[110-111]。

5. 脑心通胶囊治疗脑血管疾病

脑卒中是最主要的脑血管疾病，脑卒中造成的死亡约占全球所有死亡原因的 10%，其中由脑血管栓塞造成的缺血性脑卒中尤为常见[112]，脑心通胶囊在临床上主要用于缺血性脑卒中的治疗，疗效确切。Xue 等人使用脑动脉栓塞手术诱导的脑缺血再灌注损伤小鼠模型研究了脑心通胶囊的神经保护作用，脑心通胶囊下调 LOX-1、pERK1/2 和 NF-kB 的表达，减少了脑梗面积、积水面积等神经学指标，起到了减少脑损伤的作用[113]。Ma 等人使用糖氧剥夺/复氧诱导的神经损伤模型，发现脑心通胶囊能够通过 PI3K-Akt 信号通路保护神经元[114]。此外，Liu 等人利用代谢组学方法整体研究了脑心通胶囊对脑缺血再灌注损伤小鼠的影响，发现脑心通胶囊影响了氨基酸代谢、能量代谢、神经递质代谢、脂质代谢等多个代谢途径，为解释其相关机制提供了依据[26-27]。

(三) 本章研究内容概述

　　脑心通胶囊是上市多年、应用广泛的复方中药大品种，临床上主要用于治疗心脑血管疾病，疗效确切。而代谢紊乱是大部分心脑血管疾病的危险因素和发病基础，研究脑心通胶囊对代谢紊乱的作用机制，对揭示其科学内涵、指导临床用药具有十分重要的意义。代谢紊乱及其相关疾病的病因和发病过程十分复杂，越来越多的研究表明肠道菌群在这些疾病过程中起到重要作用。然而，现阶段对脑心通胶囊的作用机制研究主要关注其对若干体内的靶点通路的影响，还不能全面、透彻地解释其药效作用。脑心通胶囊由 16 味中药材打粉后混合制成，化学成分复杂，口服后有大量的可吸收和难吸收成分，我们认为脑心通胶囊改善代谢紊乱及相关疾病可能通过影响体内代谢通路和调节肠道菌群共同起效。因此，我们采用了代谢紊乱大鼠模型，首次采用肠道微生物组学和血清、粪便代谢组学相结合的方法，研究脑心通胶囊改善代谢紊乱及相关疾病的药效特点和作用机制。本研究不仅能够从体内代谢通路和肠道成分作用的角度全面解释脑心通的作用机制，预测和构建其发挥药效的途径网络，为临床合理用药和后续研究提供科学依据，也可为中药大品种的上市后再评价研究提供新的思路和方法。本章主要研究结果如下：

　　(1) 脑心通胶囊由 16 味中药材粉碎混合组成，化学成分复杂，本课题采用 UFLC-Q-TOF-MS/MS 技术系统分析了脑心通胶囊的主要成分，共定性鉴别了 125 种化学成分，包括黄酮类、醌类、酚酸类、萜类等多种天然产物，来源于黄芪、丹参、红花等多味药材，为后续作用机制研究奠定了物质研究基础，也为脑心通胶囊质量控制提供了科学依据。

　　(2) 本课题采用长期高脂饲养和链脲佐菌素诱导的 2 型糖尿病代谢紊乱大鼠模型，成功模拟出 2 型糖尿病高血糖、高血脂、胰岛素抵抗等代谢紊乱特征，并出现了体重减少、诱发心血管疾病等并发疾病及非肥胖、中后期糖尿病症状。为研究脑心通胶囊的药效作用特点，我们以阿托伐他汀和二甲双胍为阳性药，分别给予不同剂量的脑心通胶囊（$250 \text{ mg} \cdot \text{kg}^{-1} \cdot \text{d}^{-1}$、$500 \text{ mg} \cdot \text{kg}^{-1} \cdot \text{d}^{-1}$、$1000 \text{ mg} \cdot \text{kg}^{-1} \cdot \text{d}^{-1}$），结果表明，脑心通胶囊具有改善糖脂代谢、保护心血管系统、降压、减少肝脏损伤、治疗糖尿病肾病等多方面的药效，其药效与减少氧化应激、调节炎症免疫、改善脑肠肽和脂肪因子分泌等作用有关，提示脑心通胶囊具有多成分、多靶点、多方面的药效特点。与常用西药对比，常用西药在其所针对的降糖、降脂方面具有一定的优势，但脑心通胶囊在心血管系统、肝肾保护等多个代谢紊乱相关方面的调节显示出独特的优势。这为脑心通胶囊更深层次的机制研究提供了方向，也为其临床与西药配合使用、科学合理用药提供了依据。

　　(3) 代谢紊乱疾病病因复杂，越来越多的研究表明肠道菌群在许多疾病的发生发展的过程中起重要作用，本团队采用 16S rRNA 基因测序技术研究了脑心通胶囊对 2 型糖尿病代谢紊乱大鼠肠道菌群的影响。结果表明，2 型糖尿病代谢紊乱大鼠的肠道菌群出现了多样性下降、群落结构改变等菌群紊乱表现，脑心通胶囊具有调节肠道菌群紊乱作用。一方面，相对于常用西药，仅有脑心通胶囊显著地提升了肠道菌群的多样性和丰富度；另一方面，脑心通胶囊显著地调节了 *Intestinimonas* 属、*Ruminococcus* 属、*Roseburia* 属等多种肠道微生物相对丰度，提示脑心通胶囊改善代谢紊乱及相关疾病的药效可能与调节肠道菌群紊乱有关。

（4）代谢紊乱及相关疾病的发生发展过程中，往往伴随着复杂的体内代谢物水平变化，我们首先采用 UFLC-Q-TOF-MS/MS 技术，从整体代谢的层面上研究了脑心通胶囊对血清代谢组的影响。多元统计分析表明，2 型糖尿病代谢紊乱大鼠具有明显紊乱的血清代谢组表型，而脑心通胶囊具有一定的调节作用。通过进一步筛选分析，共鉴定出 45 个血清特征差异代谢物，其中 32 个受脑心通胶囊显著影响，脑心通胶囊可能通过调节花生四烯酸代谢、脂肪酸 β – 氧化、甘油磷脂代谢等多个代谢通路起到抗炎、降脂等作用，其中多种血清代谢物水平与肠道菌群的调节有关。

（5）肠道中微生物的代谢作用是肠道菌群与宿主产生相互作用的重要途径，为进一步解释脑心通胶囊对肠道菌群紊乱的调节作用和药效作用机制，我们使用 UFLC-Q-TOF-MS/MS 技术研究了脑心通胶囊对粪便代谢组的影响。通过筛选分析，共鉴定出 67 个脑心通胶囊能显著影响的差异特征物质，包括植物来源的天然产物 32 个和肠道菌群、宿主的基础代谢物 35 个。植物来源的天然产物包括酚酸类、醌类、黄酮类等，主要来源于脑心通胶囊的丹参、红花等组分，这些物质多具有难以吸收利用、肠道保留时间长的特点，可能是脑心通胶囊肠道菌群作用的物质基础之一。基于 KEGG 数据库等对肠道菌群、宿主的基础代谢物的功能分析表明，脑心通胶囊通过影响肠道菌群对支链氨基酸、色氨酸、胆汁酸等物质的代谢功能，进而调节机体炎症免疫、糖脂代谢等重要生理过程，从而起到了一定的改善糖脂代谢及相关疾病的作用。

第二节 脑心通胶囊的化学物质基础研究

脑心通胶囊由黄芪、赤芍、丹参、当归等 16 味中药组成，化学成分尤为复杂，种类众多[13]。然而，现阶段对于脑心通胶囊的物质基础研究仍然不够充分。本节我们采用 UFLC-Q-TOF-MS/MS 技术研究了 3 个不同批次的脑心通胶囊，根据色谱保留时间、精确分子质量、二级质谱碎裂方式，并参考相关数据库和文献，对其化学成分进行了分析鉴定，为脑心通胶囊的后续药效物质基础研究打下了基础。

【实验材料】

（一）主要试剂和药品

脑心通胶囊（批次：170451、170589、180879，由陕西步长制药有限公司提供），质谱级甲醇和乙腈（Thermo Fisher Scientific Inc., Fair Lawn, USA），色谱级甲酸（Sigma-Aldrich Co., St. Louis, USA），超纯水由 Milli-Q 超纯水净化系统（Millipore Co., Billerica, USA）净化并于使用前使用孔径为 0.22 μm 的滤膜过滤。

（二）主要仪器

UFLC-Q-TOF-MS/MS 液质联用系统（UFLC XR 超高效液相色谱, Shimadzu Corp., Kyoto, Japan；Triple TOF™ 5600 +, AB Sciex, Forster City, USA），Analyst® 1.2 工作站（AB Sciex, Forster City, USA），Milli-Q 超纯水净化系统（Millipore Co., Billerica, USA），MS105DU 十万分之一电子分析天平（Metler Toledo, Zurich, Switzerland），超声波清洗器（昆山超声仪器有限公司，昆山，中国）。

【实验部分】

（一）供试品溶液的制备

取脑心通胶囊 10 粒，将内容物倒出后混匀，快速精密称量胶囊内容物约 2 g，置于 25 mL 锥形瓶中，精密加入 50% 甲醇 20 mL，称重，40 kHz 超声提取 30 min，放置至室温后，用甲醇补足损失质量，摇匀，用孔径为 0.22 μm 的滤膜过滤后即得。空白对照样品为 50% 甲醇。

（二）分析条件

1. 色谱条件

色谱分离使用 Kinetex C$_{18}$ 色谱柱（Phenomenex, 3.0 mm × 100 mm, 2.6 μm），柱温为 40 ℃，流速为 0.3 mL/min，进样量为 5 μL。采取线性梯度洗脱，流动相 A 为含 0.1% 甲酸水，流动相 B 为 0.1% 甲酸乙腈。洗脱程序为 0 ～ 30 min，流动相 B：95% ～ 5%；30 ～ 35 min，流动相 B：95%；35 ～ 37 min，流动相 B：5% ～ 95%；37 ～ 45 min，流动相 B：5%。

2. 质谱条件

质谱采用电喷雾离子源（electrospray ionization source, ESI），分别以正、负离子模式检测，离子源载气 1 气压为 55 psi，离子源载气 2 气压为 55 psi，气帘气气压为 35 psi，离子源温度为 550 ℃，离子喷雾电压（ion spray voltage）在正模式下为 5500 V，在负模式下为 – 4500 V，碰撞能（collision energy）为 35 V，浮动碰撞能（collision energy spread）为 15 V，去簇电压（declustering potential）为 80 V，雾化气和辅助气均为氮气，检测质荷比（mass to charge，m/z）范围为 50 ～ 1500，在信息依赖采集模式（information-dependent acquisition，IDA）下使用 Analyst® 1.2 软件采集数据，使用 PeakView® 2.2 软件（AB Sciex，Foster City，CA，USA）分析数据。

【实验结果】

（一）脑心通胶囊化学成分分析

使用 UFLC-Q-TOF-MS/MS 技术对 3 个不同批次脑心通胶囊的化学成分进行分析，并使用空白溶剂作为对照，其总离子流图（total ion chromatogram，TIC）如图 2 – 1 所示。依据精确分子量和二级质谱碎裂方式等采集信息，参考 Massbank 数据库（www. massbank. jp）、Chemspider（www. chemspider. com）等在线数据库、本地天然产物数据库（AB sciex，Forster City，USA）及相关文献，在正、负离子模式下共辨认出脑心通胶囊化学成分共 125 种，其化学成分包括黄酮类、萜类、皂苷类、有机酸类、生物碱类等，结果如表 2 – 1 所示。在辨识出的 125 种成分中，经查阅文献，大部分成分均来源于各单味药材，但不排除生产过程中各化合物之间相互作用产生的若干新物质，桑呋喃 A（编号：51）仅在 180879 批次中检出，大豆苷（编号：81）仅在 170589、180879 批次中检出，芍药苷同分异构体（编号：83）仅在 170451 批次中检出，二咖啡奎宁酸同分异构体（编号：112）仅在 170451、180879 批号中检出，剩余 121 种成分均在 3 个批次样品中检出，说明脑心通胶囊的质量较为稳定。

（二）典型化合物的结构鉴定

脑心通胶囊含有羟基红花黄色素 A、苦杏仁苷、芍药苷、黄芪皂苷Ⅰ、丹参酮ⅡA 等典型化合物。

1. 羟基红花黄色素 A 的质谱解析

羟基红花黄色素 A 属于具有查尔酮结构的黄酮类化合物[115]，是红花等药材中的主要活性成分之一。如图 2 – 2 所示，在质谱负模式下存在分子离子峰［M – H]⁻（m/z 611），主要存在 4 个二级碎片（m/z 491、403、325、283）。羟基红花黄色素 A 的质谱裂解规律如图 2 – 3 所示，其质谱裂解方式主要为 2 个六碳糖的 3 种不同方式的碎裂（M – 120、M – 90、M – 78）和查尔酮结构的碎裂（M – 118），形成了 4 个主要二级碎片。

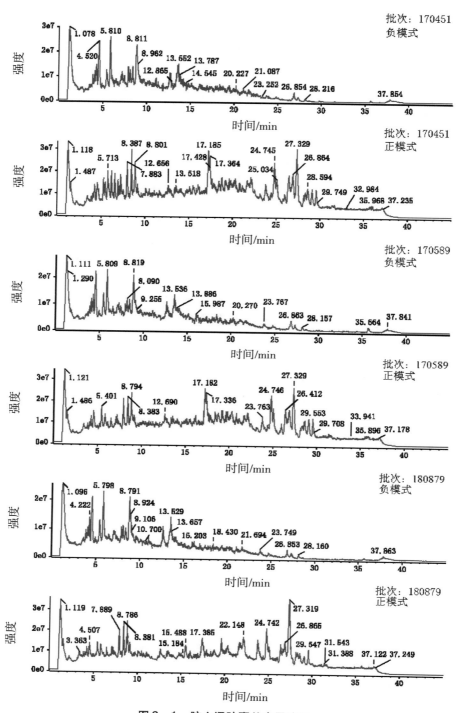

图2-1 脑心通胶囊总离子流图

表2-1 脑心通胶囊化学成分

编号	保留时间/min	离子模式	质荷比/(m/z)	偏差/10^{-6}	化合物	主要二级碎片/(m/z)
1	1.56	[M−H]⁻	117.0202	7.1	琥珀酸	99.0100, 73.0331
2	2.22	[M−H]⁻	164.0731	8.5	苯丙氨酸	164.0715, 147.0453, 120.9455, 103.0572, 96.9613, 72.0120
3	5.08	[M−H]⁻	375.1318	5.8	8−O−去苯甲酰基芍药苷	255.0903, 241.0746, 212.0819
4	3.46	[M−H]⁻	475.1467	2.0	报春花根苷	431.1591, 269.1037, 161.0458, 113.0250, 101.0260, 71.0170
5	3.54	[M−H]⁻	313.0939	3.4	Mandelic acid-β-D-glucopyranoside	269.1045, 161.0460, 113.0268, 101.0268, 71.0169, 59.0187
6	3.68	[M−H]⁻	137.0259	11.2	原儿茶醛	93.0369, 65.0430
7	3.85	[M−H]⁻	567.1719	3.1	桑皮苷A	405.1223, 243.0678
8	3.93	[M−H]⁻	289.0731	4.5	儿茶素	245.0828, 203.0716, 151.0402, 123.0459, 109.0307
9	3.98	[M−H]⁻	183.0314	8.4	没食子酸甲酯	168.0071, 124.0176
10	4.00	[M−H]⁻	495.1508	1.3	氧化芍药苷	137.0249
11	4.06	[M−H]⁻	353.0889	3.3	东莨菪苷	191.057
12	4.08	[M−H]⁻	431.1563	1.0	Benzyl β-gentiobioside	269.1036, 161.0461, 101.0263
13	4.23	[M−H]⁻	611.1628	1.7	羟基红花黄色素A	491.1219, 403.1052, 325.0723
14	4.47	[M−H]⁻	179.0361	6.3	咖啡酸	135.0459
15	4.52	[M−H]⁻	456.1520	2.0	苦杏仁苷	323.1004, 221.0669, 179.0564, 161.0459, 89.0264

续上表

编号	保留时间/min	离子模式	质荷比/(m/z)	偏差/10^{-6}	化合物	主要二级碎片/(m/z)
16	4.76	[M−H]⁻	167.0370	12.1	香草酸	123.0465, 79.0591
17	4.92	[M−H]⁻	289.0735	5.8	表儿茶酸	245.0841, 203.0722, 123.0460, 109.0314
18	5.38	[M−H]⁻	294.0987	1.3	野黑樱苷	135.0462, 71.0151
19	5.53	[M−H]⁻	625.1434	3.7	6-Hydroxy kaempferol-di-O-glucoside	463.0924, 301.0372
20	5.61	[M−H]⁻	367.1041	1.8	Feruloylquinic acid	191.0571
21	5.81	[M−H]⁻	479.1561	0.4	芍药苷	449.1471, 327.1098, 165.0555, 121.0308
22	6.45	[M−H]⁻	609.1475	2.3	芦丁	300.0293
23	6.49	[M−H]⁻	193.0524	9.3	阿魏酸	178.0273, 134.0377
24	6.78	[M−H]⁻	303.0521	3.5	花旗松素	125.025
25	6.98	[M−H]⁻	631.1677	1.4	没食子酰芍药苷	613.1635, 313.0587
26	7.15	[M−H]⁻	243.0665	0.8	氧化白藜芦醇	225.0559, 199.0773, 175.0764, 159.0445
27	7.17	[M−H]⁻	593.1526	2.4	红花黄色素 A	593.1573, 285.0419
28	7.41	[M−H]⁻	515.1204	1.6	二咖啡酰奎宁酸	353.0896, 191.0566
29	7.42	[M−H]⁻	417.0830	0.8	丹酚酸 D	197.0454, 175.0398
30	7.44	[M−H]⁻	447.0937	0.9	木犀草素 7−O−β−D−吡喃葡萄糖苷	284.0340, 255.0311
31	7.87	[M−H]⁻	283.0621	3.3	5,7−二羟基−4'−甲氧基异黄酮	268.0392
32	8.02	[M−H]⁻	187.0995	10.2	壬二酸	125.0975
33	8.09	[M−H]⁻	359.0786	3.8	迷迭香酸	197.0464, 179.0356, 161.0250
34	8.30	[M−H]⁻	537.1049	2.0	紫草酸	493.1184, 295.0633, 185.0252

续上表

编号	保留时间/min	离子模式	质荷比/(m/z)	偏差/10^{-6}	化合物	主要二级碎片/(m/z)
35	8.31	[M－H]⁻	493.1149	1.8	丹酚酸 A	295.0626, 185.0247
36	8.34	[M－H]⁻	269.0463	2.6	芹菜素	133.0305
37	8.53	[M－H]⁻	613.1581	2.9	Safflomin C	613.1623, 361.1101, 241.0517
38	8.78	[M－H]⁻	197.0458	1.3	丹参素	179.0331, 135.0437, 123.0471, 72.9953
39	8.83	[M－H]⁻	717.1484	3.2	丹酚酸 E/B/L	519.0956, 339.0514, 321.0407
40	8.97	[M－H]⁻	599.1766	0.8	苯甲酰氧化芍药苷	447.1325, 431.1351, 281.0700, 137.0249
41	9.02	[M－H]⁻	299.0565	1.4	红车轴草素	284.0334
42	9.03	[M－H]⁻	253.0520	5.5	1, 8-Dihydroxy-3-methyl anthracene- 9, 10-dione	
43	9.25	[M－H]⁻	255.0672	3.7	甘草素	
44	9.26	[M－H]⁻	269.0491	13.2	Aloe-emodin	79.9595
45	9.48	[M－H]⁻	313.0719	0.5	Salvianolic acid F	225.0928, 197.0976
46	9.55	[M－H]⁻	507.1510	2.6	9, 10-dimethoxypterocarpan-3-O-β-D-glucoside	299.0937
47	9.91	[M－H]⁻	463.1615	1.0	Isomucronulatol-7-O-β-D-glucoside	301.1091
48	10.08	[M－H]⁻	267.0679	5.9	刺芒柄花素	252.0432, 223.0407
49	10.08	[M－H]⁻	269.0469	5.4	染料木素	
50	10.86	[M－H]⁻	271.0625	4.7	柚皮素	151.0041
51	10.86	[M－H]⁻	391.1913	0.4	桑呋喃 A	319.2316, 78.9613
52	11.41	[M－H]⁻	355.1200	3.6	阿魏酸松柏酯	311.1299, 255.2171, 296.1076, 281.0845, 159.0457

续上表

编号	保留时间/min	离子模式	质荷比/(m/z)	偏差/10^{-6}	化合物	主要二级碎片/(m/z)
53	12.5	[M+HCOO]⁻	991.5156	4.8	黄芪皂苷Ⅴ/Ⅵ/Ⅷ	945.5210
54	12.64	[M−H]⁻	205.0886	7.5	3-Butyl-4-hydroxyphthalide	161.0978
55	12.82	[M−H]⁻	207.1036	4.3	洋川芎内酯 G	161.0981
56	13.25	[M+HCOO]⁻	829.4635	6.6	黄芪皂苷Ⅲ	783.4654
57	13.27	[M−H]⁻	205.0887	8.0	3-Butyl-4-hydroxyphthalide isomer	161.0965
58	13.34	[M−H]⁻	357.2073	0.5	Palbinone	
59	13.42	[M−H]⁻	925.4811	0.9	竹节参皂苷Ⅳ	
60	13.54	[M−H]⁻	793.4398	2.3	竹节参皂苷Ⅳa	259.1020
61	13.57	[M−H]⁻	955.4571	2.8	Achyranthoside C	835.4606, 794.4540
62	14.11	[M+HCOO]⁻	871.4729	4.9	黄芪皂苷Ⅱ	825.4747
63	14.14	[M−H]⁻	953.4405	1.8	Achyranthoside A	
64	14.20	[M−H]⁻	203.0726	6.0	洋川芎内酯 C	160.0170
65	14.68	[M−H]⁻	255.0667	1.8	异甘草素	201.8345, 151.0052
66	14.77	[M−H]⁻	941.5155	4.2	大豆皂苷Ⅰ	
67	16.03	[M+HCOO]⁻	913.4841	5.4	黄芪皂苷Ⅰ	867.4893
68	16.21	[M−H]⁻	793.4388	1.0	竹节参皂苷Ⅳa 同分异构体 Ⅰ	
69	16.88	[M−H]⁻	953.4797	4.8	Malonylastragaloside Ⅰ	909.4993, 867.4900
70	16.89	[M−H]⁻	955.4917	0.9	人参皂苷 Ro	911.5052
71	17.59	[M−H]⁻	421.1653	0.8	桑皮黄素	299.1294

续上表

编号	保留时间/min	离子模式	质荷比/(m/z)	偏差/10^{-6}	化合物	主要二级碎片/(m/z)
72	18.38	[M-H]$^-$	487.3434	1.0	儿茶酚	
73	20.26	[M-H]$^-$	295.2288	3.2	13-Hydroxy-9, 11-hexadecadienoic acid	277.2190, 195.1398
74	21.12	[M-H]$^-$	419.1506	1.4	环桑皮素	297.1147
75	26.72	[M-H]$^-$	279.2336	2.2	亚麻酸	
76	27.14	[M-H]$^-$	455.3535	1.0	油酸	835.4606, 794.4540
77	3.51	[M+Na]$^+$	499.1418	0.9	报春花根苷	365.0976, 188.0656, 146.0565
78	3.92	[M+H]$^+$	291.0806	19.5	儿茶素	139.0364, 123.0417
79	4.04	[M+H]$^+$	355.0958	18.6	东莨菪苷	163.0353, 145.0255
80	4.06	[M+Na]$^+$	455.1531	1.7	Benzyl β-gentiobioside	437.1445, 419.1352, 363.0740, 191.1733
81	4.35	[M+Na]$^+$	439.1004	1.0	大豆苷	147.0396
82	4.80	[M+H]$^+$	199.0609	3.2	没食子酸乙酯	140.0438, 125.0201, 77.0384
83	5.40	[M+H]$^+$	481.1697	1.6	芍药苷同分异构体	197.0763, 151.0722, 133.0621, 105.0320
84	5.41	[M+H]$^+$	318.0933	-0.9	野黑樱苷	105.0278, 70.0671
85	5.81	[M+H]$^+$	463.1599	0.2	9, 10-Dimethoxypterocarpane- 3-O-β-D-glucoside isomer	
86	5.82	[M+H]$^+$	301.1043	9.3	(6aR, 11aR) - 3-Hydroxy- 9, 10-dimethoxypterocarpan	179.0660, 151.0716, 105.0311, 95.0844
87	6.15	[M+H]$^+$	303.0483	5.2	槲皮素	169.0086, 123.0038
88	6.36	[M+H]$^+$	193.0489	3.4	东莨菪素	178.0216, 133.0258

续上表

编号	保留时间/min	离子模式	质荷比/(m/z)	偏差/10^{-6}	化合物	主要二级碎片/(m/z)
89	6.45	$[M+H]^+$	611.1578	4.6	芦丁	303.0394
90	6.48	$[M+H]^+$	195.0641	5.8	阿魏酸	177.0507, 145.0253, 117.0316, 89.0380
91	6.50	$[M+Na]^+$	503.2959	4.0	蜕皮激素	503.2949, 177.1086, 133.0832, 89.0592
92	6.51	$[M+H]^+$	447.1294	1.9	毛蕊异黄酮苷	285.0701, 270.0481
93	6.93	$[M+H]^+$	633.1771	6.7	没食子酰芍药苷	319.1084, 197.0749, 153.0137, 105.0309
94	7.17	$[M+H]^+$	595.1628	4.9	红花黄色素 A	287.0484
95	7.17	$[M+H]^+$	287.0590	15.0	山柰酚	153.0149
96	7.57	$[M+H]^+$	227.1253	10.9	洋川芎内酯 J	191.1027, 163.1085, 153.0512, 79.0546
97	7.64	$[M+H]^+$	633.1787	4.2	没食子酰芍药苷同分异构体	471.1176, 301.1017, 153.0149, 105.0317
98	7.88	$[M+H]^+$	533.1277	2.3	Calycosin-7-O-β-D-glc-6"-O-malonate	285.0691
99	8.09	$[M+H]^+$	361.0894	6.8	迷迭香酸	163.0354, 145.0255
100	8.33	$[M+H]^+$	147.0445	2.7	香豆素	147.0410, 103.0527, 91.0534, 77.0391, 65.0403
101	8.43	$[M+H]^+$	575.4285	3.7	Stigmasterol-β-D-glucoside	341.2359, 228.1533
102	8.65	$[M+Na]^+$	247.0918	9.2	洋川芎内酯 I	
103	8.65	$[M+H]^+$	207.0994	10.6	洋川芎内酯 F	91.0544
104	8.83	$[M+H]^+$	719.1577	4.1	丹酚酸 E/B/L	521.0958, 323.0483, 295.0540, 181.0456
105	8.83	$[M+Na]^+$	539.1173	2.3	Formononetin-7-O-β-D-glc-6"-O-malonate	521.0971, 323.0487, 295.0543, 181.0457, 139.0363

续上表

编号	保留时间/min	离子模式	质荷比/(m/z)	偏差/10^{-6}	化合物	主要二级碎片/(m/z)
106	8.90	$[M+H]^+$	431.1246	21.1	芒柄花苷	269.0745
107	9.04	$[M+H]^+$	255.0635	6.8	1, 8-Dihydroxy-3-methylanthracene-9, 10-dione	199.0704, 181.0590, 70.0655
108	9.09	$[M+Na]^+$	247.0929	4.9	洋川芎内酯 I 同分异构体	189.0876, 133.0625, 91.0539
109	9.10	$[M+H]^+$	207.0997	9.1	洋川芎内酯 F 同分异构体	91.0539
110	9.74	$[M+H]^+$	285.0757	0.1	毛蕊异黄酮/汉黄芩素	285.0697, 270.0468, 253.0444, 225.0503, 213.0509, 137.0209
111	9.83	$[M+H]^+$	313.1042	9.1	丹参二醇 C	277.0785, 247.0689, 177.0506, 145.0255, 117.0306
112	10.08	$[M+H]^+$	517.1327	2.6	二咖啡奎宁酸同分异构体	269.0721
113	10.31	$[M+H]^+$	313.1053	5.7	丹参二醇 B	267.0954, 249.0852, 221.0913, 178.0734
114	11.26	$[M+H]^+$	585.1989	3.9	苯甲酰芍药苷	319.1113, 197.0768, 105.0318
115	11.89	$[M+H]^+$	167.0694	5	2′-Hydroxy-4′-methoxyacetopheone	167.0661, 149.0560, 121.0625, 91.0531, 77.0386
116	12.36	$[M+H]^+$	163.0745	5.3	2′-Methoxycinnamaldehyde	107.0476, 91.0531, 77.0388
117	12.63	$[M+H]^+$	269.0781	10.3	刺芒柄花素同分异构体	253.0445, 237.0496, 197.0556
118	12.64	$[M+H]^+$	189.0929	9.9	Z-亚丁基苯酞	147.0414, 133.0260, 128.0597, 77.0391
119	12.95	$[M+H]^+$	299.0919	1.7	Afromosin	284.0613
120	13.63	$[M+H]^+$	297.1155	11.1	丹参新醌 A	

续上表

编号	保留时间/min	离子模式	质荷比/(m/z)	偏差/10^{-6}	化合物	主要二级碎片/(m/z)
121	14.09	[M+H]$^+$	827.4821	4.1	黄芪皂苷 Ⅱ	629.3888, 455.3415, 437.3323, 419.3224, 175.0563, 143.1037
122	14.77	[M+H]$^+$	943.5180	8.5	大豆皂苷 Ⅰ	797.4494, 599.3803, 441.3624
123	15.12	[M+H]$^+$	311.1286	2.6	Hydroxytanshinone ⅡA	267.1314, 252.1091
124	15.50	[M+H]$^+$	193.1203	10.5	洋川芎内酯 A	137.0544, 105.0662, 91.0535, 77.0391
125	16.02	[M+H]$^+$	869.4899	0.7	黄芪皂苷 Ⅰ	671.4030, 437.3327, 217.0662, 157.0462, 143.1035
126	16.88	[M+H]$^+$	955.4992	9.9	Malonylastragaloside Ⅰ	757.3992, 739.3874, 437.3309, 303.0645, 157.0459, 143.1034
127	17.24	[M+H]$^+$	279.1050	12.3	Methylene tanshinone	261.0850, 233.0905, 205.0963, 190.0731
128	17.42	[M+H]$^+$	191.1078	5.5	正丁基苯酞	173.0916, 129.0669, 115.0517, 91.0531
129	17.58	[M+H]$^+$	423.1780	5.2	桑皮黄素	311.0479, 241.0439
130	10.82	[M+H]$^+$	189.0896	7.6	z-亚丁基苯酞同分异构体	128.0596
131	17.94	[M+H]$^+$	281.1172	0.1	Trijuganone B	235.1056, 192.0885
132	18.24	[M+H]$^+$	339.1250	6.9	丹参酸甲酯	261.0858, 233.0913
133	18.38	[M+H]$^+$	217.1578	4.1	莪术呋喃二烯	199.1429, 161.0920, 95.0842, 81.0699
134	19.62	[M+H]$^+$	297.1472	4.3	隐丹参酮	297.1409, 282.1180, 254.0870
135	19.74	[M+H]$^+$	277.0878	6.9	丹参酮 Ⅰ	249.0844, 178.0734
136	20.61	[M+H]$^+$	383.2227	2.6	洋川芎内酯 P	191.1024

续上表

编号	保留时间/min	离子模式	质荷比/(m/z)	偏差/10⁻⁶	化合物	主要二级碎片/(m/z)
137	20.66	[M+H]⁺	279.1034	6.7	二氢丹参酮 I	261.0857, 233.0910, 205.0969, 190.0731
138	20.74	[M+H]⁺	215.1421	4.3	香樟烯	159.0772
139	21.12	[M+H]⁺	421.1654	2.0	环柔皮素	365.0938
140	21.89	[M+H]⁺	149.0228	3.6	O-phthalic anhydride/Senkyunolide M	121.0262, 93.0329, 65.0401
141	22.15	[M+H]⁺	295.1356	9.2	丹参酮 II A	277.1157, 262.0926, 249.1205
142	22.22	[M+H]⁺	381.2076	4.1	Angelicide/Riligustilide/Tokinolide B/Levistolide A	191.1024, 173.0928
143	26.44	[M+H]⁺	282.2764	9.6	(z)-9-Octadecenamide	83.0847, 69.0707, 57.0725

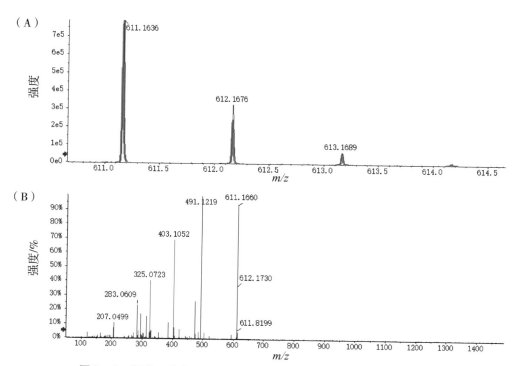

图2-2 羟基红花黄色素A的一级质谱图（A）和二级质谱图（B）

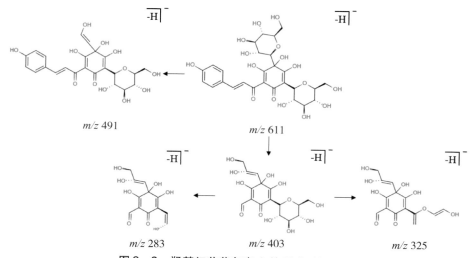

图2-3 羟基红花黄色素A的质谱裂解规律

2. 苦杏仁苷的质谱解析

苦杏仁苷属于氰苷类化合物[116]，是桃仁等药材中的主要活性成分之一。如图2-4所示，在质谱负模式下存在分子离子峰［M－H］⁻（m/z 456），存在多个二级碎片（m/z 323、221、179、161 等）。苦杏仁苷的质谱裂解规律如图 2 - 5 所示，其主要质谱裂解方式为糖苷键的断裂，得到双糖特征性二级碎片离子 m/z 323。

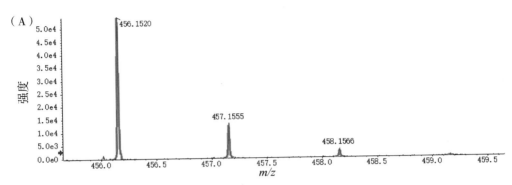

图 2 - 4　苦杏仁苷的一级质谱图（A）和二级质谱图（B）

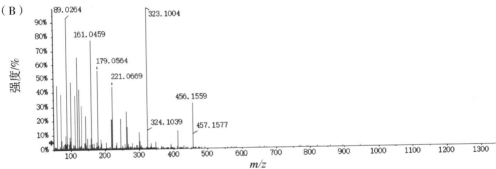

图 2 - 5　苦杏仁苷的质谱裂解规律

3. 芍药苷的质谱解析

芍药苷是一种蒎烷单萜苦味苷类化合物[117]，是赤芍等药材中的主要活性成分之一。如图 2 - 6 所示，在质谱负模式下存在分子离子峰［M - H］⁻（m/z 479），主要存在 4 个二级碎片（m/z 449、327、165、121）。芍药苷的质谱裂解规律如图 2 - 7 所示，二级碎片离子 m/z 449 是在分子离子的六碳糖上碳链断裂得到的，二级

碎片离子 *m/z* 327 是在二级碎片离子 *m/z* 449 的基础上脱去苯甲酸得到的，二级碎片离子 *m/z* 165 是在二级碎片离子 *m/z* 327 的基础上脱去六碳糖结构得到的蒎烷骨架，二级碎片离子 *m/z* 121 是脱去的苯甲酸结构。

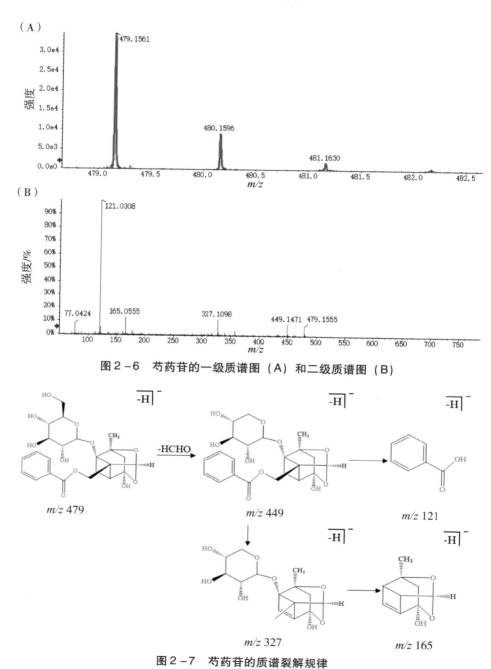

图 2-6　芍药苷的一级质谱图（A）和二级质谱图（B）

图 2-7　芍药苷的质谱裂解规律

4. 黄芪皂苷 I 的质谱解析

黄芪皂苷 I 属于四环三萜皂苷类化合物[117]，是黄芪等药材中的主要活性成分之一。如图 2-8 所示，黄芪皂苷类化合物在质谱负离子模式下较为稳定，容易形成 [M+HCOO]⁻（m/z 913）的分子离子，在负离子模式下二级质谱中，分子离子 [M+HCOO]⁻（m/z 913）失去一分子的羧酸根形成分子离子 [M−H]⁻（m/z 867），响应相对较低。在质谱正离子模式下，一级质谱中，形成 [M+H]⁺（m/z 869）的分子离子；二级质谱中，分子离子裂解产生一系列的离子碎片，如失去一分子水和一分子六碳糖形成离子碎片 [M+H−$C_6H_{12}O_6$−H_2O]⁺（m/z 671），失去一分子六碳糖、一分子五碳糖、一分子水和 2 个乙酰基形成的离子碎片 [M+H−$C_6H_{12}O_6$−$C_5H_{10}O_5$−$2CH_3CO$]⁺（m/z 455）。此外，分子离子裂解的乙酰五碳糖、呋喃环侧链等分别形成 m/z 217 和 m/z 143 等离子碎片。

5. 丹参酮 II A 的质谱解析

丹参酮 II A 属于菲醌类化合物[25]，是丹参等药材中的主要活性成分之一。如图 2-9 所示，在质谱正模式下存在分子离子峰 [M+H]⁺（m/z 295），分子离子可裂解出一系列的离子碎片，包括 m/z 277、262、249、235、206 等。丹参酮 II A 的质谱裂解规律如图 2-10 所示，其质谱裂解方式主要为羰基（CO）、甲基（CH_3）等基团以不同的形式从分子离子上断裂失去，从而形成了不同质荷比的碎片离子。

（三）讨 论

脑心通胶囊含有黄芪、当归、川芎、丹参、桑枝、桂枝、牛膝、赤芍、桃仁、鸡血藤和红花 11 种植物类药材，乳香和没药 2 种树脂类药材，以及全蝎、地龙和水蛭 3 种动物类药材，通过打粉混合等工艺制得[12]。对于这样的复杂中药复方，其化学成分分析难度较大，对分析方法的分离能力和鉴定能力要求较高，一般地，超高效液相色谱-高分辨质谱联用技术具有较高的分离能力和鉴定能力，被广泛应用于中药的化学成分分析[118-119]。在本节实验中，我们采用 UFLC-Q-TOF-MS/MS 技术通过正模式和负模式扫描，研究了脑心通胶囊的化学成分。从化合物类别上看，脑心通胶囊主要含有多种小分子有机酸类、黄酮类、醌类和萜类等天然化合物，如咖啡酸、毛蕊异黄酮、丹参酮 II A 和黄芪皂苷 I，这些物质大都被相关研究证明具有丰富的改善代谢紊乱、抗炎抗氧化、抗动脉粥样硬化等药理活性，一定程度上为研究脑心通胶囊的药效作用提供了物质基础依据[120]。从处方组成上看，脑心通胶囊处方中重用的几种植物类药材的成分均在结果中有所反映，如君药黄芪中的毛蕊异黄酮、汉黄芩素等多种黄酮类化合物和黄芪皂苷 I、黄芪皂苷 II 等多种四环三萜皂苷类化合物均被检出，佐药丹参中的多种丹酚酸和丹参酮类化合物均被检

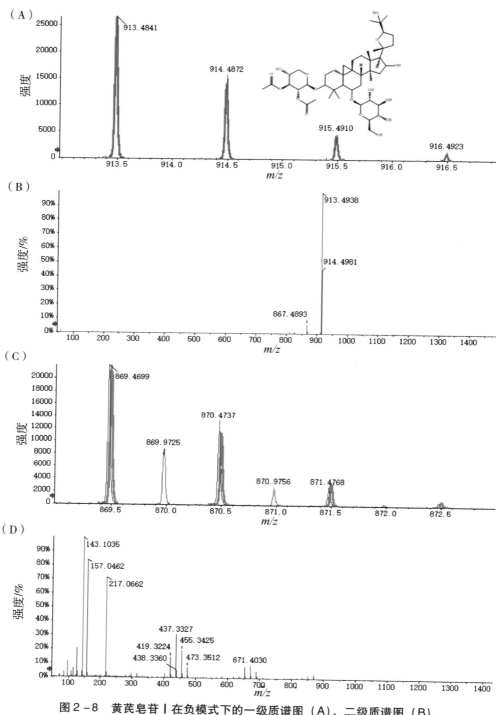

图2-8 黄芪皂苷 I 在负模式下的一级质谱图（A）、二级质谱图（B）
和在正模式下的一级质谱图（C）、二级质谱图（D）

（A）

（B）

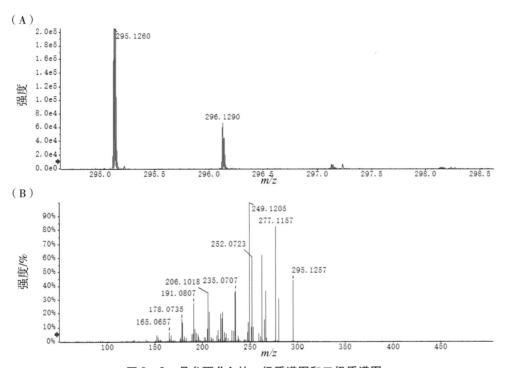

图 2-9　丹参酮ⅡA的一级质谱图和二级质谱图

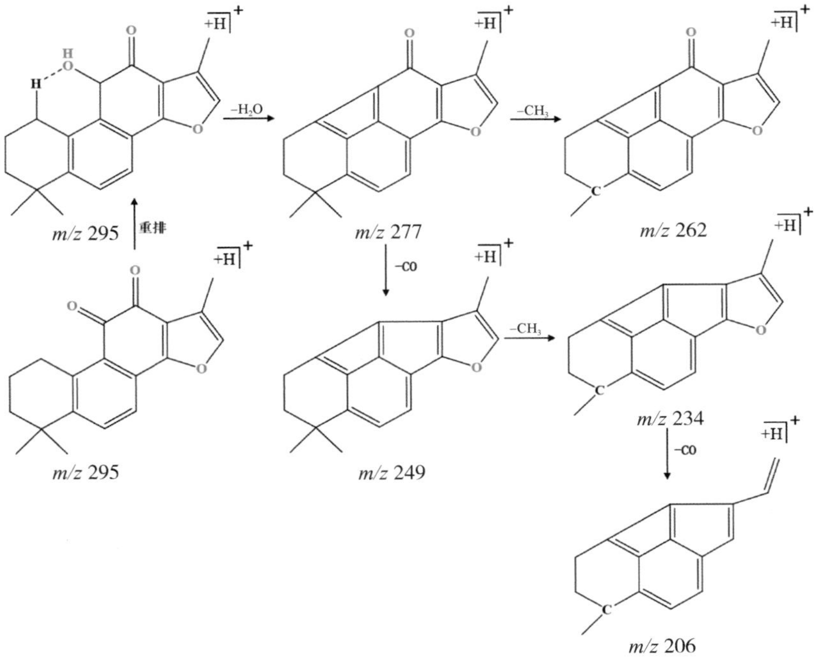

图 2-10　丹参酮ⅡA的质谱裂解规律

出，使药牛膝中的竹节参皂苷Ⅳa等多种四环三萜皂苷均被检出。此外，如咖啡酸、阿魏酸和香豆素等多种同属于多种药材的成分也被检出。

然而，脑心通胶囊处方中也重用了多种动物药和树脂药，特别是地龙、水蛭、全蝎3味动物药作为臣药，起到通经透络的重要作用。本实验中，动物药和树脂药的检出成分较少，仅有莪术呋喃二烯、香樟烯、蜕皮激素等极少量的化学成分被认为可能来源于这些药材[121-122]。综合相关文献[25,90,93]，此前已报道的脑心通胶囊化学成分也主要来源于植物类药材。一般地，动物药的主要成分为氨基酸、多肽、核苷等物质[123]，树脂药则主要含有挥发油、萜类和大量树胶、树脂类等成分[121-122]，现阶段仅有本团队对3种动物药进行了特异性DNA分子鉴定（见本书第一章），可以用于鉴别脑心通胶囊真伪[124-126]。作为脑心通胶囊处方中的重要组成部分，动物药、树脂药的化学成分研究对解释这些药材在复方中的作用地位尤为重要，因此，在后续研究中，气相色谱、大分子生物质谱等技术应当越来越多地被应用于脑心通胶囊的成分研究。

（四）小结

本节我们采用UFLC-Q-TOF-MS/MS技术分析了脑心通胶囊中的主要成分，涵盖了来源于黄芪、丹参、当归等多个单味药材中的多种天然成分[127-128]，包括黄酮类、醌类、小分子有机酸类、萜类、皂苷类等，其中许多成分被实验证明具有抗炎、抗氧化、抗动脉粥样硬化等广泛的药理活性。丰富的化学成分是脑心通胶囊发挥多途径、多靶点药效作用的物质基础，本实验为脑心通胶囊的药效作用机制研究奠定了基础，也为其质量控制提供了科学依据。

第三节 脑心通胶囊改善代谢紊乱的药效作用研究

糖类、脂质等物质的代谢紊乱是心血管疾病和外周血管疾病的共同危险因素和病理基础，改善代谢紊乱是治疗心血管疾病的根本[1]。其中，2型糖尿病（Type 2 diabetes，T2D）是一种具有糖脂代谢异常、胰岛素抵抗、慢性炎症等多种特点的代谢疾病，2017年全球范围内成年人患糖尿病的发病率已高达8.4%，其中90%的糖尿病患者属于T2D[6]，T2D及其诱发的心血管疾病、糖尿病肾病等血管性疾病已成为后天致残和死亡的主要原因[5,7]。对于大部分以动脉粥样硬化为基础的心血管疾病患者，他汀类药物是针对其高血脂血症的基础治疗药物，可以显著降低血液中低密度脂蛋白水平，但是他汀类药物也存在降低心血管风险有限、长期高剂量服用会产生肝肾损伤等副作用的缺点[129]。而二甲双胍是临床上常用的针对 T2D 的降糖一线药物，近年来也有报道其也可能具有血管保护等其他功能[8]。脑心通胶囊是临床应用广泛的具有益气活血、化瘀通络功效的复方中药大品种，具有良好的心脑血管保护作用，并且常与阿托伐他汀、二甲双胍等药物联用，一些临床数据和基础研究均提示脑心通胶囊具有显著的降糖、降脂等改善代谢紊乱的药效作用，改善代谢紊乱可能是其起到心脑血管保护作用的一个重要途径[12-13]。

T2D 的发病原因复杂，一般认为是遗传因素和高能量饮食、运动不足等环境因素共同作用的结果，由血脂异常、肥胖等引起的胰岛素抵抗和慢性炎症在发病过程中起重要作用，而长期的高血糖、高血脂是造成心脑血管疾病等糖尿病慢性并发症的基础[7]。本节我们采用长期高脂饲养（high fat diet，HFD）合并给予单次小剂量的链脲佐菌素（streptozotocin，STZ）诱导建立 T2D 代谢紊乱大鼠模型，造成模型动物长期的代谢紊乱诱发并发疾病和增加心脑血管疾病风险；在此基础上，进行脑心通胶囊对代谢紊乱的药效研究，并分别以阿托伐他汀和二甲双胍为阳性药，探讨脑心通胶囊相对于西药的药效作用特点，以期指导临床安全合理用药。

【实验材料】

（一）动物

SPF 级 SD 大鼠，体重为 180～220 g，购于广东省医学实验动物中心，实验动物生产许可证号为 SCXK（粤）2018-0002，实验动物质量合格证明号为 No. 44007200040426。实验方案经中山大学生命科学学院伦理委员会批准，实验动物饲养于广东省医学实验动物中心 SPF 级动物房，房间温度保持在 23±3 ℃，湿度保持在 55%±15%，给予每日 12 h 明暗交替光照，实验动物可自由摄取食物和水，实验开始前适应性饲养 7 天。按照动物实验伦理指南给予动物人文关怀，尽可能减少动物的痛苦和使用数量。

（二）主要试剂与药品

脑心通胶囊（批次：170589，由陕西步长制药有限公司提供），阿托伐他汀钙片（批次：R97397，Pfizer Pharmaceuticals Ltd.，New York，USA），盐酸二甲双胍片（批次：AAQ3542，购于中美上海施贵宝制药有限公司，上海，中国），标准大鼠维持饲料（由广东省医学实验动物中心提供），含 60% 脂肪的标准高脂饲料（D12492，饲料质量合格证号：44200300015031、44200300014796、44200300014275、44200300014150、44200300013744、44200300013675，Research Diets Inc.，New Brunswick，USA），链脲佐菌素（streptozotocin，STZ）、葡萄糖（Sigma-Aldrich Co.，St. Louis，USA），胰岛素注射液［购于诺和诺德（中国）制药有限公司，北京，中国］，分析纯柠檬酸、柠檬酸钠（上海阿拉丁生化科技股份有限公司，上海，中国），糖化血红蛋白 A1c（glycated hemoglobin A1c，HbA1c）比色分析法检测试剂盒（购于上海科华生物工程有限公司，上海，中国），葡萄糖（glucose，GLU）、游离脂肪酸（non-esterified fatty acids，NEFA）、高密度脂蛋白胆固醇（high-density lipoprotein cholesterol，HDL-C）、低密度脂蛋白胆固醇（low-density lipoprotein cholesterol，LDL-C）、总胆固醇（total cholesterol，TC）、总甘油三酯（total glyceride，TG）、α-羟丁酸脱氢酶（α-hydroxybutyrate dehydrogenase，α-HBDH）、肌酸激酶（creatine kinase，CK）、肌酸激酶同工酶-MB（creatine kinase isoenzyme-MB，CK-MB）、乳酸脱氢酶（lactate dehydrogenase，LDH）、肌酐（creatinine，CRE）、超氧化物歧化酶（superoxide dismutase，SOD）、丙二醛（malondialdehyde，MDA）、谷丙转氨酶（alanine aminotransferase，ALT）、谷草转氨酶（aspartate aminotransferase，AST）、尿酸（uric acid，UA）、碱性磷酸酶（alkaline phosphatase，ALP）、尿素氮（urea nitrogen，BUN）、蛋白质（protein，PRO）比色分析法检测试剂盒（购于南京建成生物工程研究所），白细胞介素-1β（interleukin-1β，IL-1β）、白细胞介素-2（interleukin-2，IL-2）、白细胞介素-4（interleukin-4，IL-4）、白细胞介素-6（interleukin-6，IL-6）、肿瘤坏死因子-α（tumor necrosis factor-α，TNF-α）、干扰素-γ（Interferon-γ，IFN-γ）、饥饿激素（ghrelin，GHRL）、缩胆囊素（cholecystokinin，CCK）、神经肽 Y（neuropeptide Y，NPY）、瘦素（leptin，LEP）、脂联素（adiponectin，ADP）、胃动素（motilin，MTL）、胰岛素（insulin，INS）、血管紧张素-2（angiotensin-2，ANG-2）、C 反应蛋白（C reactive protein，CRP）、内皮素 1（endothelin 1，ET-1）酶联免疫吸附测定法（enzyme linked immunosorbent assay，ELISA）检测试剂盒（Cloud-Clone Corp.，Katy，USA）。

（三）仪器

OneTouch® UltraVue 血糖仪（Johnson & Johnson Services，Inc.，New Brunswick，USA），BP-2010A 血压检测系统（Softron Inc.，Tokyo，Japan），7020 型全自动生化分析仪（Hitachi Ltd.，Tokyo，Japan），多孔超微量核酸蛋白检测仪（酶标仪）（Epoch 2，BioTek Instruments Inc.，Vermont，USA），5424R 低温离心机（Eppendorf Co. Ltd.，Hamburg，Germany），4 ℃ 低温冰箱、-80 ℃ 超低温冰箱（海尔集团，青岛，中国），HSW 型恒温水浴锅（上海一恒科学仪器有限公司，上海，中国），MS105DU 十万分之一电子分析天平（Metler Toledo Co. Ltd.，Zurich，Switzerland）。

【实验部分】

（一）动物模型的建立

本实验在前期造模方法预试的基础上，采用长期高脂饲养合并给予单次小剂量的链脲佐菌素诱导建立 T2D 代谢紊乱大鼠模型。首先将实验动物分为正常组和造模组，使用标准维持饲料饲养正常组大鼠，使用高脂饲料连续饲养造模组大鼠 10 周，其间，在第 54 天（第七周），给予造模组大鼠一次含 1% STZ 的柠檬酸缓冲液（30 mg/kg，柠檬酸 - 柠檬酸钠缓冲溶液，pH = 4.5，现配现用，预冷）腹腔注射，给予正常组大鼠腹腔注射等体积的空白柠檬酸缓冲液。在腹腔注射 STZ 后 72 h，通过尾静脉取血并使用血糖仪测定大鼠空腹血糖水平，空腹血糖水平大于 11.0 mmol/L 被视为造模成功，造模成功的大鼠可用于后续实验。

（二）动物实验的分组与干预设计

为了评价脑心通胶囊的药效作用特点，我们将造模成功的大鼠随机分为 6 组，每组 10 只，按照临床使用剂量推算，按如下方式干预 8 周：

（1）模型对照组（MOD）：使用高脂饲料喂养，每日给予与其他组等体积的纯水灌胃。

（2）阿托伐他汀组（ATO）：使用高脂饲料喂养，每日给予阿托伐他汀混悬液灌胃（8 mg·kg^{-1}·d^{-1}，将阿托伐他汀钙片研磨混匀混悬于纯水中，使用前摇匀）。

（3）二甲双胍组（MET）：使用高脂饲料喂养，每日给予二甲双胍混悬液灌胃（200 mg·kg^{-1}·d^{-1}，将盐酸二甲双胍片研磨混匀混悬于纯水中，使用前摇匀）。

（4）脑心通胶囊低剂量组（NXTL）：使用高脂饲料喂养，每日给予脑心通胶囊混悬液灌胃（250 mg·kg^{-1}·d^{-1}，将脑心通胶囊内容物混匀混悬于纯水中，使用前摇匀）。

（5）脑心通胶囊中剂量组（NXTM）：使用高脂饲料喂养，每日给予脑心通胶囊混悬液灌胃（500 mg·kg^{-1}·d^{-1}，将脑心通胶囊内容物混匀混悬于纯水中，使用前摇匀）。

（6）脑心通胶囊高剂量组（NXTH）：使用高脂饲料喂养，每日给予脑心通胶囊混悬液灌胃（1000 mg·kg^{-1}·d^{-1}，将脑心通胶囊内容物混匀混悬于纯水中，使用前摇匀）。

此外，另取正常组大鼠 10 只，使用正常饲料饲养，每日给予与其他组等体积的纯水灌胃，作为正常对照组（CON）。在实验过程中，所有大鼠均可自由摄取食物和水，每周称量一次大鼠的体重及每笼一天内加入、剩余的饲料和纯水的质量，用于估算大鼠的日平均摄食量和日平均饮水量，且每日注意观察大鼠的行为和状态，图 2 - 11 为实验流程示意图。

（三）各种指标的检测

1. 尿蛋白和尿肌酐的检测

在实验进行的第 124 天到 125 天（第 18 周），转移大鼠于代谢笼中，可自由摄取食物和水，收集 24 h 尿液样品，量取体积，并根据说明书规范操作，用检测试剂盒检测其中蛋白质和肌酐的含量，计算得 24 h 尿蛋白和 24 h 尿肌酐总量。

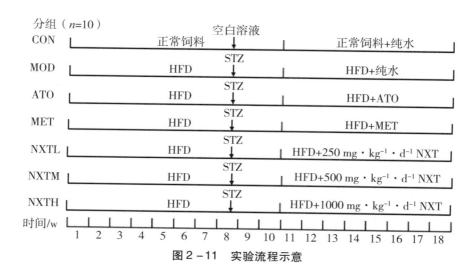

图 2-11　实验流程示意

2. 口服糖耐量实验（oral glucose tolerance test，OGTT）和胰岛素耐量实验（insulin tolerance test，ITT）

口服糖耐量实验和胰岛素耐量实验于第 18 周进行。对于口服糖耐量实验，在禁食 12 h 后，灌胃给予大鼠葡萄糖溶液（3.0 g/kg），通过尾静脉取血采集给予葡萄糖后第 0 min、15 min、30 min、45 min、60 min、90 min、120 min 的血液样品，使用血糖仪立即检测其血糖水平；对于胰岛素耐量实验，腹腔注射给予大鼠胰岛素注射液（0.75 IU/kg），通过尾静脉取血采集给予胰岛素后第 0 min、15 min、30 min、45 min、60 min、90 min、120 min 的血液样品，使用血糖仪立即检测其血糖水平。

3. 血压的检测

在实验进行的第 126 天（第 18 周），用 BP-2010A 血压检测系统采取间接尾套法无创测量大鼠的收缩压（systolic blood pressure，SYS）、舒张压（diastolic blood pressure，DIA）和平均压（mean arterial pressure，MAP），每只大鼠检测 3 次。

4. 血液样品的收集和全血 HbA1c 的检测

在实验进行的第 127 天（第 18 周后），按照实验动物操作规范处死大鼠，并收集血液样品。根据说明书规范操作，使用全自动生化分析仪和相应试剂盒在全血样品中检测 HbA1c 水平。剩余血液样品在静置一段时间后，置于离心机中，4 ℃ 以 3000 r/min 离心 5 min，取上清，得血清样品，保存于 -80 ℃ 冰箱中待后续分析。

5. 血清生化指标的检测

解冻血清样品后，根据说明书规范操作，使用酶标仪和相应试剂盒检测血清中

GLU、NEFA、HDL-C、LDL-C、TC、TG、α-HBDH、CK、CK-MB、LDH、CRE、SOD、MDA、ALT、AST、UA、ALP、BUN 的水平。

6. ELISA 法检测

解冻血清样品后，根据说明书规范操作，使用酶标仪和用相应试剂盒检测血清中 IL-1β、IL-2、IL-4、IL-6、TNF-α、IFN-γ、GHRL、CCK、NPY、LEP、ADP、MTL、INS、ANG-2、CRP、ET-1 的水平。

7. HOMA-IR 指数的计算

HOMA-IR 指数是常用于评价个体的胰岛素抵抗水平的指标，其计算公式如下：HOMA-IR = 空腹血糖水平（mmol/L）×空腹胰岛素水平（mIU/L）/22.5。

8. 统计分析

使用 SPSS 软件（Version 22.0，SPSS Inc.，Chicago，USA）和 GraphPad Prism 8（San Diego，USA）分析处理实验数据。实验结果用平均值 ± 标准差（*mean ± SD*）的形式表示。在样本总体方差相等的情况下，采用单因素方差分析（one-way ANOVA）和 Tukey 多重比较（Tukey's multiple comparison）的方法进行差异显著性分析，在样本总体方差不齐的情况下，采用 Kruskal-Wallis 检验和 Mann-Whitney 检验的方法进行差异显著性分析，$P < 0.05$ 具有统计学意义。

【实验结果】

（一）脑心通胶囊对实验动物各项指标的影响

1. 脑心通胶囊对体重、摄食和饮水的影响

如图 2 - 12 所示，在实验进行的前 7 周，由于持续的高脂饲料喂养，模型对照组大鼠体重连续快速升高，于第 6、7 周体重与正常对照组大鼠比较有显著性差异（$P < 0.05$），出现了肥胖的表型；在实验进行的第 8 周后半段，由于 STZ 的注射，模型对照组大鼠的体重持续下降，于第 11 周后显著地低于正常对照组（$P < 0.01$）；在实验的终点，模型对照组大鼠的体重与正常对照组大鼠比较显著地降低（$P < 0.01$），但受试药物均对体重无显著性影响。实验期间，大鼠进食状态正常，平均摄食量在正常对照组和模型对照组之间、在给药组和模型对照组之间均无显著性差异，说明受试药物均不能引起厌食等情况，其药效作用与控制饮食关系不大。而模型对照组大鼠平均饮水量与正常对照组比较显著增多（$P < 0.01$），这可能与 2 型糖尿病进程中肾脏受损有关，脑心通胶囊高剂量组大鼠平均饮水量显著性降低（$P < 0.05$），提示脑心通胶囊可以缓解 2 型糖尿病症状，对肾脏功能可能有一定的改善

作用，而二甲双胍、阿托伐他汀无此效果。同时，观察到的症状也与中医理论对 2 型糖尿病的认识有一定吻合："口渴多饮、多食易饥、小便频数，或尿有甜味、形体消瘦"，进一步说明，动物模型的建立是成功的、符合实际的[130]。

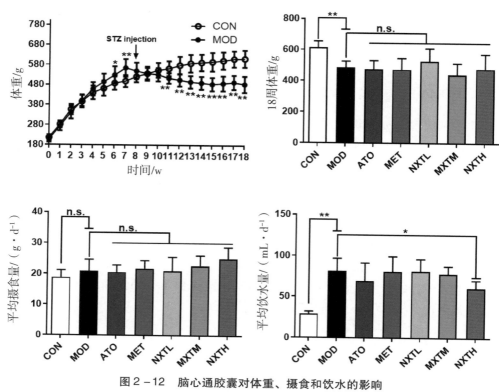

图 2 - 12　脑心通胶囊对体重、摄食和饮水的影响

n. s. ：无显著性差异；* ：$P < 0.05$；** ：$P < 0.01$

2. 脑心通胶囊对糖类代谢的影响

如图 2 - 13 所示，模型对照组空腹血糖值与正常对照组比较显著升高（$P < 0.01$），模型大鼠高血糖现象明显，阿托伐他汀、二甲双胍、脑心通胶囊中剂量组、脑心通胶囊高剂量组空腹血糖值均与模型对照组相比显著下降（$P < 0.05$），说明 3 种药物均有一定的降糖效果；其中，二甲双胍组与脑心通胶囊低、中剂量组比较空腹血糖值更低（$P < 0.01$），与脑心通胶囊高剂量组比较空腹血糖值无显著性差异，说明脑心通胶囊的降糖效果和临床一线降糖药物二甲双胍相比略弱。糖基化血红蛋白 A1c 反映了一段时间内的血糖水平，是评价长期血糖状态的重要指标，脑心通 3 个剂量组和二甲双胍组均表现出显著降低升高的糖基化血红蛋白 A1c 水平（$P < 0.01$），进一步说明了二甲双胍和脑心通胶囊的降糖效果显著，而阿托伐他汀的作用则不稳定。高胰岛素血症是 2 型糖尿病和代谢综合征的一大特征，本实验

中，模型对照组与正常对照组比较空腹胰岛素水平显著性升高（$P<0.01$），二甲双胍组和脑心通胶囊中、高剂量组显著地降低了空腹胰岛素水平（$P<0.01$），说明二甲双胍和脑心通胶囊可以改善高胰岛素血症，提示其可能具有抗胰岛素抵抗作用。而 HOMA-IR 指数常用来估计胰岛素抵抗水平，受试药物组均显著性地降低了 HOMA-IR 指数（$P<0.01$），其中脑心通高剂量组的降低效果和二甲双胍组无显著性差异，一定程度上说明 3 种受试药物可能通过减少胰岛素抵抗改善糖代谢。同时，综合以上结果，二甲双胍显示出了最为稳定、明显的降糖效果，而脑心通胶囊在较高的剂量下能够与其效果相当，阿托伐他汀有一定降糖作用，但不稳定。

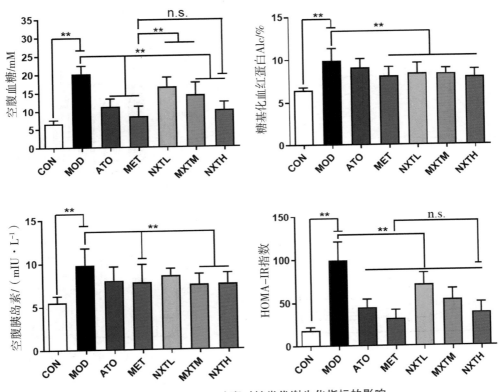

图 2-13　脑心通胶囊对糖类代谢生化指标的影响

n. s. : 无显著性差异；* : $P<0.05$；** : $P<0.01$

3. 口服糖耐量实验和胰岛素耐量实验

口服糖耐量实验和胰岛素耐量实验结果如图 2-14 所示，一般认为，口服糖耐量实验和胰岛素耐量实验分别较为准确、直接地反映了胰岛素抵抗水平和胰岛素敏感程度，临床上类似测试也是诊断 2 型糖尿病的重要标准。在口服糖耐量实验中，正常对照组在口服给予葡萄糖之后，血糖水平仅有小幅度上升，且恢复迅速，而模型对照组的血糖水平上升迅速、幅度大，且在 120 min 后尚未恢复，曲线下面积与正常对照组比较显著地升高（$P < 0.01$），表现出了典型的胰岛素抵抗现象。而受试药物组均不同程度地显著性降低了口服糖耐量实验曲线下面积（$P < 0.01$），说明阿托伐他汀、二甲双胍、脑心通胶囊能够改善胰岛素抵抗。相对来说，口服糖耐量实验中，二甲双胍降低曲线下面积幅度最大，明显地降低了血糖峰值、延缓了峰值时间、加快了恢复速度，说明了二甲双胍在降低胰岛素抵抗方面具有一定优势。胰岛素耐量实验中，模型对照组的曲线下面积显著地高于正常对照组（$P < 0.01$），表现出较差的胰岛素敏感性，脑心通低剂量组显著地降低了其曲线下面积（$P < 0.05$），阿托伐他汀、二甲双胍、脑心通高剂量组极显著地降低了其曲线下面积（$P < 0.01$），说明 3 种受试药物均在不同程度上增加了胰岛素的敏感性，从而起到改善糖代谢作用。

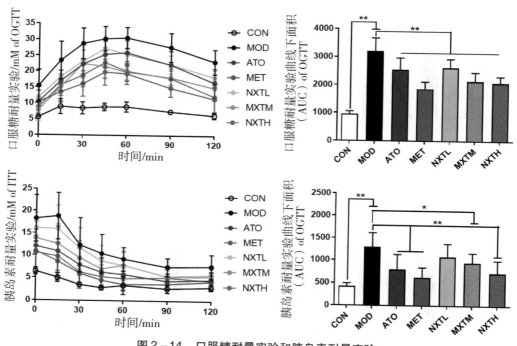

图 2-14　口服糖耐量实验和胰岛素耐量实验

*：$P < 0.05$；**：$P < 0.01$

4. 脑心通胶囊对脂质代谢的影响

如图 2-15 所示，模型对照组大鼠的血清低密度脂蛋白胆固醇、总甘油三酯、总胆固醇和游离脂肪酸水平与正常对照组大鼠相比均有显著性升高（$P < 0.01$），说明模型动物出现了严重的高血脂等脂质异常情况，具有很高的心脑血管疾病风险。所有受试药物组的血清总甘油三酯水平与模型对照组相比均有显著性降低（$P < 0.01$），其中，脑心通高剂量组的血清总甘油三酯水平显著地低于阿托伐他汀

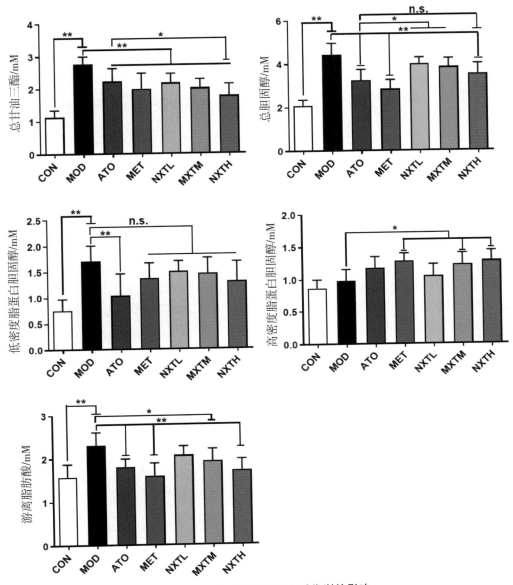

图 2-15　脑心通胶囊对脂质代谢的影响

n. s. ：无显著性差异；*：$P<0.05$；**：$P<0.01$

组（$P<0.05$）；阿托伐他汀、二甲双胍和脑心通胶囊高剂量组的血清总胆固醇水平与模型对照组相比均有显著性降低（$P<0.01$），其中阿托伐他汀组显著地优于脑心通胶囊低、中剂量组（$P<0.05$），与脑心通胶囊高剂量组相当；在 3 种受试药物中，仅有阿托伐他汀显著地降低了低密度脂蛋白胆固醇（$P<0.01$）；而仅有二甲双胍、脑心通胶囊中剂量、脑心通胶囊高剂量组的高密度脂蛋白胆固醇水平与模

型对照组相比有显著性升高（$P < 0.05$）；此外，阿托伐他汀、二甲双胍和脑心通胶囊中、高剂量组的血清游离脂肪酸水平与模型对照组相比均有显著性降低（$P < 0.05$）。综合以上结果，阿托伐他汀作为靶点明确的胆固醇合成抑制剂，改善脂质代谢，尤其是降低胆固醇水平方面，效果最为突出，二甲双胍和脑心通胶囊也显示出了良好的改善脂质代谢的作用，其中，二甲双胍和脑心通胶囊对高密度脂蛋白胆固醇的升高作用可能有助于保护血管内皮。

5. 脑心通胶囊对心血管内皮功能生化指标的影响

心肌酶谱（肌酸激酶、肌酸激酶同工酶 MB、α-羟丁酸脱氢酶和乳酸脱氢酶）在临床上是常用的评估心肌缺氧和心血管疾病风险的指标。如图 2-16 所示，模型对照组大鼠血清中 4 项心肌酶谱指标均比正常对照组显著性升高（$P < 0.01$），脑心通胶囊低、中、高剂量组的 4 项心肌酶谱指标与模型对照组相比均有显著性降低（$P < 0.01$），且显示出一定的量效关系；二甲双胍仅对 α-羟丁酸脱氢酶和乳酸脱氢酶具有显著的降低效果（$P < 0.01$），阿托伐他汀仅对乳酸脱氢酶具有显著的降低效果，而脑心通胶囊中、高剂量组的肌酸激酶和肌酸激酶同工酶 MB 水平也显著地低于阿托伐他汀和二甲双胍组（$P < 0.01$）；二甲双胍和脑心通胶囊低、中、高剂量组对 α-羟丁酸脱氢酶的降低效果也显著地优于阿托伐他汀组（$P < 0.01$）。C反应蛋白和内皮素-1是心血管内皮细胞受到炎症损伤等因素释放出的信号分子，在动脉粥样硬化的发展进程中起重要作用，所有受试药物组的血清C反应蛋白水平与模型对照组相比均有显著性降低（$P < 0.01$），阿托伐他汀、二甲双胍组的血清内皮素-1水平与模型对照组相比均有显著性降低（$P < 0.05$），脑心通胶囊中、高剂量组对血清内皮素-1水平的下降作用尤为显著（$P < 0.01$）。综合以上结果，脑心通胶囊在3种受试药物中对心血管内皮的保护作用有明显优势，明显地降低了心血管疾病风险，阿托伐他汀和二甲双胍也有一定的心血管内皮保护作用。

6. 脑心通胶囊对血压的影响

如图 2-17 所示，模型对照组的收缩压、舒张压和平均压均显著地高于正常对照组（$P < 0.01$），说明模型动物高血压症状明显。在给药组中，二甲双胍和脑心通胶囊中、高剂量组的收缩压与模型对照组相比有显著性降低（$P < 0.01$），二甲双胍和脑心通胶囊高剂量均显著地降低了舒张压和平均压（$P < 0.05$），说明脑心通胶囊和二甲双胍对于代谢紊乱造成的高血压具有一定的调节改善作用。肾素-血管紧张素系统是机体调节血管收缩舒张的重要途径，其中血管紧张素-2具有重要的调节血压的功能，受试药物组相比模型对照组，血管紧张素-2水平均有不同程度的显著降低（$P < 0.05$），提示脑心通胶囊和二甲双胍的降压作用可能与调节肾素-血管紧张素系统有关。

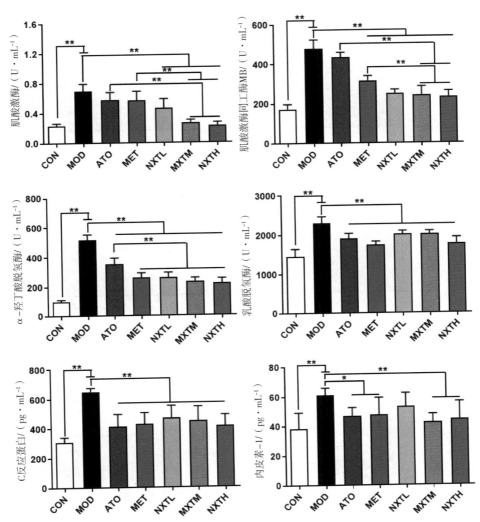

图 2 - 16 脑心通胶囊对心血管内皮功能生化指标的影响

*: $P < 0.05$；**: $P < 0.01$

7. 脑心通胶囊对肝功能的影响

　　肝脏是糖类、脂质代谢的重要场所，异常的糖类、脂质代谢严重影响肝功能，损伤肝细胞，诱发非酒精性脂肪肝等肝脏疾病。如图 2 - 18 所示，模型对照组大鼠的血清谷丙转氨酶、谷草转氨酶、碱性磷酸酶水平明显高于正常对照组（$P < 0.01$），说明模型动物肝细胞有大量的受损死亡，而所有给药组与模型对照组相比谷丙转氨酶、谷草转氨酶、碱性磷酸酶水平均有显著性降低（$P < 0.01$），说明阿托伐他汀、二甲双胍、脑心通胶囊能够通过改善代谢紊乱等途径进一步改善肝功能。

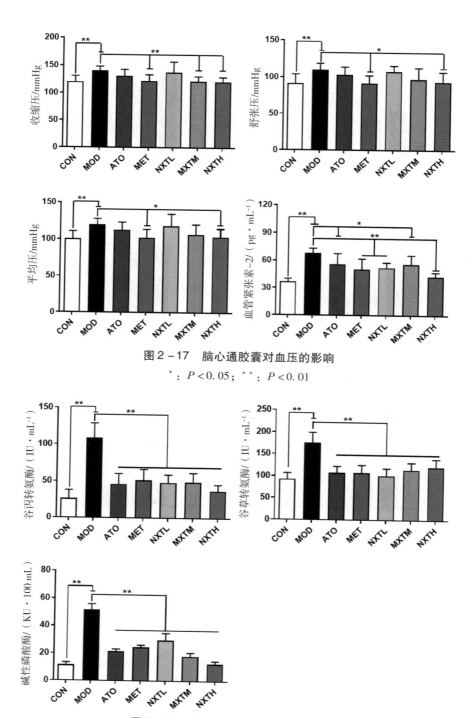

图 2 - 17 脑心通胶囊对血压的影响

*: $P < 0.05$; **: $P < 0.01$

图 2 - 18 脑心通胶囊对肝功能的影响

**: $P < 0.01$

8. 脑心通胶囊对肾功能的影响

　　肾脏是机体行使排泄功能的主要器官，高血脂、高血糖、高尿酸等代谢紊乱可以损伤肾脏组织，影响肾脏功能；长期的代谢紊乱会引发肾纤维化、肾小球损伤等一系列不可逆损伤。临床上，糖尿病肾病是糖尿病患者最常见的终末期严重并发症，严重影响患者的生活质量和生存周期。如图 2 - 19 所示，在模型对照组大鼠血清中，尿酸、肌酐、尿素氮的水平相较正常对照组显著性升高（$P<0.01$），说明

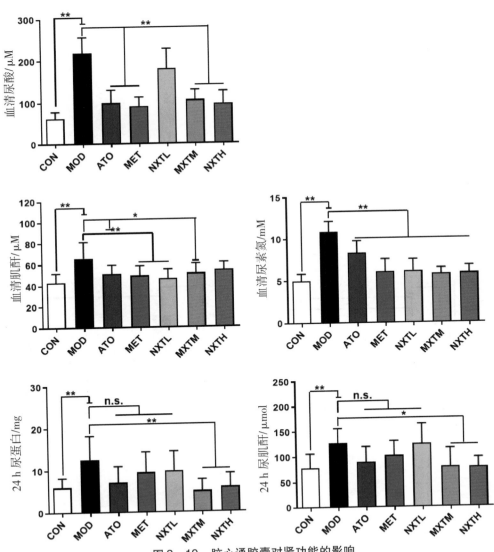

图 2 - 19　脑心通胶囊对肾功能的影响

n. s. : 无显著性差异；* : $P<0.05$；** : $P<0.01$

肾脏的排泄功能受损，阿托伐他汀、二甲双胍、脑心通胶囊中、高剂量组的血清尿酸水平与模型对照组相比均有显著性降低（$P < 0.01$），所有给药组的血清尿素氮水平与模型对照组相比均有显著性降低（$P < 0.01$），阿托伐他汀和脑心通胶囊中剂量可以显著地降低血清肌酐水平（$P < 0.05$），二甲双胍和脑心通胶囊可以极显著地降低血清肌酐水平（$P < 0.01$）。以上结果说明，阿托伐他汀、二甲双胍和脑心通胶囊对代谢紊乱造成的肾功能损伤有一定保护作用，可以改善相关物质的代谢。而一般认为，高 24 h 尿蛋白总量和高 24 h 尿肌酐总量是评价肾小球受损、诊断糖尿病肾病的重要特征。本实验中，模型对照组的 24 h 尿蛋白总量和 24 h 尿肌酐总量与正常对照组相比显著性升高（$P < 0.01$），证明了模型动物糖尿病肾病的发生。所有给药组中，仅有脑心通胶囊中、高剂量对升高的 24 h 尿蛋白总量和 24 h 尿肌酐有显著的降低作用（$P < 0.05$），说明脑心通胶囊在改善肾功能、治疗糖尿病肾病方面具有明显的优势和效果。

9. 脑心通胶囊对氧化应激的影响

氧化应激能够诱导多种细胞炎症、凋亡和自噬，在代谢紊乱造成的血管内皮、脏器损伤、炎症免疫中起重要的介导作用。如图 2 – 20 所示，模型对照组大鼠相较于正常对照组大鼠，血清中超氧化物歧化酶水平显著降低（$P < 0.01$），丙二醛水平显著升高（$P < 0.01$），说明模型动物受到了明显的氧化应激损伤。脑心通胶囊高剂量和二甲双胍可以显著地升高超氧化物歧化酶水平，降低血清丙二醛水平（$P < 0.01$）；脑心通胶囊中剂量也对血清高超氧化物歧化酶水平有一定升高作用（$P < 0.05$），说明脑心通胶囊和二甲双胍具有减少氧化应激损伤的作用。

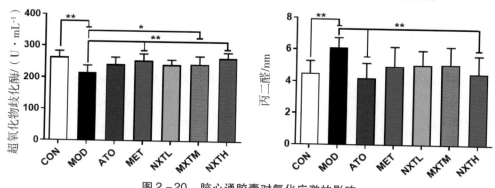

图 2 – 20　脑心通胶囊对氧化应激的影响

$*$：$P < 0.05$；$**$：$P < 0.01$

10. 脑心通胶囊对炎症免疫的影响

慢性炎症是 2 型糖尿病发生发展过程中的重要因素，也是动脉粥样硬化等血管疾病的重要病因。我们检测了血清中多种细胞因子等炎症免疫应答相关物质，以研究药物对炎症免疫的影响。如图 2 – 21 所示，模型对照组大鼠的肿瘤坏死因子 – α、白细胞介素 – 1β、白细胞介素 – 6 和干扰素 – γ 水平与正常对照组相比均有显著性升高（$P < 0.01$），说明模型动物处于慢性炎症状态。阿托伐他汀、二甲双胍和脑心通胶囊高剂量显著地降低了肿瘤坏死因子 – α 水平（$P < 0.01$），阿托伐他汀、二甲双胍和脑心通胶囊中、高剂量组的白细胞介素 – 1β 水平与模型对照组相比有显著性降低（$P < 0.01$），阿托伐他汀、二甲双胍和脑心通胶囊高剂量显著地降低了白细胞介素 – 6 水平（$P < 0.01$），而仅有阿托伐他汀显著地降低了干扰素 – γ 水平（$P < 0.01$），说明

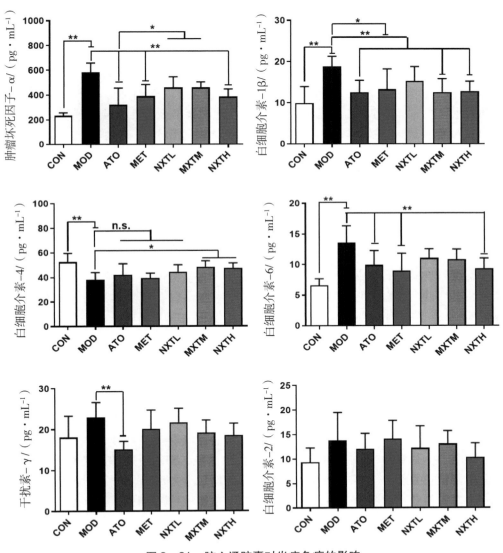

图 2 – 21 脑心通胶囊对炎症免疫的影响

n. s. ：无显著性差异；* ：$P < 0.05$；** ：$P < 0.01$

在本实验代谢紊乱模型中，阿托伐他汀、二甲双胍和脑心通胶囊均在不同方面表现出了明显的抗炎作用。此外，模型对照组与正常对照组相比，白细胞介素 -4 水平显著降低（$P < 0.01$），而仅有脑心通胶囊中、高剂量均能显著地升高异常的白细胞介素 -4 水平（$P < 0.05$），说明模型动物也出现了免疫应答紊乱，脑心通胶囊具有调节免疫功能的作用。白细胞介素 -2 在各实验组之间均无显著性差异。

11. 脑心通胶囊对脑肠肽和脂肪因子的影响

近年来，越来越多的研究发现机体消化道除消化功能外，也起到重要的免疫、内分泌等作用，其中，脑肠肽主要是消化道细胞分泌的多肽类信号分子，一般认为其在外周和中枢系统中起到调节作用，也有越来越多研究人员开始关注其在代谢紊乱等疾病中的作用。如图 2-22 所示，模型对照组与正常对照组相比，血清饥饿激素与神经肽 Y 水平显著地升高（$P < 0.01$），缩胆囊素显著地降低（$P < 0.01$），而胃动素水平没有显著变化，说明脑肠肽变化与代谢紊乱及其相关疾病有关。二甲双胍和脑心通中、高剂量能够显著地降低异常升高的血清饥饿激素与神经肽 Y 水平（$P < 0.01$），阿托伐他汀和脑心通中、高剂量也能够显著地升高异常降低的血清缩胆囊素水平（$P < 0.01$），说明脑心通胶囊同时对多种脑肠肽起到调节作用。脂肪组织异常对代谢紊乱的发生起到重要作用，脂肪细胞分泌的脂肪因子能够调节脂肪细胞的能量代谢过程，许多研究均表明在 2 型糖尿病患者中脂肪因子水平异常情况比较常见。本实验中，模型对照组大鼠的血清脂联素和瘦素水平与正常对照组相比均有显著的降低（$P < 0.01$），阿托伐他汀和脑心通胶囊高剂量组的血清瘦素水平与模型对照组相比有显著的升高（$P < 0.05$），阿托伐他汀、二甲双胍和脑心通胶囊中、高剂量组的血清脂联素水平与模型对照组相比也有显著的升高（$P < 0.05$），说明脑心通胶囊对脂肪细胞的能量代谢紊乱具有一定的调节作用。

（二）讨论

本节我们采用长达 18 周的高脂饲料饲养结合单次小剂量 STZ 注射的方法建立了慢性 2 型糖尿病代谢紊乱大鼠模型。在实验过程中，持续的高脂饲养导致了脂质代谢异常和胰岛素抵抗，并于第 6 周开始造成了明显的肥胖。在第 8 周后半段，模型大鼠被给予了单次小剂量 STZ 注射。STZ 是一种具有抗肿瘤作用的抗生素物质，通常被用于抗肿瘤治疗和基础实验中糖尿病的诱导，STZ 通过抑制 DNA 合成和糖异生途径相关的酶活性等对胰岛 β 细胞和其他细胞具有很高的毒性，因此 STZ 注射后，动物的胰岛 β 细胞等受到损伤，胰岛素分泌能力下降，往往会有更高的血糖水平和更低的体重[131-133]。与其他报道类似，本实验在 STZ 注射后，模型大鼠很快出现了明显的高血糖，并且体重持续下降，从第 11 周开始模型大鼠的体重开始显著性地低于正常大鼠。在临床实际中，体重在 2 型糖尿病进程中是一个重要而复杂的因素：一方面，肥胖诱发的胰岛素抵抗是 2 型糖尿病的重要因素；另一方面，由于

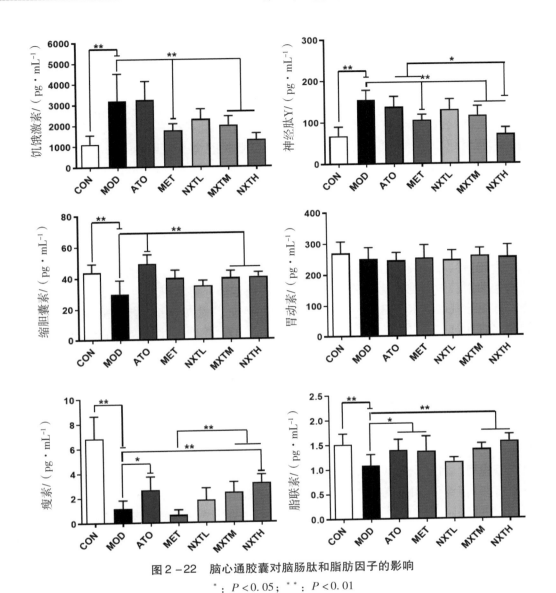

图 2-22　脑心通胶囊对脑肠肽和脂肪因子的影响

*：$P < 0.05$；**：$P < 0.01$

对葡萄糖的利用能力下降，尤其是在血糖水平控制不当的情况下，2 型糖尿病患者通常会出现体重的持续下降，异常下降的体重往往是 2 型糖尿病发展的特征[134]。因此，全球范围内，尤其在东亚地区、中非地区和一些欧洲国家，有大量的 2 型糖尿病患者，按照体质指数（body mass index，BMI）判断属于正常甚至是消瘦体型[135]。然而，低体质指数的 2 型糖尿病患者与正常体质指数的患者相比，通常具有更高的脂肪比重和中心肥胖情况。一项临床研究也表明，低体质指数的 2 型糖尿病患者有更高的血糖变异率，而高的血糖变异率意味着有更高的心脑血管疾病和其他并发症风险[136]。另一项临床研究也发现，在没有专门的体重管理措施的前提下，

2 型糖尿病体重下降通常提示着糖尿病肾病和糖尿病视网膜病变的发生[134]。非肥胖的 2 型糖尿病的发生原因复杂，与遗传因素等多种因素有关，变化的脂肪细胞因子、炎症因子在其胰岛素抵抗和胰岛 β 细胞损伤过程中起到重要作用。利用流式细胞术，有研究人员发现非肥胖的 2 型糖尿病患者与肥胖的 2 型糖尿病患者相比，血液中有更高比例的产 IFN-γ 的细胞和更低比例的产 IL-4 和 IL-17 细胞[137]。异常的白色脂肪组织中增大的脂肪细胞体积也是非肥胖的 2 型糖尿病的另一个重要特征[138]。因此，非肥胖的 2 型糖尿病除了与胰岛 β 细胞受损有关外，异常的脂肪堆积和肠道炎症也十分重要。我们采用动物模型成功地模拟了人 2 型糖尿病的典型特征，包括高血糖、血脂异常和胰岛素抵抗。同时，常见的非肥胖的和中晚期的 2 型糖尿病患者的一些特征也在本实验中有所体现，比如多种严重并发症的发生、异常的炎症因子和脂肪因子。

为评估脑心通胶囊对代谢紊乱的药效特点，我们将不同剂量的脑心通胶囊应用于模型动物，同时把临床常用降脂药物阿托伐他汀和降糖药物作为阳性药物。首先，有效控制血糖水平是控制、逆转糖尿病并发症，提高患者生存质量的基础[139]，糖基化血红蛋白可以反映一段时间（4~8 w）的平均血糖水平，脑心通胶囊表现出了显著的、有量效关系的降低血糖、糖基化血红蛋白作用；同时，脑心通胶囊干预也降低了血清胰岛素水平，改善了高胰岛素血症状况，说明脑心通胶囊的降糖作用确切。口服糖耐量实验和胰岛素耐量实验是评估胰岛素抵抗程度和胰岛素敏感性的主要标准，通过两项测试，我们发现脑心通胶囊可以显著地减轻胰岛素抵抗，增加胰岛素敏感性，从而改善糖类代谢。在糖类代谢方面，与阿托伐他汀和二甲双胍相比，二甲双胍显示出较为有优势的降糖作用，脑心通胶囊高剂量的降糖作用与二甲双胍相当，阿托伐他汀也显示出了一定的降糖作用，由于糖类代谢和脂质代谢关系密切，其降糖作用可能与其降脂作用相关。血脂异常也是 2 型糖尿病的一个重要的特征，也是心脑血管疾病等一系列血管疾病的共同危险因素。其中，低密度脂蛋白胆固醇是一种运载着胆固醇进入外周组织细胞的脂蛋白颗粒，尤其当其被氧化修饰时，容易在动脉壁上堆积，引起动脉粥样硬化，阿托伐他汀是肝脏胆固醇合成过程中限速酶的高效抑制剂，在本实验中，阿托伐他汀显著地降低了血清低密度脂蛋白胆固醇、总甘油三酯、总胆固醇和游离脂肪酸水平，显示了最为高效的降脂作用。脑心通胶囊也在较高的剂量下显著降低了总甘油三酯、总胆固醇和游离脂肪酸水平，说明也具有一定改善脂质代谢紊乱作用。同时，高密度脂蛋白在血液中负责将外周组织中的胆固醇运回肝脏储存或者代谢，临床研究表明高密度脂蛋白胆固醇含量与心血管疾病风险呈负相关，可能对心血管起保护作用[140]。脑心通胶囊和二甲双胍在一定降脂作用的基础上，也显著性升高了高密度脂蛋白含量，从而可能起到保护血管内皮作用。

2 型糖尿病代谢紊乱诱发的并发疾病是造成死亡、后天致残和影响患者生存质量的主要直接原因。在心血管系统中，代谢紊乱往往造成内皮损伤，诱发动脉粥样硬化，导致心肌缺血，最终引发心肌梗死等严重心血管事件[2]。心脏细胞中往往存在着较高水平和活力的细胞酶，当心肌梗死等事件发生时，因为心肌缺氧坏死或者细胞通透性增加，大量的细胞酶释放入血，因此多种心肌酶（肌酸激酶、肌酸激酶同工酶 MB、α-羟丁酸脱氢酶和乳酸脱氢酶）在血清中的水平是评估心肌受损和心血管疾病风险的一个重要指标[141]。脑心通胶囊不同剂量组均表现出了多种血清心肌酶水平下降，且在所有给药组中降低幅度较大，说明与阿托伐他汀和二甲双胍相比，脑心通胶囊对心血管的保护作用有优势。C 反应蛋白是机体受到病原体感染或组织损伤时血液中急剧上升的一种急性蛋白，其在机体免疫功能中起重要作用，而近年来越来越多的研究表明 C 反应蛋白直接参与了动脉粥样硬化等心血管疾病中的炎症过程，对心血管疾病具有较强的预示意义[142]。内皮素-1 是主要由血管内皮细胞分泌的一种具有丰富生物学活性的信号分子，在心血管系统中起到调节血管收缩、影响血管生长等作用，也在高血压、动脉粥样硬化等的病理过程中起到重要作用，经研究，TNF-α、IFN-γ 等炎症因素、缺氧损伤、氧化应激等均能造成内皮素-1 的大量分泌，内皮素-1 由动脉粥样硬化、高血压、心肌缺血等心血管疾病诱导大量生成，大量存在的内皮素-1 既可以与多种 G 蛋白耦连受体结合，导致心肌肥厚、心脏异常重构，也可以诱导血管紧张素-2 释放，引起血压升高，继而导致严重心血管事件发生。临床上，内皮素-1 受体拮抗剂可以有效改善冠心病患者心肌缺血、梗死的症状，具有抗缺血再灌注的作用。而脑心通胶囊显著地降低了模型动物异常升高的血清 C 反应蛋白、内皮素-1 水平，进一步说明了其可能通过抗炎等途径起到心血管保护作用[143-144]。高血压是一种常见的与代谢紊乱密切相关的心血管疾病，也是最常见的引发心血管疾病危险的因素。本实验中，二甲双胍和脑心通胶囊显著降低了收缩压、舒张压和平均压，说明二甲双胍和脑心通胶囊具有一定的降压效果，而阿托伐他汀的降压作用不明显。血管紧张素 II 是肾素-血管紧张素系统的重要组成部分，具有促进血管收缩，升高血压的作用，近年来的研究表明血管紧张素 II 也有诱导血栓形成和内皮炎症的作用[145]，血管紧张素拮抗剂或相关酶的抑制剂常被用于高血压的治疗，也显示出一定的心血管保护作用[146]。二甲双胍、阿托伐他汀和脑心通胶囊显著地降低了血清血管紧张素水平，说明二甲双胍和脑心通胶囊可能是通过调节肾素-血管紧张素系统起到降压作用。

　　长期的高血糖、高血脂等代谢异常也会造成肝肾损伤，甚至引发脂肪肝、糖尿病肾病等器质性损伤疾病。谷丙转氨酶、谷草转氨酶、碱性磷酸酶等在肝脏中含量丰富，一旦肝脏受损出现大量肝细胞死亡，这些酶便被释放入血液，在临床上是肝胆系统疾病的诊断鉴别标准之一[147]。脑心通胶囊显著降低了谷丙转氨酶、谷草转氨酶和碱性磷酸酶的水平，且降低幅度相对较大，说明脑心通胶囊对肝功能具有良好的保护作用。有研究表明，脑心通胶囊的保肝作用可能与抑制 DGAT 表达、激活 AMPKα 通路、减少肝脏脂肪堆积和抗炎作用有关[12-13]。肾脏是机体主要的排泄器官，葡萄糖、脂质和尿酸等一系列物质的代谢紊乱，会增加肾脏负荷，造成肾脏损伤，影响肾脏排泄功能，在肾功能不全、肾小球滤过能力受损时，血清中尿素氮、肌酐、尿酸等将代偿性升高，继而也可以引发痛风等疾病，危害性极大[148]。二甲双胍、阿托伐他汀和脑心通胶囊均能显著降低血清尿素氮、肌酐和尿酸水平，说明它们均具有保护肾脏的功能，这可能与其对代谢紊乱的改善有关。由于血清中的测量指标会受到产生、排泄等多方面因素影响，并不能直接反映肾脏情况，临床上常用 24 h 的尿蛋白总量和尿肌酐总量来诊断糖尿病肾病。蛋白质是血清中的大分子物质，无法通过完整的肾小球结构，故而健康机体中尿中蛋白量极低，高 24 h 尿蛋白总量说明肾脏肾小球结构出现了实质性损伤，肾功能受损严重，是诊断肾病的金标准，而高 24 h 尿肌酐则是糖尿病引起的糖尿病肾病的重要特征[149-150]。本实验中，模型动物出现的显著高 24 h 尿蛋白总量和尿肌酐总量，说明已经出现了严重的肾病，而脑心通胶囊显示出了显著性的降低作用，说明脑心通胶囊具有很好的保肾作用。治疗糖尿病肾病，不仅仅是改善代谢紊乱。相关研究表明，脑心通胶囊可以显著调节肾脏中 VEFG、MMP-2、MMP-9、TGFβ1、Smad2/3、CTGF 等多个信号分子和受体的表达，减少肾间质纤维化和细胞损伤，从而起到治疗糖尿病肾病的作用[12-13]。

氧化应激过度、炎症免疫失调、脂肪组织异常是导致 2 型糖尿病代谢紊乱和相关心脑血管疾病等的重要因素，这些因素对非肥胖的和中晚期的糖尿病和相关疾病的作用尤为复杂[151]。生物体内，代谢紊乱往往伴随着过量的氧化应激因素，氧化应激因素会导致心肌细胞、内皮细胞等发生凋亡和自噬，引发动脉粥样硬化等疾病[151]，脑心通胶囊能够显著提高血清超氧化物歧化酶活力，降低血清丙二醛水平，表现出了较强的抗氧化应激作用。本实验中多种与炎症免疫有关的细胞因子发生了明显的变化，一般认为 TNF-α、IL-1β 等细胞因子在机体内具有较强的免疫杀伤力和免疫动员作用，具有抗感染、抗肿瘤等重要的免疫作用，同时也在动脉粥样硬化、脂肪肝、肾病等疾病发展过程中起重要的介导作用。近年来，越来越多的研究认为，抗慢性炎症治疗应当是糖尿病、动脉粥样硬化的治疗方案中的重要组成部分[152-153]。本实验中，模型动物血清中，TNF-α、IL-1β、IL-6、TFN-γ 这些与代谢紊乱和动脉粥样硬化等疾病密切相关的细胞因子均显著地上升，而脑心通胶囊、阿托伐他汀和二甲双胍干预均显著地降低了 TNF-α、IL-1β、IL-6 水平，阿托伐他汀也显著地降低了 TFN-γ 水平，说明 3 种受试药物均具有明显的抗炎作用，但作用机制可能不同。IL-4 是一种主要由 Th2 细胞分泌的免疫调节因子，一般认为它是一种抗炎细胞因子，一些实验表明 IL-4 可以抑制 TNF-α、IL-1β 等细胞因子的分泌[154]，模型对照组中血清 IL-4 的显著降低说明了免疫调节失衡的情况，给药组中仅有脑心通胶囊对血清 IL-4 水平具有上调作用，说明脑心通胶囊相对于二甲双胍和阿托伐他汀具有独特的抗炎和免疫调节作用，进而改善代谢紊乱及心血管疾病等。瘦素和脂连素是脂肪组织分泌的蛋白质类激素。早期对瘦素的认识主要是瘦素可以参与机体能量代谢，降低食欲，增加能量消耗，抑制脂肪细胞的形成，使体重减轻，机体对瘦素水平具有复杂的双向调节作用，肥胖患者体内往往具有较高的瘦素水平，然而，瘦素抵抗情况又导致瘦素不能正常发挥调节作用，过高的瘦素反而起到诱导氧化应激、引起内皮功能紊乱和胰岛素抵抗，从而诱发 2 型糖尿病和心血管疾病等，较低的瘦素水平则会直接引起胰岛素抵抗、心肌肥大、心脏功能下降等情况，因此瘦素处于平衡的水平十分重要[155]。而脂联素是一种公认的胰岛素增敏激素，且在许多研究中也发现脂联素与其受体结合后，可以通过激活 PPAR、AMPK 等多个信号分子起到抗动脉粥样硬化、抗炎作用[156]。本实验中，模型动物出现体重较轻情况而且脂肪因子分泌异常的情况，脑心通胶囊较为显著地升高了血清瘦素和脂联素水平，说明脑心通胶囊对脂肪组织具有明显的调节作用。而脑心通胶囊对脂肪组织调控作用的途径，现阶段还有待研究。脑肠肽是一类可以由消化道内分泌细胞分泌的在外周和中枢神经系统双重分布的肽类激素，一般认为，脑肠肽主要受摄食行为、食物因素影响，起到调节食欲和胃肠道功能的作用。近年来越来越多的研究也表明，脑肠肽的分泌也受肠道炎症、肠道菌群等因素的复杂作用，在代谢紊乱、动脉粥样硬化斑块形成等过程中具有重要的调节作用[157-158]。例如，神经肽 Y 在中枢系统中具有抑制兴奋的作用，然而在外周组织中，神经肽 Y 能够刺激副交感神经兴奋，是造成炎症性肠病、糖尿病患者胃肠疼痛不适的重要因素，同时刺激血管收缩，诱导内皮增生，介导动脉粥样硬化等疾病[159]。本实验中，脑心通胶囊对模型动物中异常的血清神经肽 Y、饥饿激素和缩胆囊素水平均有显著的调节改善作用，说明脑心通胶囊可对消化道内分泌起到调节作用，从而实现其药效。

（三）小结

本节我们采用长期高脂饲料饲养结合单次小剂量腹腔注射 STZ 构建了 2 型糖尿病代谢紊乱大鼠模型，模型动物表现出 2 型糖尿病患者高血糖、高血脂、胰岛素抵抗、慢性炎症等多种代谢紊乱典型症状，并出现了体重减少等非肥胖中后期糖尿病的特征，包括心血管疾病等并发疾病的发生、炎症免疫失调、脂肪组织异常等。为了研究脑心通胶囊改善代谢紊乱的药效特点，通过临床剂量换算，我们将 $250 \text{ mg} \cdot \text{kg}^{-1} \cdot \text{d}^{-1}$、$500 \text{ mg} \cdot \text{kg}^{-1} \cdot \text{d}^{-1}$ 和 $1000 \text{ mg} \cdot \text{kg}^{-1} \cdot \text{d}^{-1}$ 3 个剂量的脑心通胶囊应用于 2 型糖尿病代谢紊乱大鼠模型，并以临床一线降脂药阿托伐他汀和降糖药二甲双胍作为阳性对照药物。通过对多个药效指标的检测分析，实验结果表明，脑心通胶囊在改善糖类脂质代谢、保护心肌、降低血压、保护肝脏、治疗糖尿病肾病、减少氧化应激损伤、抗炎调节免疫、改善脂肪组织紊乱及调节脑肠肽分泌等多个方面具有独特的药效。其中，在改善糖类、脂质代谢方面，脑心通胶囊可通过减少胰岛素抵抗起到降糖作用，常用西药二甲双胍和阿托伐他汀分别在降糖和降脂方面具有疗效优势。在心血管系统方面，脑心通胶囊在保护心肌损伤、降低血压等多个方面具有明显优势，显示出了更好的降低严重心血管疾病风险的作用。在肝肾功能方面，脑心通胶囊具有显著的保肝保肾作用，且相对于阳性药物，脑心通胶囊具有独特的治疗糖尿病肾病作用。脑心通胶囊的药效作用可能与其能够减少氧化应激损伤，减轻炎症，调节免疫应答，调节脑肠肽分泌和改善脂肪组织紊乱的作用有关；这也提示脑心通胶囊是通过多个靶点通路起到其改善代谢紊乱等多方面药效的，其更深层次的作用机制有待进一步研究。本实验证明了脑心通胶囊在改善代谢紊乱等方面的药效，也揭示了其作为中药复方相对于常用西药具有多靶点、多途径、多方面的药效特点，为其临床上科学合理用药提供了依据。

第四节　脑心通胶囊调节肠道菌群紊乱的作用研究

2 型糖尿病及相关疾病的病因复杂，传统观点认为主要是遗传因素和环境因素的共同作用。然而，越来越多的研究证据表明，肠道菌群可能参与肠道免疫和机体代谢等多个与疾病相关的生理过程，从而在 2 型糖尿病、心脑血管疾病、炎症性肠病、孤独症等多种疾病的发生发展中起重要作用[19-20]。随着人们对肠道菌群作用认识的深入，越来越多的疾病疗法把肠道菌群作为治疗疾病、改善身体状态的重要靶标。由于成分复杂、靶点众多等特点，许多中药单体和复方被证明对肠道菌群显示出了良好的调节作用，例如，盐酸小檗碱、救必应酸、葛根芩连汤等[23,86,133]。脑心通胶囊是临床应用广泛、疗效确切的中药复方大品种，在改善代谢紊乱、治疗心脑血管疾病等方面显示出显著的药效作用，然而现有的机制与研究还不能完全解释其药效作用[90]。一方面，脑心通胶囊化学成分复杂，具有典型的中药复方"多成分，多靶点"的特点；另一方面，脑心通胶囊由 16 种药材直接打粉入药组成，类似于传统中药散剂，含有较多的难溶于水、难以消化吸收的物质，在肠道中有较长的保留时间，可能对肠道菌群有显著影响。因此，本节在研究脑心通胶囊药效作用特点的基础上，采用 16S rRNA 基因测序技术，研究脑心通胶囊对肠道菌群紊乱的调节作用，并预测肠道菌群改变与药效作用的关系。

【实验材料】

（一）动物

同本章第三节。

（二）主要试剂和药品

粪便 DNA 强力分离提取试剂盒（PowerSoil DNA isolation kit，MO BIO Laboratories，QIAGEN，Dusseldorf，Germany），PCR 引物（Invitrogen，Thermo Fisher Scientific

Inc.，Fair Lawn，USA），PCR 反应混合试剂（Premix Taq，EX Taq Version 2.0 plus dye，TaKaRa Biotechnology Co. Ltd.，Dalian，China），琼脂糖（广州浩玛生物科技有限公司，广州，中国），Quant-iT™ Broad-Range DNA Assay Kit（Invitrogen，Thermo Fisher Scientific Inc.，Fair Lawn，USA），DNA Marker（TaKaRa Biotechnology Co. Ltd.，Dalian，China），EZNA Gel Extraction Kit（Omega Bio-tek，Inc.，Norcoross，USA），NEBNext® Ultra™ DNA Library Prep Kit for Illumina®（New England Biolabs，Ipswich，USA），其余同本章第三节。

（三）主要仪器

Qubit™ 2.0 fluorometer（Invitrogen，Thermo Fisher Scientific Inc.，Fair Lawn，USA），微型离心机（Baygene），涡旋混合器（其林贝尔仪器制造有限公司，海门，中国），电泳仪（北京六一生物科技有限公司，北京，中国），凝胶成像仪（上海天能科技有限公司，上海，中国），PCR 仪（Bio-Rad Laboratories，Hercules，USA），冷冻离心机（5417R，Eppendorf Co. Ltd.，Hamburg，Germany），高通量测序平台（Illumina HiSeq 2500 platform，Illumina Inc.，San Diego，USA），其余同本章第三节。

【实验部分】

（一）动物实验

同本章第三节。

（二）实验步骤

1. 粪便样品的采集

在实验进行的第 126 天（第 18 周末），在禁食不禁水 6 h 后，通过按压肛门等刺激方法收集大鼠新鲜粪便，每只约取 1 g 的粪便样品，立即密封放置于 -80 ℃ 冰箱中保存。选取正常对照组、模型对照组、脑心通胶囊高剂量组、二甲双胍组和阿托伐他汀组大鼠的粪便样品进行后续分析。

2. 粪便 DNA 的提取

按照说明书的规范操作，使用粪便 DNA 强力分离提取试剂盒（PowerSoil DNA isolation kit）提取大鼠粪便基因组 DNA，利用 1% 琼脂糖凝胶电泳检测提取的 DNA 的完整性、纯度和浓度。

3. PCR 扩增及产物电泳检测

以大鼠粪便基因组 DNA 为模板，选择 16S rRNA 基因的 V4 - V5 高变区进行

PCR 扩增，每个样品重复 3 次，用 1% 琼脂糖凝胶电泳检测 PCR 产物的片段长度和浓度，主带长度在正常范围内（V4 ～ V5：400 ～ 450 bp）的样品用于进一步的实验。RCR 所使用的引物及其反应条件如表 2 - 2、表 2 - 3 所示。

PCR 反应条件：94 ℃，5 min；94 ℃，30 s；52 ℃，30 s；72 ℃，30 s；30 个循环；72 ℃，延伸 10 min；最终保持在 4 ℃。

表 2 - 2　PCR 引物

引物名称	碱基序列
515 - F	5′ - GTGCCAGCMGCCGCGGTAA - 3′
907 - R	5′ - CCGTCAATTCMTTTRAGTTT - 3′

表 2 - 3　PCR 反应体系

试剂名称	用量/μL
2 × Premix Taq	25
Primer-F（10 mmol/L）	1
Primer-R（10 mmol/L）	1
DNA（20 ng/μL）	3
Nuclease-free water	20

4. Pooling 及切胶纯化

使用 GeneTools Analysis Software（Version 4. 03. 05. 0，SynGene，Frederick，USA）对 PCR 产物进行浓度对比后，按照等质量原则计算各样品所需体积，将各 PCR 产物进行混合。按说明书标准操作，用 EZNA Gel Extraction Kit 凝胶回收试剂盒回收 PCR 混合产物，TE 缓冲液洗脱回收目标 DNA 片段。

5. 建库及测序

按照 NEBNext® Ultra™ DNA Library Prep Kit for Illumina® 试剂盒标准流程进行建库操作，使用高通量测序平台（Illumina Hiseq2500 平台）采取 PE250 策略对构建的扩增子文库进行测序。

6. 测序数据分析

使用 QIIME 2 v2017. 6. 0 软件（https://qiime2. org）的 q2-demux 命令对原始下机数据进行解复合和质量过滤后[160]，使用 FastQ Screem v0. 14. 0 软件（http://www. bioinformatics. babraham. ac. uk/projects/fastq _ screen/）进一步进行质量控制[161]。使用 USEARCH v11 软件（https://www. drive5. com/usearch/）的 UPARSE 算法，以相似度大于 97% 为标准进行最小分类单位（operational taxonomic unit，

OTU）聚类，并使用 UCHIME 算法去除嵌合体[162-163]。使用 RDP classifier version 2.2 算法和 RDP 数据库（http：//rdp. cme. msu. edu）对 OTUs 进行物种分类学注释[164]。在标准化处理（除以最小值）后，使用 R v3.5.3 软件（https：//www. r-project. org/）对 OTU 数据进行进一步的分析。使用 vegan 包（https：//CRAN. R-project. org/package = vegan）计算 α - 多样性参数（包括系统发育多样性参数（phylogenetic diversity value）、丰富度［richness value（OTU numbers）］、香农指数（Shannon value）、辛普森指数（Simpson value）等）和 β - 多样性参数（主坐标分析（principle coordinate analysis，PCoA），置换多元方差分析（adonis 分析），unweighted unifrac，Bray-Curtis dissimilarity 等），使用 Boruta 包（https：//CRAN. R-project. org/package = Boruta）训练随机森林实验模型预测、筛选不同分组间差异特征[165]，并使用两组间的 Mann-Whitney U 检验和多组间的 Kruskal-Wallis rank sum 检验进一步判别差异特征的显著性，计算出的 P 值用 FDR 方法进行校正。最后，基于 KEGG 数据库（www. kegg. jp）的 PICRUSt 分析也被用于预测宏基因组的功能基因组成[166]。

7. 统计分析

使用 Spearman's 相关性分析方法计算变量之间的相关系数。其余同本章第三节。

【实验结果】

本节实验研究了脑心通胶囊对 2 型糖尿病代谢紊乱大鼠肠道菌群的影响，于实验终点采集了大鼠粪便用于 16S rRNA 基因测序。在 50 个粪便样品中，一共 2933690 个高质量读取片段被检测，平均每个样品约 58764 个读取片段，经过质控、聚类和嵌合体剔除，共得到 808 个 OTU（相似度大于 97%）。

（一）α - 多样性分析

α - 多样性分析主要反映肠道菌群物种的多样性和丰富度。我们计算了系统发育多样性参数、丰富度（OTU 数目）、香农指数、辛普森指数用于评估肠道菌群的 α - 多样性维度。如图 2 - 23 所示，模型对照组与正常对照组相比，其系统发育多样性参数和丰富度（OTU 数目）均有显著性下降（$P < 0.01$），香农指数有一定的下降趋势，辛普森指数有一定的上升趋势，说明模型对照组肠道菌群的多样性和丰富度较低。在 3 个给药组中，仅有脑心通胶囊同时改善了系统发育多样性参数、丰富度（OTU 数目）、香农指数、辛普森指数这 4 个参数（$P < 0.05$），二甲双胍显著地改善了香农指数和辛普森指数（$P < 0.05$），而阿托伐他汀对肠道菌群的 α - 多样性维度参数影响不大，说明脑心通胶囊对代谢紊乱状态下肠道菌群多样性和丰富度下降有明显的升高调节作用，二甲双胍也有一定的提高肠道菌群多样性和丰富度作用，而阿托伐他汀无此作用。

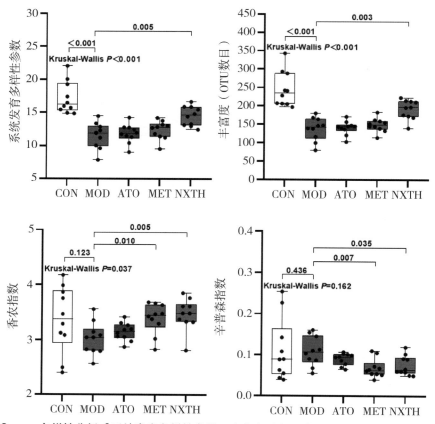

图2-23 α-多样性分析［系统发育多样性参数、丰富度（OUT 数目）、香农指数和辛普森指数］

（二）β-多样性分析

β-多样性分析是对不同样品间的微生物群落构成进行的整体比较。我们根据样品的 OTU 丰度信息计算样品间的 Bray-Curtis dissimilarity 和 unweighted unifrac 距离，并通过主坐标分析（PCoA）进行降维比较，结果如图 2-24 所示，在两种不同的尺度下，各种干预的实验组内样品分布较为聚集，说明肠道菌群构成组内差距较小，模型对照组与正常对照组的样品分布出现了明显的分离，说明模型对照组和正常对照组之间肠道菌群的差异非常大，而 3 个给药组与模型对照组的样品分布较为接近，说明从整体上看给药干预对肠道菌群群落构成的影响没有疾病因素带来的影响明显。为了进一步说明群落构成差异的显著性，我们基于 Bray-Curtis dissimilarity 尺度进行了置换多元方差分析（adonis analysis），模型对照组与正常对照组之间的 P 值为 0.003，而 3 个给药组与模型对照组之间的 P 值均大于 0.05，进一步说明在 β-多样性分析角度下，模型对照组与正常对照组肠道菌群构成差异显著，而药物不能显著地改变肠道菌群的整体构成，这一方面是由

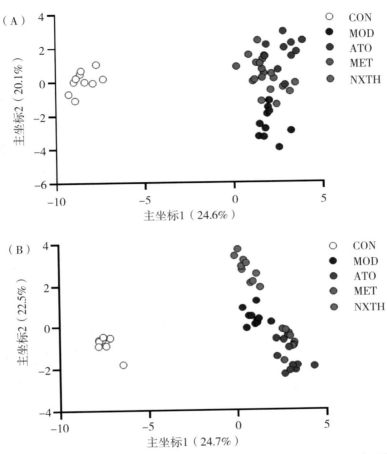

图2－24　基于 Bray-Curtis dissimilarity 距离（A）和 Unweighted unifrac 距离（B）的肠道
菌群主坐标分析

于降维等分析方法丢失了一些信息，另一方面也提示应当从科、属、种等水平下
寻找差异菌种。

（三）肠道菌群物种相对丰度差异分析

　　门水平上肠道菌群相对丰度分布如图2－25所示，拟杆菌门（Bacteroidetes）
和厚壁菌门（Firmicutes）是肠道菌群中相对丰度占比最高的两个门，与其他文献
报道相符，2型糖尿病等代谢紊乱会造成肠道菌群拟杆菌门与厚壁菌门之间比例的
失衡。本实验中，模型对照组的拟杆菌门相对丰度显著地低于正常对照组（$P <$
0.01），厚壁菌门相对丰度显著地高于正常对照组（$P < 0.01$），其比例也出现显著
性变化（$P < 0.01$）。而3种药物干预均对模型动物在门水平下肠道菌群相对丰度具
有一定的向正常对照动物水平恢复的趋势，其中脑心通胶囊的影响幅度较大，提示
其对肠道菌群紊乱具有一定的调节作用。

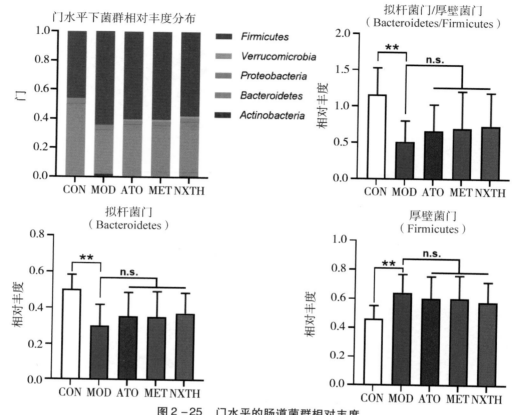

图2－25　门水平的肠道菌群相对丰度

n. s. ：无显著性差异；＊＊：$P < 0.01$

在科水平上，如图2－26所示，基于 Boruta 算法的随机森林实验被用于预测肠道菌群不同菌科的相对丰度值对判别疾病因素和给药因素的重要程度，得到模型对照组和正常对照组之间的差异特征菌科有 Rikenelaceae、Prevotellaceae、Ruminococcaceae、Lachnospiraceae、Lactobacillaceae 等，各给药干预组和模型对照组之间的差异特征菌科有 Clostridiaceae_1、Ruminococcaceae、Helicobacteraceae、Streptococcaceae、Prevotellaceae 等。在此基础上的差异显著性分析表明，模型对照组与正常对照组相比，Rikenelaceae、Prevotellaceae、Ruminococcaceae、Lachnospiraceae、Lactobacillaceae 等菌科的相对丰度均有显著性差异（$P < 0.01$），脑心通胶囊干预改变了 Prevotellaceae、Ruminococcaceae 和 Streptococcaceae 菌科的相对丰度（$P < 0.05$），二甲双胍和阿托伐他汀干预也可以显著改变 Prevotellaceae 和 Streptococcaceae 菌科的相对丰度（$P < 0.05$），主要的差异菌科相对丰度情况如图2－27所示。

在属水平上，如图2－28所示，基于 Boruta 算法的随机森林实验被用于预测肠道菌群不同菌属的相对丰度值对判别疾病因素和给药因素的重要程度，得到模型对照组和正常对照组之间的差异特征菌属有 Blautia、Allobaculum、Alistipes、Prevotella、

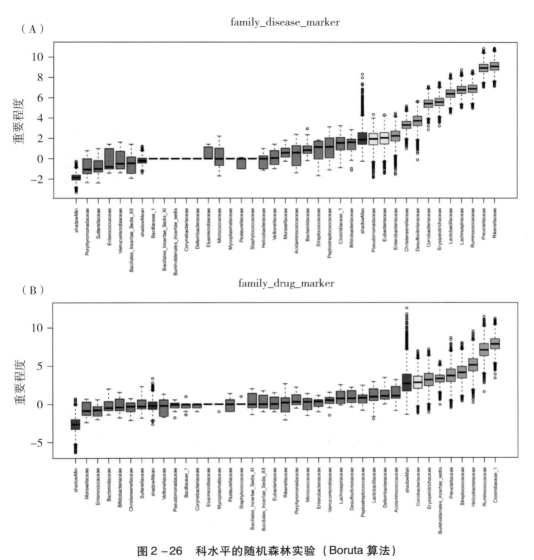

图 2 – 26　科水平的随机森林实验（Boruta 算法）

A：菌科对疾病因素分类（模型对照组和正常对照组之间）的重要程度；

B：菌科对药物因素分类（各给药干预组和模型对照组之间）的重要程度

Fusicatenibacter 等，各给药干预组和模型对照组之间的差异特征菌属有 *Lachspivacea_incertae_sedis*、*Clostridium_sensu_stricto*、*Olsenella*、*Intestinimonas*、*Allobaculum* 等。如图 2 – 29 所示，在此基础上差异显著性分析表明，模型对照组与正常对照组相比，*Desulfovibrio*、*Ruminococcus*、*Prevotella*、*Fusicatenibacter*、*Lachspivacea _ incertae _ sedis*、*Intestinimonas*、*Olsenella* 等菌属的相对丰度均有显著性差异（*P* < 0.01），脑心通胶囊干预对 *Ruminococcus*、*Intestinimonas*、*Lachspivacea_incertae_sedis*、*Prevotella*、*Roseburia* 菌属相对丰度均有显著的改变（*P* < 0.05），二甲双胍干预显著改变了 *Lachspi-*

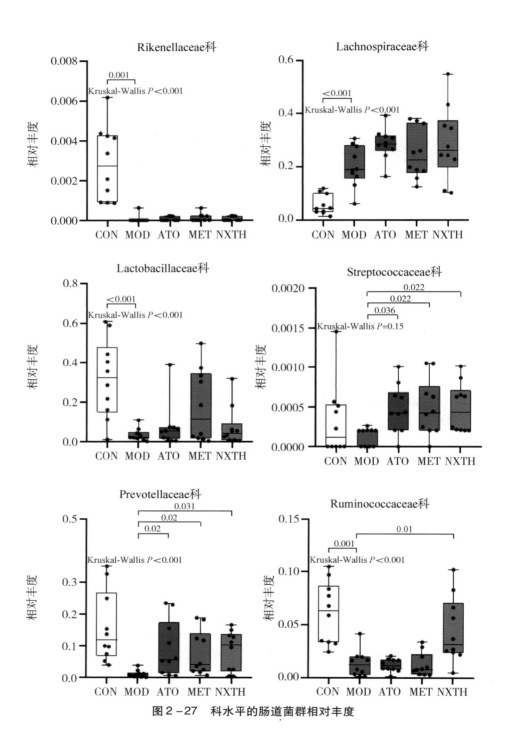

图 2-27　科水平的肠道菌群相对丰度

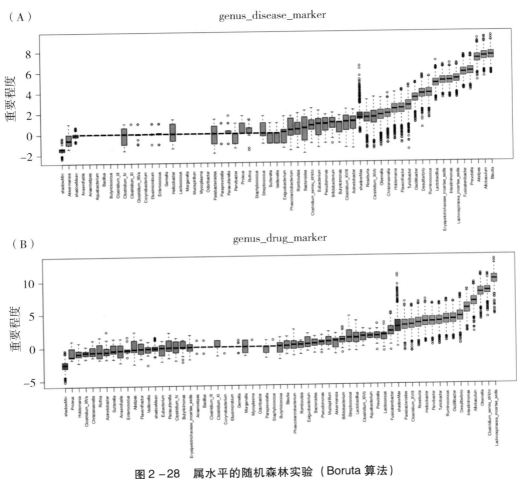

图 2 - 28　属水平的随机森林实验（Boruta 算法）

A：菌属对疾病因素分类（模型对照组和正常对照组之间）的重要程度；

B：菌属对药物因素分类（给药干预组和模型对照组之间）的重要程度

vacea_incertae_sedis、*Prevotella*、*Fusicatenibacter*、*Desulfovibrio* 菌属的相对丰度（P <
0.05），而阿托伐他汀干预也可以显著改变 *Lachspivacea_incertae_sedis*、*Prevotella*、
Fusicatenibacter、*Olsenella* 菌属的相对丰度（P < 0.05）。

（四）PICRUSt 分析

根据粪便样品 16S rRNA 基因测序得到的 OUT 信息，PICRUSt 分析预测了其宏基
因组的功能基因组成情况，如图 2 - 30 所示，基于 Boruta 算法的随机森林实验被用于
预测、筛选正常对照组与模型对照组之间、各给药干预组与模型对照组之间的差异特
征功能基因。结果表明，在模型对照组和正常对照组之间可能有 Cancers、Nervous
System 等相关的功能基因差异，而给药干预并不能显著影响到功能基因水平。

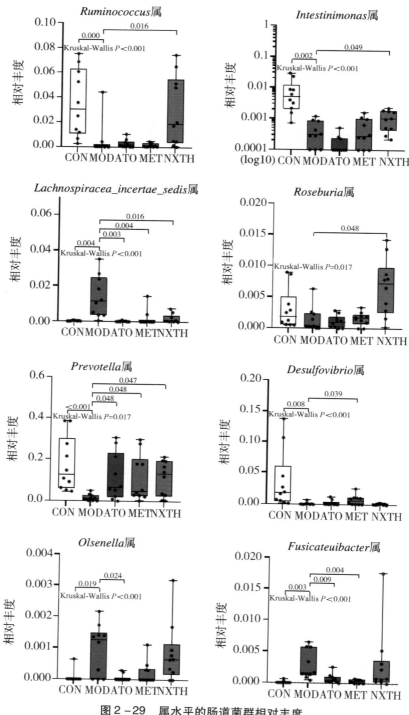

图 2-29　属水平的肠道菌群相对丰度

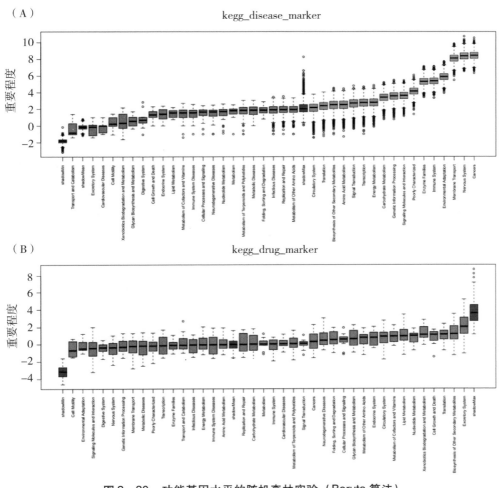

图 2-30　功能基因水平的随机森林实验（Boruta 算法）
A：功能基因水平对疾病因素分类（模型对照组和正常对照组之间）的重要程度；
B：功能基因水平对药物因素分类（给药干预组和模型对照组之间）的重要程度

（五）Spearman's 相关性分析

基于上述实验数据，我们采取 Spearman's 相关性分析计算了肠道菌群相对丰度与生化指标、预测功能基因水平之间的相关系数，结果如图 2-31 所示。多种肠道微生物均与多个反映疾病情况的生化指标具有显著性相关，该结果一定程度上提示肠道菌群在疾病过程中起到重要作用。

（六）讨论

本节采用 16S rRNA 基因扩增子测序技术研究了代谢紊乱和脑心通胶囊、阿托

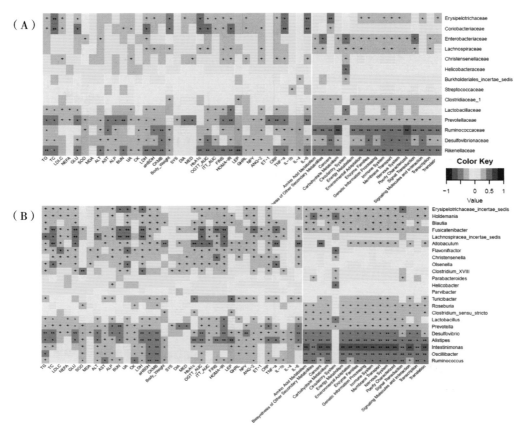

图 2-31　肠道菌群相对丰度与生化指标、预测功能基因水平之间的相关性热图

A：科水平的相对丰度；B：属水平的相对丰度，$^+$：$0.01 < P < 0.1$；*：$0.001 < P < 0.01$；

**：$P < 0.001$

伐他汀、二甲双胍对肠道菌群的影响。与许多研究报道相符，在 2 型糖尿病代谢紊乱大鼠中出现了非常明显的肠道菌群紊乱情况。微生物群落的多样性对维持生态系统的稳定高效非常重要。一般地，肠道菌群多样性的下降被认为与糖尿病、动脉粥样硬化等众多疾病密切相关[167]。本实验中 α - 多样性分析显示，与正常对照组相比，系统发育多样性、丰富度等度量参数均有显著性下降，多个参数数据说明 2 型糖尿病代谢紊乱的动物具有更低丰富度和多样性的肠道菌群群落。值得注意的是，仅有脑心通胶囊干预可以显著地抑制肠道菌群多样性的下降，可有助于改善 2 型糖尿病代谢紊乱。由于脑心通胶囊是由原药材直接打粉入药，成分复杂，其中有许多膳食纤维等物质，可以充当微生物摄取能量的益生元[88]。

β - 多样性分析是对样品间的微生物的群落构成进行比较，具体是通过统计学的距离算法进行量化分析，后续通过降低维度进行可视化。其中，Bray-Curtis dissimilarity、unweighted unifrac 距离是生态学上根据物种丰度计算、反映群落之间差异性常用的指标，Bray-Curtis dissimilarity 距离综合考虑了物种的相对丰度和有无，对丰度较高的物种更敏感；而 unweighted unifrac 距离只考虑物种的有无，对稀有物种更敏感。因此，本研究从 Bray-Curtis dissimilarity 和 unweighted unifrac 距离进行 β - 多样性分析，可以较全面反映肠道菌群的群落构成。而主坐标分析和 Adonis 分析均表明，仅有模型对照组和正常对照组之间出现了显著性差异，说明疾病因素对肠道菌群影响巨大。相对来说，药物干预仅有一定的调节作用，其影响需要通过对不同水平的物种相对丰度进行比较。

在门水平上，模型对照组肠道菌群显著升高厚壁菌门（Firmicutes）相对丰度并显著降低拟杆菌门（Bacteroidetes）相对丰度，这种门水平上的菌群失调也在其他研究中的肥胖、糖尿病、冠心病的患者或实验动物上被发现，表明异常水平的拟杆菌门（Bacteroidetes）与厚壁菌门（Firmicutes）的比例可能是多种健康问题的一个共同危险因素[168]。脑心通胶囊干预具有改善门水平上的菌群丰度失调的趋势，并且趋势较阿托伐他汀和二甲双胍明显。

在科水平和属水平上，模型对照组与正常对照组相比，有多个菌科和菌属的相对丰度发生了紊乱，2 型糖尿病代谢紊乱模型大鼠的肠道菌群中有更低相对丰度的有益菌和共生菌，如 *Alistipes* 属（Rikenelaceae 科）、*Intestinimona* 属（Ruminococcaceae family 科）、*Desulfovibrio* 属（Desulfovibrionaceae family 科）、*Lactobacillus* 属（Lactobacillaceae 科）、*Oscillibacter* 属、*Prevotella* 属（Prevotellaceae family 科）、*Ruminococcus* 属（Ruminococcaceae 科）、*Turcibacter* 属等，而有更高相对丰度的条件致病菌，如 *Allobaculum* 属、*Blautia* 属（Lachnospraceae 科）、*Christensenella* 属（Christensenellacea 科）、*Erysipelotrichaceae_incertae_sedis* 属（Erysipelotrichaceae 科）、*Fusicatenibacter* 属、*Holdemania* 属（Erysipelotrichaceae 科）、*Lachnospiraceae_incertae_sedis* 属（Lachnospraceae 科）等[169]。值得注意的是，*Desulfovibrio* 属通常被认为是条件致病菌，往往在肥胖和 2 型糖尿病患者中丰度较高。*Desulfovibrio* 属是革兰氏阴性细菌，其中大部分菌种都是产脂多糖的，而脂多糖在肠道中是一种致炎因子，可以导致肥胖和胰岛素抵抗[170]。本实验建立的 2 型糖尿病大鼠模型，*Desulfovibrio* 属丰度降低，Spearman's 相关性分析表明其丰度与体重显著正相关，与总甘油三酯、总胆固醇和口服糖耐量实验的曲线下峰面积等生化指标显著负相关。这可能是因为，持续的体重降低是非肥胖的和中晚期糖尿病的重要特征，而 *Desulfovibrio* 属与多种因素相关，但受肥胖和体重因素影响较大。这些结果也提示，在疾病的进程中，特定肠道菌种对宿主起到的作用是复杂和动态的。

肠道菌群是治疗 2 型糖尿病及代谢紊乱相关疾病的一个潜在靶点。我们发现脑心通胶囊、阿托伐他汀均能显著降低肠道菌群中 *Lachnospiraceae_incertae_sedis* 属相对丰度，Spearman's 相关性分析也表明 *Lachnospiraceae_incertae_sedis* 属相对丰度与血清空腹血糖、尿素氮、尿酸等生化指标呈显著正相关，提示抑制 *Lachnospiraceae_incertae_sedis* 属细菌可帮助改善糖类代谢和肝肾功能。一项临床研究也发现，在非酒精性脂肪肝患者肠道菌群中 *Lachnospiraceae_incertae_sedis* 属细菌较为丰富[171]。Kameyama 等人从肥胖高血糖小鼠中分离鉴定了一种 *Lachnospiraceae_incertae_sedis* 属菌株，并将这种菌株移植到健康小鼠后，健康小鼠会表现出更高的血糖和肝脏、肠系膜脂肪组织重量，以及更低的血胰岛素水平[172]。然而，*Lachnospiraceae_incertae_sedis* 属细菌造成糖尿病和肝肾损伤的机制还有待研究。我们还发现脑心通胶囊、阿托伐他汀和二甲双胍治疗都可以增加肠道菌群中 Prevotellaceae 科和 *Prevotella* 属的相对丰度，Spearman's 相关性分析也表明 Prevotellaceae 科和 *Prevotella* 属与收缩压、舒张压和平均压呈显著负相关，说明 Prevotellaceae 科和 *Prevotella* 属可能对血压调控有一定作用。一项临床研究发现，患糖尿病的冠心病患者相比于不患糖尿病的冠心病患者，肠道菌群中有相对丰度更少的 Prevotellaceae 科细菌[167]。而在另一项研究中，*Prevotella copri* 和 *Bacteroides vulgatus* 菌种被发现可以参与支链氨基酸的生物合成，诱导胰岛素抵抗[22]。在针对二甲双胍的研究中，与健康人群相比，服用二甲双胍的糖尿病患者的肠道菌群中一些属于 *Prevotella* 属的 OTU 相对丰度更高，未服用二甲双胍的糖尿病患者的肠道菌群中另一些完全不同的属于 *Prevotella* 属的 OTU 相对丰度更高[173]。这些结果说明，就算是同属 *Prevotella* 属的肠道细菌，其功能作用也可能有很大不同，一些菌株可以参与血压调控，另一些菌株能够诱导胰岛素抵抗，进一步的肠道菌群研究应当关注具体的通路、功能。

此外，仅使用脑心通胶囊治疗后，模型大鼠肠道菌群中 *Intestinimonas* 属、*Ruminococcus* 属、*Roseburia* 属和 Ruminococcaceae 科相对丰度显著升高，显示出脑心通胶囊调节肠道菌群紊乱的独特作用。*Intestinimonas* 属和 *Ruminococcus* 属均属于 Ruminococcaceae 科。*Intestinimonas* 属是一种新近被鉴别出的细菌种属，可参与糖类和氨基酸代谢产生丁酸，而丁酸是肠道中短链脂肪酸的主要种类，具有为结肠细胞提供能量、缓解炎症、保持肠壁屏障完整性等作用[174]。肠道中短链脂肪酸缺乏与 2 型糖尿病等多种疾病相关，在小鼠中给予丁酸可以有效地改善胰岛素抵抗和肥胖[36]。*Ruminococcus* 属是一种在人类肠道菌群中丰度较高的菌属。在一项由 617 位中老年妇女参与的临床研究中，2 个属于 Ruminococcaceae 科菌种的 OTU 相对丰度与颈 - 股动脉脉搏波传导速度呈显著负相关，颈 - 股动脉脉搏波传导速度是判断血管脆性的金标准，而血管脆性是一种心脑血管疾病风险的独立影响因素，在代谢综合征患者中尤为重要[175]。这些研究都说明，Ruminococcaceae 科的一些菌种可能与心脑血管疾病显著相关。在本研究中，我们也发现 Ruminococcaceae 科相对丰度与血清肌酸激酶、乳酸脱氢酶、肌酸激酶同工酶 MB、α - 羟丁酸脱氢酶等一系列反映心血管风险的生化指标呈显著的负相关。这些结果一定程度上提示，脑心通胶囊诱导升高 Ruminococcaceae 科肠道微生物，可有助于改善代谢紊乱引起的心脑血管疾病。*Roseburia* 属是一种能够发酵包括木糖、半乳糖、纤维二糖等糖类构成的膳食纤维，主要产生或只产生丁酸的肠道菌属，该种属受膳食纤维摄入影响较大，其相对丰度也可以由高纤维饮食诱导升高[176]。在一项研究中，携带较多 *Roseburia* 属肠道微生物且高纤维饮食的代谢紊乱小鼠比普通代谢紊乱小鼠动脉粥样硬化斑块面积小，炎症也有所减轻。而携带较多 *Roseburia* 属肠道微生物但无高纤维饮食的代谢紊乱小鼠却没有显示出对动脉粥样硬化的保护作用，在患有心血管疾病的人体内，*Roseburia* 属等产丁酸肠道微生物相对丰度却往往较低[177-178]。此外，也有研究表明，*Roseburia* 属相对丰度与 2 型糖尿病等疾病相关，并把该菌属细菌制品作为潜在的改善健康的益生元制品[179]。这些结果说明，*Roseburia* 属是一种典型的通过膳食纤维在心血管疾病、炎症、代谢紊乱过程中起保护作用的肠道微生物，脑心通胶囊中富含的膳食纤维，可以促进 *Roseburia* 属生长，起到一定的药效作用。

（七）小结

本节我们采用 16S rRNA 基因扩增子测序技术分析了粪便样品中的肠道菌群构成，研究了代谢紊乱相关疾病与肠道菌群的关系及药物干预对肠道菌群的调节作用。2 型糖尿病代谢紊乱大鼠出现了明显的肠道菌群紊乱，包括多样性下降、种群结构改变等多个方面。脑心通胶囊、二甲双胍和阿托伐他汀干预均表现出对肠道菌群紊乱有一定的调节作用，其中脑心通胶囊的调节作用独特。一方面，仅有脑心通胶囊显著提升了肠道菌群的多样性和丰富度。另一方面，脑心通胶囊也显著调节了 *Intestinimonas* 属、*Ruminococcus* 属、*Roseburia* 属和 Ruminococcaceae 科等多种肠道微生物的相对丰度。脑心通胶囊对肠道菌群紊乱的调节作用可能在其改善代谢紊乱、抗炎、保护心血管等药效中起重要作用。

第五节　脑心通胶囊的血清代谢组学研究

代谢组是指生物体内内源性代谢物质的动态整体，随着液相质谱等分析测试技术的进步，代谢组学发展迅速，并被广泛应用于疾病病理、药物开发、毒理学、植物学等诸多领域。在生物体内，信号传导、能量代谢、炎症免疫等众多生理过程均发生在代谢物质层面或是能够引起代谢物质的显著变化。代谢紊乱及其相关疾病的发病机制尚未完全清楚，在其发生发展过程中，也伴随着体内内源性代谢物质动态、复杂的变化。因此，代谢组学可以从整体的角度为研究、发现这些疾病的病理机制和治疗方法提供一个新的思路[180]。肠道菌群在代谢紊乱及其相关疾病的发生发展过程中具有重要的作用，产生短链脂肪酸、三甲胺等小分子代谢物进入体内是其影响机体代谢、免疫等生理过程的重要机制途径，代谢组学技术也是研究肠道菌群的作用途径的重要手段[21-22]。以脑心通胶囊为代表的复方中药往往成分较为复杂，其药效作用机制往往具有整体和多成分、多靶点的特点，与代谢组学研究的特点十分契合。因此，本节我们采用血清非靶向代谢组学方法，研究脑心通胶囊对 2 型糖尿病代谢紊乱模型大鼠的影响，从代谢的层面研究脑心通胶囊药效的作用机制，并探讨肠道菌群在疾病发生发展中的作用。

【实验材料】

（一）实验动物

同本章第三节。

（二）主要试剂和药品

全氘代肉豆蔻酸（Myristic acid – D27，98%，Cambridge Isotope Laboratories Inc.，Andover，USA），其余同本章第二节和第三节。

（三）主要仪器

同本章第二节和第三节。

【实验部分】

（一）血浆样品的采集

同本章第三节。

（二）血清代谢组学样品的制备

解冻血清样品后，取 100 μL 血清样品加入 400 μL 含 20 μg/mL 全氘代肉豆蔻酸（内标）预冷的甲醇/乙腈（1∶1，V/V）混合溶液，混匀，涡旋 30 s，于 −20 ℃ 孵育 1 h，使样品中蛋白质沉淀完全。此后，4 ℃ 15000 r/min 离心 20 min，取 200 μL 上清液，装于液相小瓶中作为供试样品溶液。取每个供试样品溶液各 5 μL 充分混合制得质控样品（quality control，QC）。根据前期实验结果，本实验选择正常对照组（CON）、模型对照组（MOD）和脑心通胶囊高剂量组（NXT）的血清样品进行检测分析。

（三）色谱、质谱分析

1. 色谱条件

色谱分离使用 ACQUITY UPLC® HSS T3 C_{18} 色谱柱（waters，2.1 mm×100 mm，1.8 μm），柱温为 50 ℃，流速为 0.3 mL/min，进样量为 10 μL，流动相 A 为含 0.1% 甲酸的水，流动相 B 为含 0.1% 甲酸的乙腈，线性梯度洗脱程序如表 2 – 4 所示。为了监测和调整仪器的稳定性，每隔 8 个供试样品检测分析一次质控样品。

表 2 - 4 梯度洗脱程序

流动相	时间/min	梯度比例/%
B	0 ～ 1.5	1
B	1.5 ～ 13.0	1 ～ 99
B	13.0 ～ 16.5	99
B	16.5 ～ 17.0	99 ～ 1
B	17.0 ～ 20.0	1

2. 质谱条件

质谱采用电喷雾离子源 (electrospray ionization source, ESI), 分别以正、负离子模式检测, 离子源载气 1 气压为 55 psi, 离子源载气 2 气压为 55 psi, 气帘气气压为 35 psi, 离子源温度为 550 ℃, 离子喷雾电压 (ion spray voltage) 在正模式下为 5500 V, 在负模式下为 -4500 V, 碰撞能 (collision energy) 为 30 V, 浮动碰撞能 (collision energy spread) 为 15 V, 去簇电压 (declustering potential) 为 80 V, 雾化气和辅助气均为氮气, 检测 m/z 范围为 50 ～ 1500 Da, 在信息依赖采集 (information-dependent acquisition, IDA) 模式下使用 Analyst® 1.2 软件 (AB Sciex, Foster City, USA) 采集数据。

(四) 血清代谢组学数据处理

使用 PeakView® 2.2 软件和 Markerview® 1.2 软件 (AB Sciex, Foster City, USA) 对原始仪器下机数据进行噪音扣除、色谱峰校准和识别等处理分析。色谱峰响应值以峰面积计算, 并除以该样品中内标物质的峰面积来校准。为了识别特征差异代谢物, 使用 SMCA - P 14.1 软件 (Umetrics AB, Umea, Sweden) 进行多元统计分析, 最小二乘 - 判别分析 (orthogonal partial least square - discriminant analysis, OPLS - DA) 的组间变量重要性指数 (variable importance value, VIP) >1 且组间显著性检验的 P 值小于 0.05 的色谱峰判定为潜在的特征差异代谢物的色谱峰。结合相关文献和线上数据库, 如 Chemspider 数据库 (www.chemspider.com)、HMDB 数据库 (www.hmdb.ca) 等, 根据精确分子质量、同位素比例和质谱碎裂模式等质谱信息辨识鉴定特征差异代谢物。最后, 使用 KEGG 数据库 (www.kegg.jp) 和 MetaboAnalyst 4.0 数据库 (www.metaboanalyst.ca) 进行代谢通路的识别和富集分析。

【实验结果】

(一) 血清代谢组数据的整体分析

本节实验中, 我们分别使用液相质谱的正模式和负模式分析了血清样品的代谢组，在 20 min 的分析时间内，m/z 50～1500 内源代谢物分离情况良好，并且质控样品作为技术重复每隔 8 个供试样品被检测一次，结果表明该分析方法具有良好的稳定性和重复性。图 2 - 32 是典型的血清样品代谢组的总离子流图，经过 Peak-View® 2.2 软件和 Markerview® 1.2 软件（AB Sciex，Foster City，USA）对于原始下机数据的预处理，在负模式中共筛选出 302 个色谱峰，在正模式中共筛选出 354 个色谱峰进行下一步分析。多元统计分析（OPLS-DA）被用于从空白对照组（CON）、模型对照组（MOD）和脑心通胶囊高剂量组（NXT）的复杂数据中辨别特征差异。图 2 - 33a 和图 2 - 33b 中，3 个实验组在正模式和负模式下均出现明显的分离式分布，说明 2 型糖尿病代谢紊乱模型大鼠的血清代谢表型与健康对照大鼠相比出现了明显的差异，并可以由脑心通胶囊干预进行调节。为了进一步找出空白对照组和模型对照组之间的特征差异，两组间的 OPLS-DA 分析将空白对照组和模型对照组的样品明显分成两类，结果如图 2 - 33c 和图 2 - 33e 所示。此外，图 2 - 33d 和图 2 - 33f，S 曲线图中越远离坐标轴原点的点代表着在两组分类识别过程中有更大的贡献度，其中，组间 VIP 值大于 1 且显著性检验 P 值小于 0.05 的变量被最终选为不同组之间具有显著性差异的潜在生物标志代谢物。

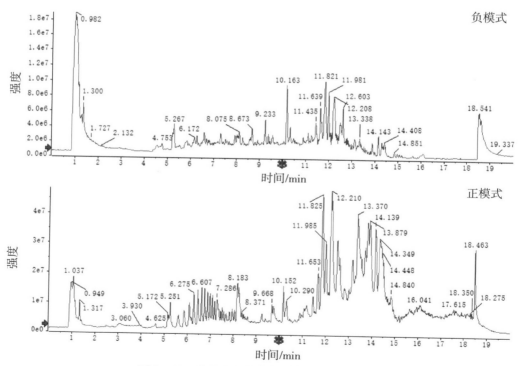

图 2 - 32　典型的血清样品代谢组总离子流图

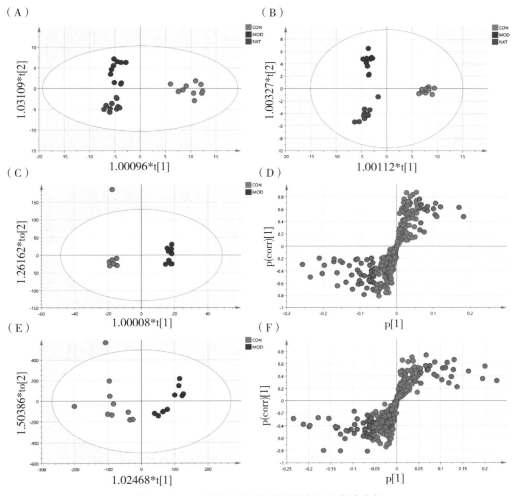

图 2-33　血清样品代谢组数据的多元统计分析

注：负模式（A）和正模式（B）下空白对照组（CON）、模型对照组（MOD）和脑心通胶囊高剂量组（NXT）之间的 2D OPLS-DA 分布图；负模式下空白对照组（CON）和模型对照组（MOD）之间的 2D OPLS-DA 分布图（C）和 S 曲线图（D）；正模式下空白对照组（CON）和模型对照组（MOD）之间的 2D OPLS-DA 分布图（E）和 S 曲线图（F）。

（二）特征差异代谢物的鉴别

参考质谱平台提供的本地代谢物数据库、HMDB 数据库（www. hmdb. ca）和 Chemspider 数据库（www. chemspider. com）等线上数据库和相关文献，根据质谱数据的精确分子量、同位素比例和二级质谱碎裂模式对主要的特征差异代谢物的化学结构进行了鉴别，结果如表 2-5 所示，最终共有 45 个潜在特征差异代谢物被鉴定，脑心通胶囊干预可以显著调节其中 32 个代谢物。

表2-5　空白对照组（CON）、模型对照组（MOD）和脑心通胶囊高剂量组（NXT）的血清代谢组特征差异代谢物

编号	保留时间/min	代谢物名称	分子式	离子模式	质荷比/(m/z)	偏差/10^{-6}	相对响应值		
							CON	MOD	NXT
1	1.04	Alanine	$C_3H_7NO_2$	$[M-H]^-$	88.0404	0	0.38±0.29	0.075±0.07*	0.12±0.08
2	1.07	Glutamine	$C_5H_{10}N_2O_3$	$[M-H]^-$	145.0619	0	1.19±0.97	0.51±0.17*	0.68±0.35
3	1.11	L-carnitine	$C_7H_{15}NO_3$	$[M+H]^+$	162.1119	3.7	83.65±48.3	29.09±5.22*	47.62±20.26#
4	1.34	tyrosine	$C_9H_{11}NO_3$	$[M+H]^+$	182.0812	0	194.67±85.33	123.44±31.83*	191.13±71.08#
5	5.05	Butyrylcarnitine	$C_{11}H_{21}NO_4$	$[M+H]^+$	232.1544	0.4	56.00±24.92	19.11±9.81*	22.02±12.04
6	5.25	Tryptophan	$C_{11}H_{12}N_2O_2$	$[M+H]^+$	205.0967	2.4	505.15±238.83	191.08±43.68*	305.34±116.27#
7	5.29	Indoleacrylic acid	$C_{11}H_9NO_2$	$[M+H]^+$	188.0702	2.1	847.20±424.09	342.04±86.25*	541±185.55#
8	5.79	Valerylcarnitine	$C_{12}H_{23}NO_4$	$[M+H]^+$	246.1695	2.0	20.88±10.15	7.58±3.38*	8.44±4.65
9	7.08	11-Dehydrothromboxane B2	$C_{20}H_{34}O_6$	$[M+H]^+$	371.2428	0	2.29±1.91	3.77±1.17*	2.02±1.54#
10	7.33	LPA（8：0/0：0）	$C_{11}H_{23}O_7P$	$[M-H]^-$	297.1058	17.2	2.38±1.44	0.23±0.30*	0.12±0.13
11	7.68	3-Hydroxysebacic acid	$C_{10}H_{18}O_5$	$[M-H]^-$	217.1115	15.6	0.08±0.08	0.29±0.18*	0.15±0.08#
12	8.01	Sulfolithocholylglycine	$C_{26}H_{43}NO_7S$	$[M-H]^-$	512.2748	11.9	7.34±3.74	1.32±0.77*	0.94±0.82
13	8.56	Taurochenodeoxycholic acid	$C_{26}H_{45}NO_6S$	$[M-H]^-$	498.2969	14.9	0.38±0.18	2.87±1.70*	0.43±0.27#
14	8.66	LPC（15：0）	$C_{23}H_{48}NO_7P$	$[M-H_2O-H]^-$	462.2923	13.2	3.27±2.64	0.59±0.52*	1.25±0.81#
15	9.22	Glycocholic acid	$C_{26}H_{43}NO_6$	$[M-H]^-$	464.3041	4.9	5.29±3.65	10.29±4.72*	3.51±2.40#
16	9.25	20-hydroxy-leukotriene B4	$C_{20}H_{32}O_5$	$[M-H]^-$	351.2177	0	0.50±0.61	1.12±0.50*	0.92±0.20
17	9.52	3-oxocholic acid	$C_{24}H_{38}O_5$	$[M-H]^-$	405.2662	3.9	0.59±0.32	2.00±2.04*	5.79±5.78

续上表

编号	保留时间/min	代谢物名称	分子式	离子模式	质荷比/(m/z)	偏差/10^{-6}	相对响应值		
							CON	MOD	NXT
18	9.52	Prostaglandin I2	$C_{20}H_{32}O_5$	$[M+H]^+$	353.2348	7.1	2.33±0.99	21.68±17.92*	7.66±7.16#
19	9.53	3-oxo-4,6-choladienoic acid	$C_{24}H_{34}O_3$	$[M+H]^+$	371.2580	0.3	4.76±1.89	5.75±5.71	17.36±14.88#
20	9.53	7alpha-hydroxy-3-oxochol-4-en-24-oic Acid	$C_{24}H_{36}O_4$	$[M+H]^+$	389.2687	0.3	10.77±2.68	13.58±13.57	41.34±35.68#
21	9.70	Leukotriene E3	$C_{23}H_{39}NO_5S$	$[M-H]^-$	440.2518	9.5	0.24±0.31	1.32±1.25*	0.38±0.31#
22	9.96	3-xix-7-hydrixychol-4-enoic acid	$C_{24}H_{36}O_5$	$[M+FA-H]^-$	449.2601	12.5	0.44±0.24	0.06±0.06*	0.21±0.21#
23	10.01	Leukotriene B4	$C_{20}H_{32}O_4$	$[M-H]^-$	335.2243	4.5	0.20±0.26	0.72±0.51*	0.32±0.08#
24	10.14	PC(18:0/22:6)	$C_{48}H_{84}NO_8P$	$[M+H]^+$	834.6083	9.1	12.38±5.93	18.59±19.26	53.10±36.20#
25	10.45	Glycoursodeoxycholic acid	$C_{26}H_{43}NO_5$	$[M-H]^-$	448.3093	5.6	0.73±0.36	1.29±0.58*	0.46±0.39#
26	10.86	Tetradecanoylcarnitine	$C_{21}H_{41}NO_4$	$[M+H]^+$	372.3108	0	7.56±6.37	15.51±9.83*	13.33±10.65
27	10.94	Sphingosine	$C_{18}H_{37}NO_2$	$[M+H]^+$	300.2893	1.3	87.57±57.32	73.87±21.01	49.52±24.98#
28	10.94	Oleamide	$C_{18}H_{35}NO$	$[M+H]^+$	282.2784	2.5	61.96±40.37	47.98±12.74	31.83±15.37#
29	11.09	13-HDoHE	$C_{22}H_{34}O$	$[M-H]^-$	313.2505	10.2	0.27±0.16	0.90±0.67*	0.13±0.05#
30	11.11	LysoPE(16:0/0:0)	$C_{21}H_{44}NO_7P$	$[M+HAc-H]^-$	512.3018	4.7	9.08±4.59	1.78±0.56*	3.16±1.38#
31	11.19	18-hydroxycortisol	$C_{21}H_{30}O_6$	$[M-H]^-$	377.2022	13.8	0.19±0.14	3.38±1.96*	1.56±0.81#
32	11.43	LysoPC(16:1)	$C_{24}H_{48}NO_7P$	$[M+H]^+$	494.3165	15.4	596.51±372.68	187.44±154.36*	170.91±104.20
33	11.45	LysoPE(18:1/0:0)	$C_{23}H_{46}NO_7P$	$[M+HAc-H]^-$	538.3199	9.1	31.34±21.52	3.56±1.18*	6.42±4.08#
34	11.65	Palmitoylcarnitine	$C_{23}H_{45}NO_4$	$[M+H]^+$	400.3421	0	35.72±32.15	83.01±51.25*	84.37±55.44#

续上表

编号	保留时间/min	代谢物名称	分子式	离子模式	质荷比/(m/z)	偏差/10^{-6}	相对响应值		
							CON	MOD	NXT
35	12.57	Stearoylcarnitine	$C_{25}H_{49}NO_4$	$[M+H]^+$	428.3721	3.0	30.80±15.10	346.93±147.98*	98.02±79.25#
36	12.60	Eicosapentaenoic acid	$C_{20}H_{30}O_2$	$[M+H]^+$	303.2308	3.6	483.22±278.28	873.29±337.36*	604.73±178.10#
37	12.60	5-HPETE	$C_{20}H_{32}O_4$	$[M-H]^-$	335.2228	0	0.51±0.68	1.19±0.55*	0.61±0.27#
38	12.60	DG (14:0/18:1/0:0)	$C_{35}H_{66}O_5$	$[M+K]^+$	605.4533	1.5	26.83±21.49	130.88±74.16*	76.36±31.13#
39	12.81	LysoPC (16:0)	$C_{24}H_{50}NO_7P$	$[M+HAc-H]^-$	554.3521	10.5	17.53±22.89	1.32±0.43*	3.04±2.46#
40	12.82	LysoPC (20:2)	$C_{28}H_{54}NO_7P$	$[M+H]^+$	548.3623	16.0	293.98±164.82	108.42±97.63*	97.81±31.13
41	12.89	15S-HETrE	$C_{20}H_{34}O_3$	$[M-H]^-$	321.2406	9.0	1.99±1.68	4.23±2.31*	2.05±0.63#
42	13.87	Linolenic acid	$C_{18}H_{30}O_2$	$[M-H]^-$	277.2183	3.6	1.59±0.77	0.69±0.30*	0.53±0.21
43	14.13	Docosahexaenoic acid	$C_{22}H_{32}O_2$	$[M-H]^-$	327.2384	16.5	11.46±6.55	14.04±7.24	6.61±1.94#
44	14.29	Arachidonic acid	$C_{20}H_{32}O_2$	$[M-H]^-$	303.2367	12.2	10.87±3.89	19.59±7.87*	12.76±2.95#
45	15.66	Stearic acid	$C_{18}H_{36}O_2$	$[M-H]^-$	283.2686	15.2	1.05±0.40	2.22±0.79*	1.51±0.22#

注：*：与空白对照组相比，$P<0.05$；#：与模型对照组相比，$P<0.05$。

（三）血清特征差异代谢物的关键代谢通路分析

为了从整体代谢的角度研究脑心通胶囊可能的作用机制，我们采用 KEGG 数据库（www. metaboanalyst. ca）等工具分析筛选了与特征差异代谢物相关性较高的代谢通路[181]。与脑心通胶囊干预密切相关的代谢通路包括苯丙氨酸、酪氨酸和色氨酸生物合成（phenylalanine、tyrosine and tryptophan biosynthesis），花生四烯酸代谢（arachidonic acid metabolism），甘油磷脂代谢（glycerophospholipid metabolism），色氨酸代谢（tryptophan metabolism），酪氨酸代谢（tyrosine metabolism），初级胆汁酸生物合成（primary bile acid biosynthesis）和鞘脂代谢（sphingolipid metabolism）。代谢通路富集分析表明它们的重要性指数分别为 0.50、0.46、0.18、0.16、0.14、0.06 和 0.05，结果如图 2 – 34 所示。

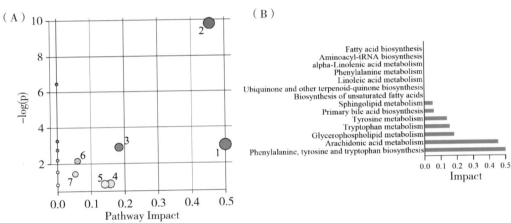

图 2 – 34　血清代谢组 MetaboAnalyst 4.0 代谢通路富集分析

注：（A）代谢通路富集分析气泡图：1. 苯丙氨酸、酪氨酸和色氨酸生物合成；2. 花生四烯酸代谢；3. 甘油磷脂代谢；4. 色氨酸代谢；5. 酪氨酸代谢；6. 初级胆汁酸生物合成；7. 鞘脂代谢。（B）所有相关代谢通路的重要性指数。

（四）肠道菌群与血清特征差异代谢物的 Spearman's 相关性分析

基于实验组的多组学数据，我们采用 Spearman's 相关性分析计算了属水平的肠道菌群相对丰度和特质差异代谢物响应值之间的相关系数，以期预测肠道菌群和代谢物之间的相互关系。图 2 – 35a 以热图的形式展示了属水平的肠道菌群相对丰度与受脑心通胶囊显著影响的特征差异代谢物之间的相关系数，图 2 – 35b 则列举了一些与脑心通胶囊显著调节的肠道微生物相关性较高的特征差异代谢物，其中红线、蓝线分别表示显著的正相关和负相关（$P < 0.001$）。通过相关性分析，我们发现，许多被认为能够参与肠道菌群代谢的共代谢产物，如 L-carnitine、tryptophan、indoleacrylic acid 等，均在相关性分析中显示与多种肠道微生物显著相关。

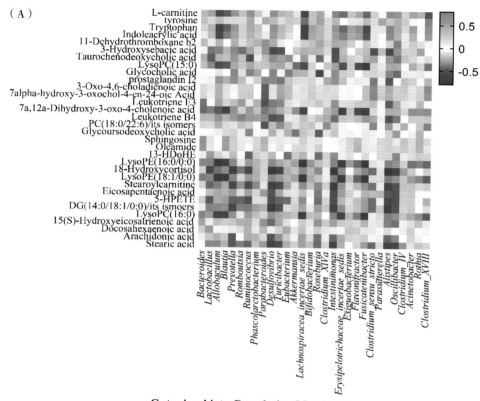

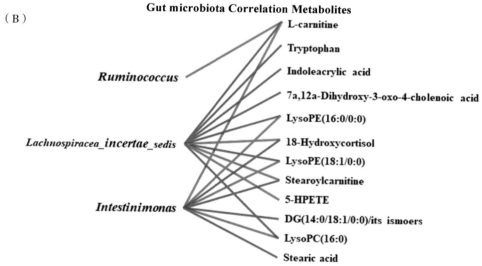

图 2-35 肠道菌群与血清特征差异代谢物的相关性

注：（A）脑心通胶囊显著影响的血清特征差异代谢物与属水平的肠道菌群相对丰度之间的相关性热图；（B）与脑心通胶囊显著调节的肠道微生物相关性较高的血清特征差异代谢物（ $P <$ 0.001），红线、蓝线分别表示显著的正相关和负相关。

（五）讨论

血清样品代谢组的多元统计分析表明，模型对照组和正常对照组大鼠的血清代谢表型具有显著差异，说明 2 型糖尿病代谢紊乱大鼠的血清中多种代谢物发生紊乱，脑心通胶囊干预在一定程度上对代谢紊乱有改善作用。为了进一步探究脑心通胶囊的作用机制，根据 KEGG 数据库（www. kegg. jp）、SMPDB 数据库（smpdb. ca）和相关文献报道[182-184]，我们绘制了特征差异代谢物相关的重要代谢通路网络图（图 2-36），表明脑心通胶囊干预在 2 型糖尿病代谢紊乱大鼠中主要影响了脂质类物质代谢。

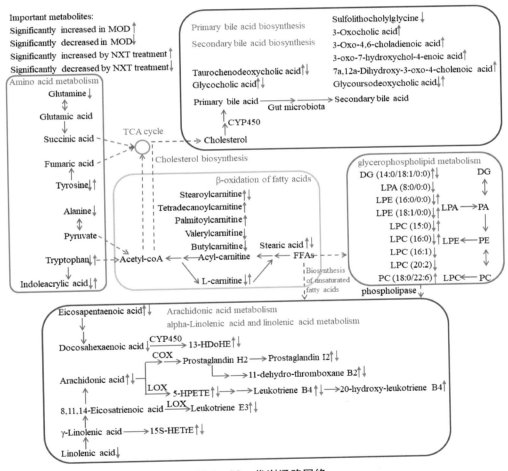

图 2-36　代谢通路网络

Eicosapentaenoic acid、docosahexaenoic acid 和 linolenic acid 是多不饱和脂肪酸类（polyunsaturated fatty acids）的重要组成部分，多不饱和脂肪酸又被叫做 Ω-3 脂肪

酸，在体内主要参与 α - 亚麻酸和亚麻酸代谢（alpha-linolenic acid and linolenic acid metabolism）。一般认为，多不饱和脂肪酸在代谢紊乱相关疾病中具有良好的防治作用，包括降低血糖、血脂水平，减少心脑血管疾病风险等[185]。多不饱和脂肪酸及其氧化产物的防治作用一定程度上是由于这些物质可以调节能量代谢和花生四烯酸代谢（arachidonic acid metabolism）等重要通路的基因表达[186]。其中，15S-HETrE 能够下调 COX-2 基因表达和前列腺素 E2（prostaglandin E2）的生物合成，同时提高 PPARγ 基因表达，而 PPARγ 在胰岛素敏感性、脂肪生成和血压调节等生理过程中起重要作用[187]。在生物体内，花生四烯酸（arachidonic acid）是一种由亚油酸代谢合成而来的重要的含 20 个碳原子的多不饱和脂肪酸，可以直接介导许多生理功能，并可以转化为多种类的二十烷酸而间接起到作用[188]。而体内多种多样的类二十烷酸是一种可以在极低的浓度下起到显著生理作用的强力物质。在众多类二十烷酸中，白三烯（leukotrienes）主要由花生四烯酸通过 LOX 酶转化产生，是一种炎症介导物质，可以调节炎症因子的分泌[189]。前列腺素（prostaglandins）和血栓素（thromboxanes）均是由花生四烯酸通过 COX 酶转化产生，这两类物质在体内血小板聚集、血栓形成等生理、病理过程中起到相互拮抗的作用。花生四烯酸和一些多不饱和脂肪酸是动物体内磷脂的组成部分，而磷脂酶（phospholipase）可以催化生物膜上的甘油磷脂（glycerophospholipid）水解，从而使花生四烯酸等游离出来，进而开启花生四烯酸级联反应和类二十烷酸的合成[190-191]。多种多不饱和脂肪酸和其氧化产物在模型对照组中显著升高，引起了 2 型糖尿病代谢紊乱过程中的慢性炎症和高凝血状态，而脑心通胶囊干预显著改善了这些代谢紊乱，起到了抗炎、减少心脑血管风险等药效。

3-hydroxysebacic acid 是一种脂肪酸 β - 氧化（β-oxidation of fatty acids）的标志物质[192]，在模型对照组中 3-hydroxysebacic acid 水平显著升高，说明在 2 型糖尿病代谢紊乱中，脂肪 β 氧化过程被抑制。相应地，我们也发现 stearic acid 等长链脂肪酸及 stearoylcarnitine、tetradecenoylcarnitine 和 palmitoylcarnitine 等中、长链酰基肉碱水平在模型对照组中显著升高，而 L-carnitine 和 valerylcarnitine、butylcarnitine 等短链酰基肉碱水平在模型对照组中是显著下降的。L-carnitine 是中、长链脂肪酸转运至线粒体内膜中进行 β - 氧化的必须媒介。在这一过程中，肠道菌群可以代谢饮食摄入的 L-carnitine 产生三甲胺，加速体内的动脉粥样硬化过程，血清中的 L-carnitine 水平与一些肠道菌属的相对丰度显著相关[21]。脑心通胶囊干预对血清中 L-carnitine、stearic acid 和 stearoylcarnitine 水平的显著调节作用表明，脑心通胶囊可通过促进脂肪酸 β - 氧化控制血糖、血脂水平，同时该作用机制可能与肠道菌群的调节有关。

包括 LPCs、LPEs 和 LPAs 在内的溶血磷脂（lysophospholipids）是血清中主要的磷脂类物质，越来越多的研究表明溶血磷脂在心脑血管疾病和代谢紊乱疾病过程中起到重要的细胞信号传导作用[193-194]。在甘油磷脂代谢（glycerophospholipid metabolism）途径中，溶血磷脂由甘油磷脂水解产生。本实验中，模型对照组与正常对照组相比，一系列的溶血磷脂水平显著下降，而脑心通胶囊干预起到了显著的恢复作用。有研究表明，溶血磷脂能够参与生物体内的能量代谢、炎症和内皮损伤等生理过程[195]，但是溶血磷脂类物质具体的作用模式尚有待进一步研究。

胆汁酸是一类由胆固醇通过 CYP450 酶氧化产生的类固醇物质，一般具有调节脂肪吸收、胆固醇排泄、甘油三酯和糖类的平衡的功能。近年来，胆汁酸被认为在代谢紊乱疾病中发挥重要作用。次级胆汁酸是由初级胆汁酸经肠道菌群代谢产生的，肠道菌群可以改变肠道中胆汁酸池的结构组成，激活肠壁上的多种胆汁酸受体，从而触发多种代谢相关的反馈轴，改变宿主代谢。反过来，胆汁酸也能起到调节肠道菌群的作用[196]。本实验中，模型对照组与空白对照组相比，血清初级胆汁酸水平显著升高，表明 2 型糖尿病代谢紊乱中胆固醇的分解代谢出现了明显的异常。实验结果说明，脑心通胶囊干预可以通过降低血清初级胆汁酸的水平改善胆固醇的分解代谢。此外，2 型糖尿病代谢紊乱大鼠血清中一些次级胆汁酸也出现了异常，脑心通胶囊对次级胆汁酸的调节作用可能与肠道菌群的改变有关。

除了上述代谢物，脑心通胶囊干预也可以调节氨基酸代谢（amino acid metabolism）、甾体激素生物合成（steroid hormone biosynthesis）和鞘脂代谢（sphingosine metabolism）中的多种代谢物，包括 Triose、Tryphtophan、18-hydroxycortisol 和 sphingosine 等，这些代谢通路的改变也在脑心通胶囊多方面的药效中起到一定作用。

（六）小结

本节在前期研究的基础上，使用 UFLC-Q-TOF-MS/MS 技术，研究了脑心通胶囊对 2 型糖尿病代谢紊乱大鼠的血清代谢组的影响以期从整体代谢层面上解释脑心通胶囊多方面药效作用的机制。OPLS-DA 多元统计分析表明，2 型糖尿病代谢紊乱大鼠的血清代谢组出现了明显的紊乱，脑心通胶囊对血清代谢组紊乱具有一定的改善作用。通过显著性筛选和化学结构鉴定，共辨识出 45 个血清显著差异代谢物，其中 32 个物质受脑心通胶囊的显著影响。脑心通胶囊可通过影响花生四烯酸代谢、脂肪酸 β-氧化、甘油磷脂代谢等多个代谢通路产生多方面的药效。此外，血清代谢组中多种代谢物的改变与肠道菌群的改变有关。

第六节　脑心通胶囊的粪便代谢组学研究

代谢组学是一种利用液相色谱、高分辨质谱、核磁等先进分析技术综合测定各种生物体内的大量小分子代谢物的组学研究方法。随着代谢组学和相关生物、化学研究的深入，代谢组学越来越多被应用于微生物、植物、模式动物等多种生物样品中，如尿液、血清、粪便、脑脊液。其中，虽然现有粪便代谢组学研究相对较少，但其已受到了越来越多的关注。生物体肠道中生存着大量的肠道微生物，肠道菌群与生物体、摄入的营养物质等相互作用构成了复杂的生态系统，肠道菌群通过产生大量代谢产物对生物体的正常生理活动和疾病发生发展产生影响。粪便中包含了生物体、肠道菌群共同对摄入的营养物质进行代谢和吸收而最终产生的复杂化学物质集合，粪便代谢组既可以反映生物体本身的消化吸收等状态，也可以反映肠道菌群的代谢情况及其与生物体的相互作用，还可以反映食物、药物等的摄入及影响。然而，粪便是一种包含内源性和外源性物质的半固态混合物，成分复杂，且受肠道菌群、饮食、药物等多种因素共同影响，相较于其他生物基质不够稳定，粪便代谢组学研究中样品的制备检测、成分的分析鉴定具有一定的难度[197]。

本研究中，通过前期在化学成分、药效作用、肠道菌群和血清代谢组方面的研究，我们发现脑心通胶囊可通过调节肠道菌群在一定程度上发挥改善代谢紊乱的作用。为了进一步解释脑心通胶囊与肠道菌群的相互作用，在本节实验中，我们使用UFLC-Q-TOF-MS/MS 技术研究了脑心通胶囊对 2 型糖尿病代谢紊乱大鼠粪便代谢组的影响。

【实验材料】

（一）实验动物

同本章第三节。

（二）主要试剂和药品

同本章第二节和第三节。

（三）主要仪器

冷冻干燥机（EYELA，Tokyo Rikakikai Co. Ltd.，Tokyo，Japan），其余同本章第

二节和第三节。

【实验部分】

（一）粪便样品的采集

同本章第四节。

（二）粪便非靶向代谢组学样品的制备

将粪便样品于 −80 ℃ 冰箱中取出，分装至 EP 管中，敞口置于冷冻干燥机中，−40 ℃ 下冷冻真空干燥过夜，使粪便样品完全干燥。称取粪便样品约 0.1 g，加入 10 倍体积的预冷的乙腈/水（1∶1，V/V）混合溶液，混匀，涡旋 30 s，40 kHz 超声提取 30 min，4 ℃ 15000 r/min 离心 30 min，取 250 μL 上清液，装于液相小瓶中，作为供试样品待检测分析。同时，取每个供试样品各 5 μL 充分混匀，制得 QC 样品。根据前期实验结果，本节选择空白对照组（CON）、模型对照组（MOD）和脑心通胶囊高剂量组（NXT）的粪便样品进行粪便代谢组学分析。

（三）色谱、质谱分析

同本章第五节。

（四）粪便代谢组学数据处理

色谱峰响应值以峰面积计，其余同本章第五节。

【实验结果】

（一）粪便代谢组数据的整体分析

在本节实验中，分别采用 UFLC-Q-TOF-MS/MS 技术在负离子模式和正离子模式下对粪便样品进行代谢组学分析，并使用质控样品验证分析方法的稳定性和重复性，结果如图 2−37 所示。粪便样品的总离子流图相较于血清样品，基线较高，说明其基质化学成分较为复杂。系统自动扣除背景后的基峰图表明，在20 min 的检测时间内，m/z 50 ～ 1500 的物质分离情况依然较好。经过 PeakView® 2.2 软件和 Markerview® 1.2 软件（AB Sciex，Foster City，USA）对原始下机数据的预处理，在负模式中共筛选出 413 个色谱峰，在正模式中共筛选出 375 个色谱峰用于多元统计分析，结果如图 2−38A 和图 2−38B 所示。空白对照组（CON）、模型对照组（MOD）和脑心通胶囊高剂量组（NXT）之间的 2D OPLS-DA 分布图表明，3 个实验组之间的粪便代谢组表型均出现了明显的差异。由于粪便代谢组受饮食等外源性

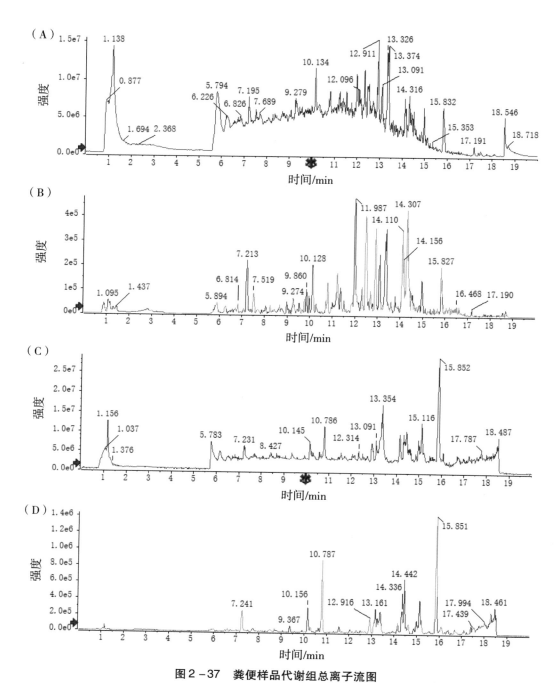

图2-37 粪便样品代谢组总离子流图
负模式的总离子流图（A）、基峰图（B）和正模式的总离子流图（C）、基峰图（D）

影响较大，我们对模型对照组和脑心通高剂量组进行组间 OPLS-DA 分析和差异显著性分析，以寻找特征差异物质，结果如图 2-38C 和图 2-38D 所示，OPLS-DA 分析可以很好地辨别模型对照组和脑心通高剂量组之间的差异。图 2-38E 和图 2-38F 的 S 曲线图也反映了对区别模型对照组和脑心通高剂量组贡献较大的色谱峰变量点。最终，组间 VIP 值大于 1 且显著性检验 P 值小于 0.05 的变量被选为具显著性差异的潜在生物标志物。

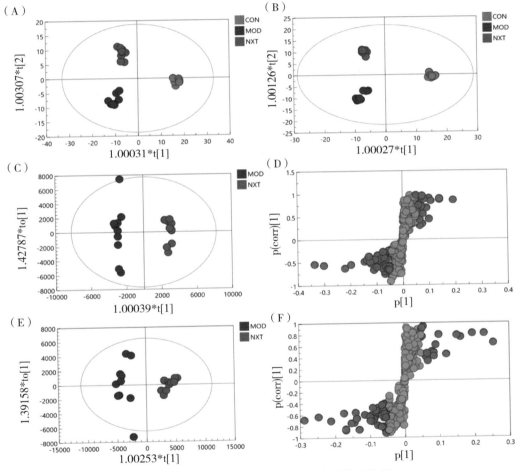

图 2-38　粪便样品代谢组数据的多元统计分析

负模式（A）和正模式（B）下空白对照组（CON）、模型对照组（MOD）和脑心通胶囊高剂量组（NXT）之间的 2D OPLS-DA 分布图，负模式下空白对照组（CON）和模型对照组（MOD）之间的 2D OPLS-DA 分布图（C）和 S 曲线图（D），正模式下空白对照组（CON）和模型对照组（MOD）之间的 2D OPLS-DA 分布图（E）和 S 曲线图（F）

（二）特征差异物的鉴别

参考质谱平台提供的代谢物数据库、天然产物数据库和 HMDB 数据库（www.hmdb.ca）、Chemspider 数据库（www.chemspider.com）等线上数据库以及相关文献，我们根据质谱数据的精确分子量、同位素比例和二级质谱碎裂模式对主要的特征差异物的化学结构进行了鉴别，结果如表 2-6 所示，最终共有 67 个特征差异物被鉴定。

（三）粪便特征差异物质功能分析

由于肠道是一个相对开放的环境，粪便中化学成分的组成尤为复杂，包括食物药物成分、肠道菌群代谢物和宿主代谢物等多种来源、多因素相互作用的化合物。根据相关文献和数据库，我们首先把 67 个粪便特征差异物质简单地分为植物来源为主的天然产物（32 个）和肠道菌群、宿主产生的基础代谢物（35 个）。对于植物来源为主的天然产物，由于脑心通胶囊中许多成分较难吸收，在肠道中停留时间较长，脑心通高剂量组粪便样品的特质差异物质中有较多的可能来源于该胶囊组方药材的植物成分，如主要来源于丹参的 Rosmarinic acid、Danshenxinkun A、Tanshindiol B/C 及主要来源于红花的 Apigenin、Kaempferol、Safflomin C 等，这些成分可能是脑心通胶囊改善肠道菌群紊乱的物质基础。对于肠道菌群、宿主产生的基础代谢物，我们以模式生物大肠杆菌（Escherichia coli）的代谢通路为代表，采用 MetaboAnalyst 4.0 对其代谢通路进行富集分析，发现与脑心通胶囊干预密切相关的代谢通路有 aminoacyl-tRNA biosynthesis、phenylalanine、tyrosine and tryptophan biosynthesis、valine、leucine and isoleucine biosynthesis 等，多数与氨基酸类代谢物相关，结果如表 2-7 所示。

（四）肠道菌群与粪便特征差异物质的 Spearman's 相关性分析

基于本实验的多组学数据，采用 Spearman's 相关性分析计算了属水平的主要肠道菌群相对丰度和粪便特征差异物质响应值之间的相关系数，以预测它们之间的相互关系，结果如图 2-39 所示。多个粪便中脑心通胶囊显著影响的特征差异物质与肠道菌群具有显著的相关性（$P < 0.05$ 或 $P < 0.001$）。

（五）讨论

在本节实验中，为了研究脑心通胶囊对粪便代谢组的影响，我们采用 UFLC-Q-TOF-MS/MS 技术对大鼠粪便样品中的小分子物质进行了分析鉴定。通过多元统计分析，我们发现正常对照组、模型对照组和脑心通胶囊高剂量组之间的大鼠粪便样品的代谢组表型出现了明显差异，说明脑心通胶囊对粪便代谢组具有明显的调节作用。由于肠道环境相对开放，粪便代谢组成分复杂且受食物、药物、肠道菌群等多

表2-6　空白对照组（CON）、模型对照组（MOD）和脑心通胶囊高剂量组（NXT）的粪便代谢组特征差异物

编号	保留时间/min	代谢物名称	分子式	离子模式	质荷比 (m/z)	偏差/10^{-6}	CON	MOD	NXT
								相对响应值	
1	3.15	Leucine/Isoleucine	$C_6H_{13}NO_2$	$[M-H]^-$	130.0885	9.1	19906.3	77952.2*	36003.9**
2	5.92	Phenylalanine	$C_9H_{11}NO_2$	$[M-H]^-$	164.0725	4.9	112155.1	245164.5*	140832.9**
3	2.95	Tyrosine	$C_9H_{11}NO_3$	$[M-H]^-$	180.0673	3.6	27972.3	89654.2*	47711.2**
4	7.15	Kynurenic acid	$C_{10}H_7NO_3$	$[M-H]^-$	188.0367	7.3	56271.6	83563.2	33432.4**
5	6.72	L-Tryptophan	$C_{11}H_{12}N_2O_2$	$[M-H]^-$	203.0846	9.7	67901.8	171557.8*	86477.7**
6	9.26	Muscomin#	$C_{18}H_{18}O_7$	$[M-H]^-$	345.1008	8.1	7178.9	11102.0*	893165.8**
7	11.53	Armillaric acid#	$C_{23}H_{28}O_7$	$[M-H]^-$	415.1819	13.5	5394.3	47909.5*	304518.8**
8	9.75	Judeol#	$C_{23}H_{30}O_7$	$[M-H]^-$	417.1977	13.9	5279.7	9063.8*	97053.8**
9	12.27	Melledonal A#	$C_{23}H_{28}O_8$	$[M-H]^-$	431.1769	13.4	3641.9	9509.2*	113143.7**
10	12.29	Protobassic acid#	$C_{30}H_{48}O_6$	$[M-H]^-$	503.3411	6.6	9835.5	2414.6*	161280.2**
11	6.45	LysoPA (20:5/0:0)	$C_{23}H_{37}O_7P$	$[M+HAc-H]^-$	515.2417	2.3	869.3	142596.9*	50484.1**
12	11.37	Hordatine A#	$C_{28}H_{38}N_8O_5$	$[M-H]^-$	565.2872	3.6	2654.0	9935.7*	433806.2**
13	3.18	Aminocaproic acid	$C_6H_{13}NO_2$	$[M-H]^-$	130.0891	13.5	19517.1	76248.8*	35351.3**
14	13.01	Asiatic acid#	$C_{30}H_{48}O_5$	$[M-H]^-$	487.3447	3.6	103.3	0	99189.5**
15	10.06	Catechin#	$C_{15}H_{14}O_6$	$[M-H]^-$	289.0761	14.9	378.3	2015.1*	58710.4**
16	11.08	Apigenin#	$C_{15}H_{10}O_5$	$[M-H]^-$	269.0501	17.1	324.7	399.7	49316.0**
17	13.01	Catechol#	$C_{30}H_{48}O_5$	$[M-H]^-$	487.3447	3.6	11307.9	835.1*	101320.5**
18	1.02	L-Histidine	$C_6H_9N_3O_2$	$[M-H]^-$	154.0643	13.9	12967.5	42015.4*	22114.7**
19	15.48	12-Ketodeoxycholic acid	$C_{24}H_{38}O_4$	$[M-H]^-$	389.2712	3.8	80237.7	54213.4	75440.0**

续上表

编号	保留时间/min	代谢物名称	分子式	离子模式	质荷比/(m/z)	偏差/10^{-6}	相对响应值		
							CON	MOD	NXT
20	10.64	Engeletin#	$C_{21}H_{22}O_{10}$	$[M-H]^-$	433.1182	9.5	218.5	91.5	13843.6**
21	17.96	Ursolic Acid#	$C_{30}H_{48}O_3$	$[M-H]^-$	455.3547	3.5	0	0	624.8***
22	16.17	Hederagenin#	$C_{30}H_{48}O_4$	$[M-H]^-$	471.3481	0.3	0	0	2597.8**
23	8.15	Kaempferol#	$C_{15}H_{10}O_6$	$[M-H]^-$	285.0449	15.5	453.6	507.2	30160.0**
24	8.93	Rosmarinic acid#	$C_{18}H_{16}O_8$	$[M-H]^-$	359.0821	13.6	1287.6	697.3	37942.9**
25	9.74	Lithospermic acid#	$C_{27}H_{22}O_{12}$	$[M-H]^-$	537.1047	1.7	69.9	85.6	5300.3***
26	10.03	Safflomin C#	$C_{30}H_{30}O_{14}$	$[M-H]^-$	613.1577	2.2	204.2	106.9	10013.6**
27	14.08	Senkyunolide C#	$C_{12}H_{12}O_3$	$[M-H]^-$	203.0728	7.0	45.6	81.9	4458.2**
28	10.56	3-Oxo-12, 18-ursadien-28-oic acid#	$C_{30}H_{44}O_3$	$[M+H]^+$	453.3419	11.5	47976.8	56163.1	101900.0**
29	16.66	2-Methoxycinnamaldehyde#	$C_{10}H_{10}O_2$	$[M+H]^+$	163.0739	3.5	1835.7	1246.0	3298.8**
30	6.86	Danshenxinkun A#	$C_{18}H_{16}O_4$	$[M+H]^+$	297.1072	16.6	21.5	769.9	6594.8**
31	15.84	Tetracosahexaenoic acid	$C_{24}H_{36}O_2$	$[M+H]^+$	357.2774	3.1	864968.6	1274153.2	2533087.9**
32	14.38	12-Oxo-20-carboxy-leukotriene B4	$C_{20}H_{28}O_6$	$[M+Na]^+$	387.1671	0.9	469776.9	748532.1*	397187.1*
33	10.28	10, 11-dihydro- 20-trihydroxy-leukotriene B4	$C_{20}H_{34}O_7$	$[M+H]^+$	387.2339	9.9	185898.4	248226.4*	125534.7
34	15.05	7b, 12a-Dihydroxycholanoic acid	$C_{24}H_{40}O_4$	$[M+H]^+$	393.2995	1.1	202968.9	244930.3	107715.3**
35	15.20	11beta-Hydroxy- 3, 20-dioxopregn- 4-en-21-oic acid	$C_{22}H_{32}O_5$	$[M+K]^+$	415.1879	0.5	544653.3	856381.7*	355190.7**

续上表

编号	保留时间/min	代谢物名称	分子式	离子模式	质荷比/(m/z)	偏差/10^{-6}	相对响应值		
							CON	MOD	NXT
36	14.09	Hyocholic acid	$C_{24}H_{40}O_5$	$[M+NH_4]^+$	426.3201	3.0	32472.9	165584.9*	50963.9**
37	7.66	LysoPA (24:1/0:0)	$C_{27}H_{53}O_7P$	$[M+K]^+$	559.3149	1.9	1188.1	138232.0*	48958.9**
38	10.78	Stercobilin	$C_{33}H_{46}N_4O_6$	$[M+H]^+$	595.3426	10.9	4855032.5	1308802.2*	2952323.0**
39	14.43	Stercobilinogen	$C_{33}H_{48}N_4O_6$	$[M+H]^+$	597.3592	9.2	2992897.2	833919.7*	1553623.9**
40	10.14	DG (18:2n6/0:0/22:6n3)	$C_{44}H_{70}O_5$	$[M+H]^+$	679.5189	15.7	1010500.3	1299349	288964.4**
41	14.15	PG (16:0/22:4)	$C_{44}H_{79}O_{10}P$	$[M+H]^+$	799.5398	10.7	5293.4	409789.9*	14955.2**
42	14.15	PG (18:3/22:6) isomer	$C_{46}H_{73}O_{10}P$	$[M+H]^+$	817.5003	1.4	80402.5	4316127.2*	97756.2**
43	12.46	PG (18:3/22:6)	$C_{46}H_{73}O_{10}P$	$[M+H]^+$	817.5041	3.2	113808.6	891712.6*	90164.4**
44	10.54	3-O-Sulfogalactosylceramide (d18:1/22:0)	$C_{46}H_{89}NO_{11}S$	$[M+ACN+H]^+$	905.6477	2.0	67766.1	89006.0	14329.4**
45	13.38	Nutriacholic acid	$C_{24}H_{38}O_4$	$[M+H]^+$	391.2826	4.4	339169.1	27098.2*	1155473.3**
46	15.85	Hyodeoxycholic acid	$C_{24}H_{40}O_4$	$[M+H]^+$	393.2987	3.2	30935.0	12519.0	134172.2**
47	6.92	11a-Hydroxyprogesterone	$C_{21}H_{30}O_3$	$[M+H]^+$	331.2235	9.8	227.8	18449.5*	34173.6**
48	8.07	Riboflavin	$C_{17}H_{20}N_4O_6$	$[M+H]^+$	377.1436	5.3	32046.1	17468.7*	39309.3**
49	15.35	Vitamin D3	$C_{27}H_{44}O$	$[M+H]^+$	385.3438	7.1	749.3	358.1	3265.2*
50	15.06	Chenodeoxycholic acid	$C_{24}H_{40}O_4$	$[M+H]^+$	393.2956	11.0	31872.7	17980.5	89381.1**
51	13.30	Coproporphyrin I	$C_{36}H_{38}N_4O_8$	$[M+H]^+$	655.2725	5.7	33582.6	13634.8	48634.1**
52	8.05	1'-O-Acetylpaxilline	$C_{29}H_{35}NO_5$	$[M+NH_4]^+$	495.2876	4.6	19670.8	143598.0*	4670.4**
53	6.43	Austalide A	$C_{28}H_{36}O_9$	$[M+H]^+$	517.2445	2.5	1543.1	208652.9*	28694.5**

续上表

编号	保留时间/min	代谢物名称	分子式	离子模式	质荷比/(m/z)	偏差/10^{-6}	相对响应值		
							CON	MOD	NXT
54	6.82	Austalide H	$C_{26}H_{36}O_8$	$[M+2ACN+H]^+$	559.2991	4.1	899.1	257879.2*	14963.4**
55	9.27	8-Hydroxy-4', 5, 7-trimethoxyflavone isomers#	$C_{18}H_{16}O_6$	$[M+H]^+$	329.1010	0.5	2432.3	391.4*	82931.0**
56	13.72	Physalolactone B#	$C_{30}H_{44}O_6$	$[M+H]^+$	501.3191	4.7	12002.1	4659.7*	68078.4**
57	11.47	22-Deoxoisocucurbitacin D#	$C_{30}H_{46}O_6$	$[M+H]^+$	503.3343	5.0	1440.7	1422.8	88212.2**
58	7.28	Hydroxysafflor yellow A#	$C_{27}H_{32}O_{16}$	$[M+H]^+$	613.1729	0.4	0	66.9	19807.2**
59	11.37	Tanshindiol B/C#	$C_{18}H_{16}O_5$	$[M+H]^+$	313.1044	2.3	2710.7	124.1*	12225.4**
60	16.58	Palbinone#	$C_{22}H_{30}O_4$	$[M+H]^+$	359.2192	3.8	19.5	107.0	10580.6**
61	14.28	Hydroxytanshinone ⅡA#	$C_{19}H_{18}O_4$	$[M+H]^+$	311.1266	3.7	0	0	14820.0**
62	9.94	Trijuganone B#	$C_{18}H_{16}O_3$	$[M+H]^+$	281.1155	6.2	3650.4	627.8*	9177.9**
63	16.08	Methyl tanshinonate#	$C_{20}H_{18}O_5$	$[M+H]^+$	339.1211	4.8	0	17.2	1651.8**
64	16.64	Cryptotanshinone#	$C_{19}H_{20}O_3$	$[M+H]^+$	297.1468	5.9	0	0	30664.3**
65	16.98	Tanshinone ⅡA#	$C_{19}H_{18}O_3$	$[M+H]^+$	295.1301	9.5	0	0	2803.3**
66	15.06	Leukotriene b5	$C_{20}H_{30}O_4$	$[M+ACN+H]^+$	376.2505	5.9	375437.3	362384.4	233878.2**
67	11.41	Mesoporphyrin IX	$C_{34}H_{38}N_4O_4$	$[M+H]^+$	567.2946	3.5	3712.5	8025.2	48181.9**

注：*：与空白对照组相比，$P<0.05$；**：与模型对照组相比，$P<0.05$；#：植物来源为主的天然产物。

表 2 - 7 粪便代谢组 MetaboAnalyst 4.0 代谢通路富集分析

代谢通路	匹配情况	P 值	$-\log(P)$	Holm P	FDR	重要性指数
Aminoacyl-tRNA biosynthesis	6/45	3.40E-05	10.29000	0.00292	0.00292	0
Phenylalanine, tyrosine and tryptophan biosynthesis	3/23	0.00481	5.33610	0.40926	0.20704	0.00046
Valine, leucine and isoleucine biosynthesis	2/22	0.04532	3.09400	1	0.84588	0
Novobiocin biosynthesis	1/3	0.04682	3.06140	1	0.84588	0
Valine, leucine and isoleucine degradation	2/23	0.04918	3.01230	1	0.84588	0
Sphingolipid metabolism	1/5	0.07689	2.56540	1	1	0
Tyrosine metabolism	1/10	0.14818	1.90930	1	1	0
Tryptophan metabolism	1/10	0.14818	1.90930	1	1	0
Histidine metabolism	1/12	0.17522	1.74170	1	1	0
Riboflavin metabolism	1/13	0.18844	1.66900	1	1	0.17327
Thiamine metabolism	1/23	0.31007	1.17100	1	1	0
Glycine, serine and threonine metabolism	1/33	0.41439	0.88094	1	1	0
Phenylalanine metabolism	1/33	0.41439	0.88094	1	1	0.00100

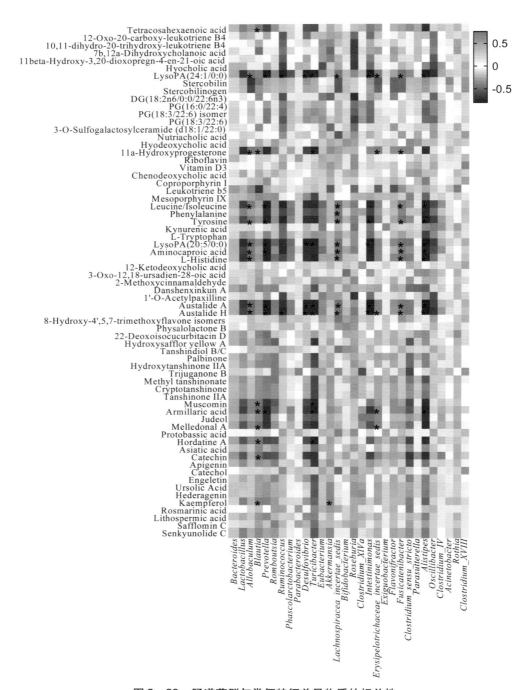

图 2 −39　肠道菌群与粪便特征差异物质的相关性

*：$P < 0.001$

因素影响，基于本实验的设计方案，我们结合多元统计分析和显著性差异分析比较脑心通胶囊高剂量组合模型对照组之间的粪便代谢组差异，并进行结构鉴定，最终确定了 67 个脑心通胶囊能够显著影响的粪便特征差异物质。结合相关数据库和文献，67 个粪便特征差异代谢物首先可以分为植物来源为主的天然产物（32 个）和肠道菌群、宿主产生的基础代谢物（35 个）两类。

　　脑心通胶囊由 16 种中药材直接打粉混合组成，化学成分复杂，其中不乏大量的难吸收成分，在肠道中保留时间较长，最终通过粪便排出体外，这可能是脑心通胶囊改善肠道菌群紊乱作用的主要物质基础。本实验共鉴定出 32 个植物来源为主的天然产物，这类物质在空白对照组和模型对照组的粪便样品中均无响应或响应较低，在脑心通胶囊高剂量组中响应均显著高于空白对照组和模型对照组，因此这类物质主要由脑心通胶囊给药直接或经肠道代谢而来。经查阅相关文献，其中大部分化学成分均存在于脑心通胶囊组方的药材中，包括黄酮类、酚酸类、醌类、萜类等多种天然产物，共 9 个成分主要来源于丹参药材（rosmarinic acid、lithospermic acid、danshenxinkun A、tanshindiol B/C、hydroxytanshinone ⅡA、trijuganone B、methyl tanshinonate、cryptotanshinone、tanshinone ⅡA），共 4 个成分主要来源于红花药材（apigenin、kaempferol、safflomin C、hydroxysafflor yellow A），1 个成分主要来源于赤芍药材（palbinone），1 个成分主要来源于川芎（senkyunolide C），1 个成分主要来源于鸡血藤（catechin），其余化学成分的植物来源较广泛[25]。粪便特征差异物质中属于丹参、红花药材的成分较多，属于丹参的成分主要为紫草酸（lithospermic acid）等酚酸类成分和丹参酮ⅡA（tanshinone ⅡA）等醌类成分，属于红花的成分主要为羟基红花黄色素（hydroxysafflor yellow A）等黄酮类成分，这类成分一方面均为丹参、红花等多种药材中被发现药理活性丰富的重要天然成分，另一方面均具有较好水溶性，在肠道中停留时间长，在粪便中较多地存在，提示这些成分可能对肠道菌群具有一定的调节作用。这一研究结果也为脑心通胶囊调节肠道菌群作用提供了化学物质基础，为进一步研究提供了方向。

　　越来越多的研究发现肠道菌群可以影响机体能量代谢、免疫调节等多个重要生理过程，在疾病的发生发展过程中起重要作用。其中，短链脂肪酸、支链氨基酸、胆汁酸、三甲胺等肠道菌群产生的一系列代谢物被发现是介导这一作用的主要途径[19-22]。对于肠道菌群、宿主产生的基础代谢物，我们发现亮氨酸/异亮氨酸（leucine/isoleucine）、色氨酸（l-tryptophan）等多种氨基酸及氨基酸代谢物在 2 型糖尿病代谢紊乱大鼠粪便样品中相对于正常对照组显著地改变，并且脑心通胶囊对其具有显著的调节作用。代谢通路分析也表明，脑心通胶囊干预可能对肠道菌群的多个氨基酸代谢通路产生影响。支链氨基酸包括亮氨酸、异亮氨酸，是人体营养必需的氨基酸，在体内除了作为蛋白质的组成部分，也可作为信号分子参与糖脂代谢等重要生理过程。临床和基础研究均发现，血浆支链氨基酸水平与糖尿病、心血管疾病等独立相关，在 2 型糖尿病患者中，血浆支链氨基酸水平与胰岛素敏感性呈负相关[198]。近年来，越来越多的研究表明，除了饮食摄入因素以外，肠道菌群对支链氨基酸具有重要的合成、转运和分解代谢作用，对体内支链氨基酸水平具有直接的影响[22,199]。在 2 型糖尿病、代谢紊乱、脂肪肝等疾病患者中，均发现了肠道菌群对支链氨基酸合成能力的上升或分解能力的下降，较多的支链氨基酸被吸收入血，引发了胰岛素抵抗等代谢紊乱情况[200]。本实验中，模型动物粪便样品中亮氨酸/异亮氨酸含量较空白对照组显著增加，而脑心通胶囊干预能够显著降低粪便中亮氨酸/异亮氨酸含量，提示脑心通胶囊可通过调节肠道菌群紊乱，使肠道菌群产支链氨基酸减少，起到改善代谢紊乱作用。此外，肠道菌群对饮食摄入的色氨酸具有复杂的代谢作用，一方面，肠道菌群可以直接分解代谢色氨酸，代谢产物包括吲哚类物质等，在肠道屏障和免疫稳态中发挥作用；另一方面，肠道菌群对肠道上皮细胞等宿主细胞对色氨酸的代谢通路具有调节作用，在炎症免疫和神经调节中起重要作用。肠道菌群对色氨酸代谢的调节作用是脑-肠轴的重要组成部分，其中，肠道本身可以通过犬尿氨酸（kynurenine）途径将色氨酸代谢为犬尿氨酸，并最终代谢为犬尿喹啉酸（kynurenic acid）等物质，有研究报道肠道菌群对该通路中限速酶 IDO1 具有主要的调节作用，最终通过犬尿氨酸途径的代谢物影响宿主的神经传递、炎症反应和免疫应答等过程[201]。本实验中，脑心通胶囊显著调节了多种色氨酸相关代谢物水平（血清的 l-tryptophan 和 indoleacrylic acid、吲哚乙酸和粪便的 l-tryptophan 和 kynurenic acid），从而起到一定的免疫调节、神经保护等作用。

一般地，人体可以在肝脏中通过代谢胆固醇产生少数几种初级胆汁酸，经过胆管排泄入肠道，起到一定的消化作用，并于肠道中被重吸收，形成肝肠循环体系。自 1962 年 Norman 等人首次发现肠道菌群可以代谢胆汁酸起[202]，越来越多的研究表明胆汁酸与肠道菌群具有丰富而复杂的相互作用。一方面，胆汁酸可以调节肠道菌群构成；另一方面，肠道菌群对胆汁酸具有代谢修饰作用，从而产生结构多样的次级胆汁酸。在这一相互作用中，胆汁酸除了直接影响肠道环境、肠道屏障和脂肪消化吸收外，肠壁上存在多种多样的胆汁酸受体，不同种类的胆汁酸可作为信号分子参与调节机体的炎症免疫、能量代谢等过程[203]。异常的粪便胆汁酸池越来越多地被发现在 2 型糖尿病、动脉粥样硬化患者或者模型动物中，而胆汁酸也成为相关疾病的潜在治疗靶点[204]。本实验中，脑心通胶囊干预显著调节了粪便样品的多种胆汁酸水平，提示脑心通胶囊可能通过调节肠道微生物的胆汁酸代谢发挥药效作用。

除了上述代谢物，脑心通胶囊干预能显著调节粪便样品中维生素类（riboflavin 和 vitamin D3）、卟啉类（coproporphyrin I 和 mesoporphyrin IX）等物质的水平，脑心通胶囊对粪便代谢组的广泛影响说明其干预与肠道菌群具有复杂的相互作用，调节肠道菌群紊乱，影响肠道菌群核黄素代谢等功能。

（六）小结

为了进一步揭示脑心通胶囊对肠道菌群紊乱的调节作用和药效作用机制，本节使用 UFLC-Q-TOF-MS/MS 技术，研究了脑心通胶囊对 2 型糖尿病代谢紊乱大鼠的粪便代谢组的影响。多元统计分析表明，2 型糖尿病代谢紊乱大鼠的粪便代谢组相对于正常大鼠出现了明显的改变，而脑心通胶囊对粪便代谢组具有明显的调节作用。通过组间特征差异筛选和结构鉴别，共找出 67 个能显著影响的差异特征物质，其中包括以植物来源为主的 32 个天然产物和肠道菌群、宿主产生的 35 个基础代谢物。对于植物来源为主的天然产物，主要包括来源于丹参、红花等多种药材的酚酸类、醌类、黄酮类等天然产物，这些物质多数具有水溶性强、肠道保留时间长的特点，可能是脑心通胶囊中参与调节代谢紊乱的重要物质基础。对于肠道菌群、宿主产生的基础代谢物，基于 KEGG 数据库等的代谢通路分析表明，脑心通胶囊可影响肠道菌群对支链氨基酸、色氨酸、胆汁酸、核黄素等物质的代谢作用，通过肠道菌群影响机体炎症免疫、糖脂代谢等生理过程，从而产生了改善代谢紊乱、炎症免疫等药效。

第七节　本 章 总 结

本章中，我们通过建立长期高脂饲养结合小剂量链脲佐菌素诱导的 2 型糖尿病代谢紊乱大鼠模型，采用了基于 UFLC-Q-TOF-MS/MS 技术的血清、粪便代谢组学和基于 16S rRNA 基因测序技术的肠道微生物组学等方法，开展了基于肠道菌群 – 代谢组的脑心通胶囊改善代谢紊乱作用机制研究。主要研究结果如下：

（1）采用 UFLC-Q-TOF-MS/MS 技术共定性鉴别出脑心通胶囊中 125 种主要化学成分，包括黄酮类、醌类、酚酸类、萜类等，这些成分来源于黄芪、丹参等脑心通胶囊组方药材，为后续药效机制研究和质量控制研究提供了化学物质基础。

（2）通过建立长期高脂饲养结合小剂量链脲佐菌素诱导的 2 型糖尿病代谢紊乱大鼠模型，以常用西药阿托伐他汀和二甲双胍为阳性对照药物，研究了脑心通胶囊改善代谢紊乱的药效特点。脑心通胶囊显示出显著的改善糖脂代谢、保护心血管系统、降低血压、肝肾保护、减少氧化应激、抗炎、调节脑肠肽及脂肪因子等多方面作用。比较而言，西药分别在降糖、降脂药效方面有优势，而脑心通胶囊则在保护心血管系统、肝肾保护等代谢紊乱相关方面显示出明显优势。该结果为脑心通胶囊的作用机制研究和临床安全合理用药提供了科学依据。

（3）采用 16S rRNA 基因测序技术研究了脑心通胶囊对 2 型糖尿病代谢紊乱大鼠肠道菌群的影响。相对于常用西药，脑心通胶囊显示出独特的肠道菌群作用，能够显著提升肠道菌群的多样性和丰富度，并调节 *Intestinimonas* 属、*Ruminococcus* 属、

Roseburia 属等多种肠道微生物相对丰度，提示脑心通胶囊改善代谢紊乱和相关疾病的药效与肠道菌群调节作用有关。

（4）研究了脑心通胶囊对血清代谢组的影响。脑心通胶囊对紊乱的血清代谢组表型具有调节作用，共鉴定出 45 个血清特征差异代谢物，其中 32 个受脑心通胶囊显著调节，表明脑心通胶囊可能通过调节花生四烯酸代谢、脂肪酸 β - 氧化、甘油磷脂代谢等多个代谢通路起到抗炎、降脂等药效作用，且与肠道菌群有关。

（5）研究了脑心通胶囊对粪便代谢组的影响，共鉴定出 67 个脑心通胶囊能显著影响的差异特征物质。其中，32 个植物来源的天然化合物包括酚酸类、醌类、黄酮类等，主要来源于丹参、红花等药材，是脑心通胶囊肠道菌群作用的物质基础之一。35 个宿主基础代谢物表明，脑心通胶囊可通过影响肠道菌群对支链氨基酸、色氨酸、胆汁酸等物质的代谢功能起到改善糖脂代谢及相关疾病的作用。

附录　本章英文缩略词

英文缩写	英文名称	中文名称
T2D	Type 2 diabetes	2 型糖尿病
NXT	Naoxintong Capsule	脑心通胶囊
UFLC-Q-TOF-MS/MS	Ultra-fast liquid chromatograph-quadrupole-time of flight-tandem mass spectrometry	超快速液相色谱四极杆飞行时间串联质谱
HFD	High fat diet	高脂饮食
STZ	Streptozotocin	链脲佐菌素
GLU	Glucose	葡萄糖
NEFA	Non-esterified fatty acids	游离脂肪酸
HDL-C	High-density lipoprotein cholesterol	高密度脂蛋白胆固醇
LDL-C	Low-density lipoprotein cholesterol	低密度脂蛋白胆固醇
TC	Total cholesterol	总胆固醇
TG	Total glyceride	总甘油三酯
α-HBDH	α-Hydroxybutyrate dehydrogenase	α - 羟丁酸脱氢酶
CK	Creatine kinase	肌酸激酶
CK-MB	Creatine kinase isoenzyme-MB	肌酸激酶同工酶 - MB

续上表

英文缩写	英文名称	中文名称
LDH	Lactate dehydrogenase	乳酸脱氢酶
CRE	Creatinine	肌酐
SOD	Superoxide dismutase	超氧化物歧化酶
MDA	Malondialdehyde	丙二醛
ALT	Alanine aminotransferase	谷丙转氨酶
AST	Aspartate aminotransferase	谷草转氨酶
UA	Uric acid	尿酸
ALP	Alkaline phosphatase	碱性磷酸酶
BUN	Urea nitrogen	尿素氮
PRO	Protein	蛋白质
IL-1β	Interleukin-1β	白细胞介素 -1β
IL-2	Interleukin-2	白细胞介素 -2
IL-4	Interleukin-4	白细胞介素 -4
IL-6	Interleukin-6	白细胞介素 -6
TNF-α	Tumor necrosis factor-α	肿瘤坏死因子 $-\alpha$
IFN-γ	Interferon-γ	干扰素 $-\gamma$
GHRL	Ghrelin	饥饿激素
CCK	Cholecystokinin	缩胆囊素
NPY	Neuropeptide Y	神经肽 Y
LEP	Leptin	瘦素
ADP	Adiponectin	脂联素
MTL	Motilin	胃动素
INS	Insulin	胰岛素
ANG-2	Angiotensin-2	血管紧张素 -2
CRP	C reactive protein	C 反应蛋白
ET-1	Endothelin 1	内皮素 1
ELISA	Enzyme linked immunosorbent assay	酶联免疫吸附测定法
MOD	Model group	模型对照组
CON	Control group	正常对照组
ATO	Atorvastatin group	阿托伐他汀组
MET	Metformin group	二甲双胍组

续上表

英文缩写	英文名称	中文名称
NXTL	Low dose of Naoxintong Capsule group	脑心通胶囊低剂量组
NXTM	Medium dose of Naoxintong Capsule group	脑心通胶囊中剂量组
NXTH	High dose of Naoxintong Capsule group	脑心通胶囊高剂量组
OGTT	Oral glucose tolerance test	口服糖耐量实验
ITT	Insulin tolerance test	胰岛素耐量实验
HbA1c	Glycated hemoglobin A1c	糖化血红蛋白 A1c
SYS	Systolic blood pressure	收缩压
DIA	Diastolic blood pressure	舒张压
MAP	Mean arterial pressure	平均压
OTU	Operational taxonomic unit	最小分类单元
PCoA	Principle coordinate analysis	主坐标分析
OPLS-DA	Orthogonal partial least square-discriminant analysis	最小二乘-判别分析
VIP	Variable importance value	变量重要性指数

参考文献

[1] ECKEL R H, GRUNDY S M, ZIMMET P Z. The metabolic syndrome [J]. Lancet, 2005, 365 (9468): 1415 – 1428.

[2] SHERLING D H, PERUMAREDDI P, HENNEKENS C H. Metabolic syndrome: clinical and policy implications of the new silent killer [J]. J cardiovasc pharmacol Ther, 2017, 22 (4): 365 – 367.

[3] MCCRACKEN E, MONAGHAN M, SREENIVASAN S. PathoPhysiology of the metabolic syndrome [J]. Clin dermatol, 2018, 36 (1): 14 – 20.

[4] ROCHLANI Y, POTHINENI N V, KPVELAMUDI S, et al. Metabolic syndrome: pathoPhysiology, management, and modulation by natural compounds [J]. Ther Adv cardiovasc Dis, 2017, 11 (8): 215 – 225.

[5] STEHOUWER C D A, GELL M A, TWISK J W R, et al. Increased urinary albumin excretion, endothelial dysfunction, and chronic low-grade inflammation in type 2 diabetes: progressive, interrelated, and independently associated with risk of death [J]. Diabetes, 2002, 51 (4): 1157 – 1165.

[6] CHO N H, SHAW J E, KARURANGA S, et al. IDF diabetes atlas: global estimates of diabetes prevalence for 2017 and projections for 2045 [J]. Diabetes Res Clin

pract, 2018, 138: 271 - 281.

[7] GEDEBJERG A, ALMDAL T P, BERENCSI K, et al. Prevalence of micro-and macrovascular diabetes complications at time of type 2 diabetes diagnosis and associated clinical characteristics: a cross-sectional baseline study of 6958 patients in the Danish DD2 cohort [J]. J diabetes complications, 2018, 32 (1): 34 - 40.

[8] KOCYIGIT D, GURSES K M, YALCIN M U, et al. Anti-hyperglycemic agents for the treatment of type 2 diabetes mellitus: role in cardioprotection during the Last decade [J]. Endocr metab immune disord drug targets, 2017, 17 (1), 19 - 31.

[9] SAKLAYEN M G. The global epidemic of the metabolic syndrome [J]. Curr hyperten Rep, 2018, 20 (2): 12.

[10] WANG H, GUO L P, SHANG H C, et al. JinqiJiangtang tablets for pre-diabetes: a randomized, double-blind and placebo-controlled clinical trial [J]. Sci Rep, 2017, 7 (1): 11190.

[11] HAN S Y, HONG Z Y, XIE Y H, et al. Therapeutic effect of chinese herbal medicines for post stroke recovery: a traditional and network meta-analysis [J]. Medicine (Baltimore), 2017, 96 (49): e8830.

[12] LIU L T. Chinese experts consensus on clinical application of Naoxintong capsule [J]. Chin J Integr Med, 2018, 24 (3): 232 - 236.

[13] HAN J H, TAN H, DUAN Y J, et al. The cardioprotective properties and the involved mechanisms of Naoxintong capsule [J]. Pharmacol Res, 2019, 141, 409 - 417.

[14] LV P, TONG X L, PENG Q, et al. Treatment with the herbal medicine, Naoxintong improves the protective effect of high-density lipoproteins on endothelial function in patients with type 2 diabetes [J]. Mol Med Rep, 2016, 13 (3): 2007 - 2016.

[15] LIANG Q, CAI Y F, CHEN R X, et al. The effect of Naoxintong capsule in the treatment of patients with cerebral infarction and carotid atherosclerosis: a systematic review and meta-analysis of randomized trials [J]. Evid based complement alternat Med, 2018, 5892306.

[16] YANG S, LIU M Y, CHEN Y L, et al. Naoxintong capsules inhibit the development of diabetic nephropathy in d*b*/d*b* mice [J]. Sci Rep, 2018, 8 (1): 9158.

[17] LIU M Y, PAN Q, CHEN Y L, et al. Naoxintong inhibits the development of diabetic retinopathy in d*b*/d*b* mice [J]. Evid based complement alternat Med, 2015, 242517.

[18] MENNI C, FAUMAN E, ERTE I, et al. Biomarkers for type 2 diabetes and impaired fasting glucose using a nontargeted metabolomics approach [J]. Diabetes,

2013, 62（12）：4270 – 4276.

［19］ QIN J J, LI Y R, CAI Z M, et al. A metagenome-wide association study of gut microbiota in type 2 diabetes ［J］. Nature, 2012, 490（7418）, 55 – 60.

［20］ JIE Z Y, XIA H H, ZHONG S L, et al. The gut microbiome in atherosclerotic cardiovascular disease ［J］. Nat Commun, 2017, 8（1）：845.

［21］ KOETH R A, WANG Z N, LEVISION B S, et al. Intestinal microbiota metabolism of L-carnitine, a nutrient in red meat, promotes atherosclerosis ［J］. Nat Med, 2013, 19（5）：576 – 585.

［22］ PEDERSON H K, GUDMUNDSDOTTIR V, NIELSEN H B, et al. Human gut microbes impact host serum metabolome and insulin sensitivity ［J］. Nature, 2016, 535（7612）：376 – 381.

［23］ XU J, LIAN F M, ZHAO L H, et al. Structural modulation of gut microbiota during alleviation of type 2 diabetes with a Chinese herbal formula ［J］. ISME J, 2015, 9（3）：552 – 562.

［24］ HE Y, SU W W, CHEN T B, et al. Identification of prototype compounds and derived metabolites of Naoxintong capsule in beagle dog urine and faces by UFLC-Q-TOF-MS/MS ［J］. J Pharm Biomed Anal, 2019, 176：112806.

［25］ WANG S S, XU H Y, MA Y, et al. Characterization and rapid identification of chemical constituents of Naoxintong capsules by UHPLC-linear ion trap/orbitrap mass spectrometry ［J］. J Pharm Biomed Anal, 2015, 111：104 – 118.

［26］ LIU M T, LIU X, WANG H P, et al. Metabolomics Study on the Effects of Buchang Naoxintong Capsules for Treating Cerebral Ischemia in Rats Using UPLC-Q/TOF-MS ［J］. J ethnopharmacol, 2016, 180：1 – 11.

［27］ XU J, LIU X, LUO L Y, et al. A metabonomics investigation into the therapeutic effects of buchang Naoxintong capsules on reversing the amino acid-protein interaction network of cerebral ischemia ［J］. Oxid Med cell Longev, 2019, 7258624.

［28］ HUMAN MICROBIOME PROJECT CONSORTIUM. Structure, function and diversity of the healthy human microbiome ［J］. Nature, 2012, 486（7402）：207 – 214.

［29］ QIN J J, LI R Q, RAES J, et al. A Human gut microbial gene catalogue established by metagenomic sequencing ［J］. Nature, 2010, 464（7285）：59 – 65.

［30］ DOMINGUEZ-BELLO M G, COSTELLO E K, CONTRERAS M, et al. Delivery mode shapes the acquisition and structure of the initial microbiota across multiple body habitats in newborns ［J］. Proc Natl Acad Sci USA, 2010, 107（26）, 11971 – 11975.

［31］ TANAKA S, KOBAYASHI T, SONGJINDA P, et al. Influence of antibiotic exposure in the early postnatal period on the development of intestinal microbiota ［J］.

FEMS Immunol Med Microbiol, 2009, 56 (1): 80 – 87.

[32] SALMINEN S, GIBSON G R, MCCARTNEY A L, et al. Influence of mode of de-livery on gut microbiota composition in seven year old children [J]. Gut, 2004, 53 (9): 1388 – 1389.

[33] 许建峰, 林瑞珠, 张彦明, 等. 中药金汁和粪菌移植液地菌群结构特征 [J]. 中国微生态杂志, 2019, 31 (11): 1241 – 1245, 1254.

[34] JONSSON A L, BACKHED F. Role of gut microbiota in atherosclerosis [J]. Nat Rev Cardiol, 2017, 14 (2): 79 – 87.

[35] BAOTHMAN O A, ZAMZAMI M A, TAHER I, et al. The role of gut microbiota in the development of obesity and diabetes [J]. Lipids health Dis, 2016, 15, 108.

[36] NICHOLSON J K, HOLMES E, KINROSS J, et al. Host-gut microbiota metabolic interactions [J]. Science, 2012, 336 (6086): 1262 – 1267.

[37] HUANG H, YAN Z J, CHEN Y H, et al. A social contagious model of the obesity epidemic [J]. Sci Rep, 2016, 6: 37961.

[38] COX A J, WEST N P, CRIPPS A W. Obesity, inflammation, and the gut microbio-ta [J]. Lancet diabetes endocrinol, 2015, 3 (3): 207 – 215.

[39] MUSSO G, GAMBINO R, CASSADER M. Interactions between gut microbiota and host metabolism predisposing to obesity and diabetes [J]. Annu Rev Med, 2011, 62: 361 – 380.

[40] TURNBAUGH P J, LEY R E, MAHOWALD M A, et al. An obesity-associated gut microbiome with increased capacity for energy harvest [J]. Nature, 2006, 444 (7122): 1027 – 1031.

[41] CANI P D, OSTO M, GEURTS L, et al. Involvement of gut microbiota in the de-velopment of low-grade inflammation and type 2 diabetes associated with obesity [J]. Gut Microbes, 2012, 3 (4): 279 – 288.

[42] TREMAROLI V, KARLSSON F, WERLING M, et al. Roux-en-Y gastric bypass and vertical banded gastroplasty induce long-term changes on the human gut micro-biome contributing to fat mass regulation [J]. Cell metab, 2015, 22 (2): 228 – 238.

[43] LIOU A P, PAZIUK M, LUEVANO J M, Jr, et al. Conserved shifts in the gut mi-crobiota due to gastric bypass reduce host weight and adiposity [J]. Sci Transl Med, 2013, 5 (178): 178ra41.

[44] LONGO M, ZATTERALE F, NADERI J, et al. Adipose tissue dysfunction as de-terminant of obesity-associated metabolic complications [J]. Int J Mol Sci, 2019, 20 (9).

[45] BUI T P N, SHETTY S A, LAGKOUVARDOS I, et al. Comparative genomics and

Physiology of the butyrate-producing bacterium intestinimonasb utyriciproducens [J]. Environ Microbiol Rep, 2016, 8 (6): 1024 – 1037.

[46] FERNANDES J, SU W, RAHAT-ROZENBLOOM S, et al. Adiposity, gut microbiota and faecal short chain fatty acids are linked in adult humans [J]. Nutr diabetes, 2014, 4 (6): e121.

[47] DE LA CUESTA-ZULUAGA J, MUELLER N T, ALVAREZ-QUINTERO R, et al. Higher fecal short-chain fatty acid levels are associated with gut microbiome dysbiosis, obesity, hypertension and cardiometabolic disease risk factors [J]. Nutrients, 2018, 11 (1).

[48] DEN BESTEN G, BLEEKER A, GERDING A, et al. Short chain fatty acids protect against high-fat diet-induced obesity via a ppary-dependent switch from lipogenesis to fat oxidation [J]. Diabetes, 2015, 64 (7): 2398 – 2408.

[49] DEN BESTEN G, EUNEN K V, GROEN A K, et al. The role of short-chain fatty acids in the interplay between diet, gut microbiota, and host energy metabolism [J]. J Lipid Res, 2013, 54 (9): 2325 – 2340.

[50] LU Y Y, FAN C N, LI P, et al. Short chain fatty acids prevent high-fat-diet-induced obesity in mice by regulating g protein-coupled receptors and gut microbiota [J]. Sci Rep, 2016, 6: 37589.

[51] REMELY M, AUMUELLER E, MEROLD C, et al. Effects of short chain fatty acid producing bacteria on epigenetic regulation of FFAR3 in type 2 diabetes and obesity [J]. Gene, 2014, 537 (1): 85 – 92.

[52] NOHR M K, PEDERSEN M H, GILLE A, et al. GPR41/FFAR3 and GPR43/FFAR2 as cosensors for short chain fatty acids in enteroendocrine cells vs ffar3 in enteric neurons and ffar2 in enteric leukocytes [J]. Endocrinology, 2013, 154 (10): 3552 – 3564.

[53] CONTERNO L, FAVA F, VIOLA R, et al. Obesity and the gut microbiota: does up-regulating colonic fermentation protect against obesity and metabolic disease [J]. Genes Nutr, 2011, 6 (3): 241 – 260.

[54] CREELY S J, MCTERNAN P G, KUSMINSKI C M, et al. Lipopolysaccharide activates an innate immune system response in human adipose tissue in obesity and type 2 diabetes [J]. Am J Physiol endocrinol metab, 2007, 292 (3): E740 – 747.

[55] VIJAY-KUMAR M, AITKEN J D, CARVALHO F A, et al. Metabolic syndrome and altered gut microbiota in mice lacking toll-like receptor 5 [J]. Science, 2010, 328 (5975): 228 – 231.

[56] CAESAR R, FAK F, BACKHED F. Effects of gut microbiota on obesity and atherosclerosis via modulation of inflammation and lipid metabolism [J]. J Intern Med,

2010, 268 (4): 320 - 328.

[57] TAI N W, WONG F S, LI W. The role of gut microbiota in the development of type 1, type 2 diabetes mellitus and obesity [J]. Rev Endocr Metab Disord, 2015, 16 (1): 55 - 65.

[58] BIBBÒ S, DORE M P, PES G M, et al. Is there a role for gut microbiota in type 1 diabetes pathogenesis [J]. Ann Med, 2017, 49 (1): 11 - 22.

[59] MURRI M, LEIVA I, GOMEZ-ZUMAQUERO J M, et al. Gut microbiota in children with type 1 diabetes differs from that in healthy children: a case-control study [J]. BMC Med, 2013, 11: 46.

[60] BROWN C T, DAVIS-RICHARDSON A G, GIONGO A, et al. Gut microbiome metagenomics analysis suggests a functional model for the development of autoimmunity for type 1 diabetes [J]. PLoS One, 2011, 6 (10): e25792.

[61] DE GOFFAU M C, FUENTES S, DEN BOGERT B V, et al. Aberrant gut microbiota composition at the onset of type 1 diabetes in young children [J]. Diabetologia, 2014, 57 (8): 1569 - 1577.

[62] DE RIVA A, WÅLLBERG M, RONCHI F, et al. Regulation of type 1 diabetes development and b-cell activation in nonobese diabetic mice by early life exposure to a diabetogenic environment [J]. PLoS One, 12 (8): e0181964.

[63] SOFI M H, JOHNSON B M, GUDI R R, et al. Polysaccharide a-dependent opposing effects of mucosal and systemic exposures to human gut commensal bacteroides fragilis in type 1 diabetes [J]. Diabetes, 2019 68 (10): 1975 - 1989.

[64] BRUNETTI P. The lean patient with type 2 diabetes: characteristics and therapy challenge [J]. Int J Clin Pract Suppl, 2007, 153: 3 - 9.

[65] CAMHI S M, KATZMARZYK P T. Differences in body composition between metabolically healthy obese and metabolically abnormal obese adults [J]. Int J Obes (Lond), 2014, 38 (8): 1142 - 1145.

[66] QIN J J, LI Y R, CAI Z M, et al. A metagenome-wide association study of gut microbiota in type 2 diabetes [J]. Nature, 2012, 490 (7418): 55 - 60.

[67] CANI P D, EVERARD A, DUPARC T. Gut microbiota, enteroendocrine functions and metabolism [J]. Curr Opin Pharmacol, 2013, 13 (6): 935 - 940.

[68] LI D Y, TANG W H W. Gut microbiota and atherosclerosis [J]. Curr Atheroscler Rep, 2017, 19 (10): 39.

[69] KARLSSON F H, FÅK F, NOOKAEW I, et al. Symptomatic atherosclerosis is associated with an altered gut metagenome [J]. Nat Commun, 2012, 3: 1245.

[70] MENNI C, LIN C H, CECELJA M, et al. Gut microbial diversity is associated with lower arterial stiffness in women [J]. Eur heart J, 2018, 39 (25): 2390 - 2397.

[71] MA J L, LI H K. The role of gut microbiota in atherosclerosis and hypertension [J]. Front pharmacol, 2018, 9: 1082.

[72] OTT S J, MOKHTARI N E EL, MUSFELDT M, et al. Detection of diverse bacterial signatures in atherosclerotic lesions of patients with coronary heart disease [J]. Circulation, 2006, 113 (7): 929 – 937.

[73] ZHANG X S, XUE C Y, XU Q, et al. Caprylic acid suppresses inflammation via tlr4/nf-κb signaling and improves atherosclerosis in apoe-deficient mice [J]. Nutr Metab (Lond), 2019, 16: 40.

[74] JONSSON A L, BÄCKHED F. Role of gut microbiota in atherosclerosis [J]. Nat Rev Cardiol, 2017, 14 (2): 79 – 87.

[75] ZHU W F, GREGORY J C, ORG E, et al. Gut microbial metabolite TMAO enhances platelet hyperreactivity and thrombosis risk [J]. Cell, 2016, 165 (1): 111 – 124.

[76] GENG J, YANG C C, WANG B J, et al. Trimethylamine N-oxide promotes atherosclerosis via CD36-dependent MAPK/JNK pathway [J]. Biomed Pharmacother, 2018, 97: 941 – 947.

[77] YANG T, SANTISTEBAN M M, RODRIGUEZ V, et al. Gut dysbiosis is linked to hypertension [J]. Hypertension, 2015, 65 (6): 1331 – 1340.

[78] KARBACH S H, SCHÖNFELDER T, BRANDÃO I, et al. Gut microbiota promote angiotensin II-induced arterial hypertension and vascular dysfunction [J]. J Am heart Assoc, 2016, 5 (9): e003698.

[79] PLUZNICK J L. Renal and cardiovascular sensory receptors and blood pressure regulation [J]. Am J Physiol Renal Physiol, 2013, 305 (4): F439 – 444.

[80] ROBLES-VERA I, TORAL M, ROMERO M, et al. Antihypertensive effects of probiotics [J]. Curr Hypertens Rep, 2017, 19 (4): 26.

[81] LEUNG C, RIVERA L, FURNESS J B, et al. The role of the gut microbiota in NAFLD [J]. Nat Rev Gastroenterol Hepatol, 2016, 13 (7): 412 – 425.

[82] BÄCKHED F, DING H, WANG T, et al. The gut microbiota as an environmental factor that regulates fat storage [J]. Proc Natl Acad Sci USA, 2004, 101 (44): 15718 – 15723.

[83] HE M Q, SHI B Y. Gut microbiota as a potential target of metabolic syndrome: the role of probiotics and prebiotics [J]. Cell Biosci, 2017, 7: 54.

[84] ROBERTS A B, GU X D, BUFFA J A, et al. Development of a gut microbe-targeted nonlethal therapeutic to inhibit thrombosis potential [J]. Nat Med, 2018, 24 (9): 1407 – 1417.

[85] WU H, ESTEVE E, TREMAROLI V, et al. Metformin alters the gut microbiome of

individuals with treatment-naive type 2 diabetes, contributing to the therapeutic effects of the drug [J]. Nat Med, 2017, 23 (7): 850 – 858.

[86] ZHANG X, ZHAO Y F, XU J, et al. Modulation of gut microbiota by berberine and metformin during the treatment of high-fat diet-induced obesity in rats [J]. Sci Rep, 2015, 5: 14405.

[87] BIRD J K, RAEDERSTORFF D, WEBER P, et al. Cardiovascular and antiobesity effects of resveratrol mediated through the gut microbiota [J]. Adv Nutr, 2017, 8 (6): 839 – 849.

[88] ZHAO L P, ZHANG F, DING X Y, et al. Gut bacteria selectively promoted by dietary fibers alleviate type 2 diabetes [J]. Science, 2018, 359 (6380): 1151 – 1156.

[89] 赵涛, 薛人珲, 刘娜, 等. 脑心通胶囊的组方分析 [J]. 光明中医, 2012, 27 (12): 2576 – 2578.

[90] MA X H, LV B, LI P, et al. Identification of (multiple components-multiple targets-multiple pathways) associated with Naoxintong capsule in the treatment of heart diseases using uplc/q-tof-ms and network pharmacology [J]. Evid based complement alternat Med, 2016, 9468087.

[91] WANG H L, JIANG Y, DING M Y, et al. Simultaneous determination and qualitative analysis of six types of components in Naoxintong capsule by miniaturized matrix solid-phase dispersion extraction coupled with ultra high-performance liquid chromatography with photodiode array detection and quadrupole time-of-flight mass spectrometry [J]. J Sep Sci, 2018, 41 (9): 2064 – 2084.

[92] LI J, BAI Y, BAI Y, et al. Pharmacokinetics of caffeic acid, ferulic acid, formononetin, cryptotanshinone, and tanshinone ⅡA after oral administration of Naoxintong capsule in rat by HPLC-MS/MS [J]. Evid based complement alternat Med, 2017, 9057238.

[93] XU H Y, SHI Y, ZHANG Y Q, et al. Identification of key active constituents of Buchang Naoxintong capsules with therapeutic effects against ischemic stroke by using an integrative pharmacology-based approach [J]. Mol Biosyst, 2016, 12 (1): 233 – 245.

[94] 沈富伟, 曹娜, 向建林, 等. 脑心通胶囊治疗糖尿病合并颈动脉粥样硬化疗效观察 [J]. 四川中医, 2018, 36 (2): 210 – 212.

[95] ZHANG W J, SU W W, LI P B, et al. Naoxintong capsule inhibits the development of cardiovascular pathological changes in bama minipig through improving gut microbiota [J]. Front Pharmacol, 2019, 10: 1128.

[96] YANG X X, LI Y, SUN L, et al. Naoxintong enhances atorvastatin-induced plaque

stability while ameliorating atorvastatin-induced hepatic inflammation [J]. J Cardi-vocase Pharmacol, 2017, 69 (1): 55 – 64.

[97] LIU M Y, PAN Q, CHEN Y L, et al. Naoxintong inhibits the development of dia-betic retinopathy in d*b*/d*b* mice [J]. Evid based complement alternat Med, 2015, 242517.

[98] YANG X X, SUN L, LI Y, et al. Naoxintong inhibits the advanced atherosclerosis and enhances the plaque stability in apolipoprotein e deficient mice [J]. J Cardio-vasc Pharmacol, 2016, 67 (3): 203 – 211.

[99] ZHAO J J, ZHU H, WANG S J, et al. Naoxintong protects against atherosclerosis through lipid-lowering and inhibiting maturation of dendritic cells in ldl receptor knockout mice fed a high-fat diet [J]. Curr Pharm Des, 2013, 19 (33): 5891 – 5896.

[100] ZHONG X N, WANG H H, LU Z Q, et al. Effects of Naoxintong on atherosclero-sis and inducible nitric oxide synthase expression in atherosclerotic rabbit [J]. Chin Med J (Engl), 2013, 126 (6): 1166 – 1170.

[101] LI Q, CHEN Y, ZHAO D, et al. Naoxintong capsule inhibits carrageenan-induced thrombosis in mice [J]. J Cardiovasc Pharmacol, 2018, 72 (1): 49 – 59.

[102] 陈达开, 张怀勤, 张建华. 脑心通对阿司匹林抗血小板治疗的干预作用 [J]. 中国中西医结合杂志, 2008 (9): 843 – 846.

[103] CHEN H, ZHANG Y, WU X Y, et al. In vitro assessment of cytochrome p450 2c19 potential of Naoxintong [J]. Evid based complement alternat Med, 2012, 430262.

[104] CHEN H, YU G W, SUN H, et al. Comparison of adjunctive Naoxintong versus clopidogrel in volunteers with the cyp2c19 *2 gene mutation accompanied with qi deficiency and blood stasis constitution [J]. Evid based complement alternat Med, 2011, 207034.

[105] SUN H, LOU X Y, WU X Y, et al. Up-regulation of CYP2C19 expression by Bu-chang Naoxintong via PXR activation in HepG2 Cells [J]. Plos One, 2016, 11 (7): e0160285.

[106] 黄明伟, 王欢, 钟文娟, 等. 脑心通胶囊联合双联抗血小板疗法防治大鼠自体微血栓所致冠状动脉微栓塞 (英文) [J]. 中西医结合学报, 2011, 9 (1): 38 – 48.

[107] 黎丽娴, 陈立, 赵焕佳, 等. 脑心通胶囊对急性心肌梗死患者血管内皮功能及梗死面积的影响 [J]. 中国中西医结合杂志, 2011, 31 (12): 1615 – 1618.

[108] WANG Y Q, YAN X X, MI S L, et al. Naoxintong attenuates ischaemia/reperfu-

sion injury through inhibiting nlrp3 inflammasome activation ［J］. J Cell Mol Med, 2017, 21 (1): 4 - 12.

［109］ WANG H, QIU L Z, MA Y K, et al. Naoxintong inhibits myocardial infarction injury by VEGF/eNOS signaling-mediated neovascularization ［J］. J ethnopharmacol, 2017, 209: 13 - 23.

［110］ XU H M, JIN J H, CHEN L, et al. Naoxintong/PPARα signaling inhibits H9c2 cell apoptosis and autophagy in response to oxidative stress ［J］. Evid based complement alternat Med, 2016, 4370381.

［111］ YUAN S P, JIN J H, CHEN L, et al. Naoxintong/PPARγ signaling inhibits cardiac hypertrophy via activation of autophagy ［J］. Evid based complement alternat Med, 2017, 3801976.

［112］ RODRIGO R, FERNÁNDEZ-GAJARDO R, GUTIÉRREZ R, et al. Oxidative stress and pathoPhysiology of ischemic stroke: novel therapeutic opportunities ［J］. CNS neurol disord drug targets, 2013, 12 (5): 698 - 714.

［113］ XUE J, ZHANG X J, ZHANG C, et al. Protective effect of Naoxintong against cerebral ischemia reperfusion injury in mice ［J］. J ethnopharmacol, 2016, 182: 181 - 189.

［114］ MAN Y, ZHAO P, ZHU J Q, et al. Naoxintong protects primary neurons from oxygen-glucose deprivation/reoxygenation induced injury through pi3k-akt signaling pathway ［J］. Evid based complement alternat Med, 2016: 5815946.

［115］ 宗晓菲, 张慧荣, 李博, 等. 红花中色素类化合物的电喷雾多级串联质谱研究 ［J］. 质谱学报, 2012, 33 (06): 357 - 362.

［116］ 陈振远. 基于液质联用技术的脑心通胶囊和走马胎药材化学成分研究 ［D］. 杭州: 浙江中医药大学, 2018.

［117］ 何洋. 复方龙芪汤对 2 型糖尿病大鼠周围神经病变药效学研究及其化学成分分析 ［D］. 北京: 北京协和医学院, 2019.

［118］ WANG X, QIN Y, LI G Q, et al. Study on chemical constituents in polygoni cuspidati folium and its preparation by UPLC-ESI-Q-TOF-MS/MS ［J］. J Chromatogr Sci, 2018, 56 (5): 425 - 435.

［119］ JIN M M, ZHANG W D, JIANG H H, et al. UPLC-Q-TOF-MS/MS guided dereplication of pulsatilla chinensis to identify triterpenoid saponins ［J］. Phytochem anal, 2018, 29 (5): 516 - 527.

［120］ LI J W-H, VEDERAS J C. Drug discovery and natural products: end of an era or an endless frontier ［J］. Science, 2009, 325 (5937): 161 - 165.

［121］ 赵晨苗. 乳香化学成分的研究 ［D］. 长春: 吉林大学, 2015.

［122］ 李圣各, 杨国春, 赵楠, 等. 没药的化学成分及其抗肿瘤活性研究 ［J］. 中

草药, 2017, 48 (5): 853 - 858.

[123] XIAO L, NIE J, LI D P, et al. Peptides from two sanguinovorous leeches analyzed by ultra-performance liquid chromatography coupled with electrospray ionization quadrupole time-of-flight mass spectrometric detector [J]. Pharmacogn Mag, 2015, 11 (41): 32 - 37.

[124] 朱晓枭, 胡恺恩, 邵鹏柱, 等. 脑心通胶囊中水蛭的特异性 DNA 鉴别 [J]. 中山大学学报 (自然科学版), 2020, 59 (1): 114 - 124.

[125] 朱晓枭, 胡恺恩, 邵鹏柱, 等. 脑心通胶囊中全蝎的特异性 DNA 鉴别 [J]. 中南药学, 2019, 17 (12): 2015 - 2020.

[126] ZHU X X, XU H Y, SHAW P C, et al. Specific DNA identification of pheretima in the Naoxintong capsule [J]. Chin Med, 2019, 14 (41): eCollection.

[127] WANG Y M, LIU L, MA Y K, et al. Chemical discrimination of astragalus mong-holicus and astragalus membranaceus based on metabolomics using UHPLC-ESI-Q-TOF-MS/MS approach [J]. Molecules, 2019, 24 (22).

[128] LIN H Y, LIN T S, CHIEN H J, et al. A rapid, simple, and high-throughput up-lc-ms/ms method for simultaneous determination of bioactive constituents in salvia miltiorrhiza with positive/negative ionization switching [J]. J Pharm Biomed A-nal, 2018, 161: 94 - 100.

[129] ZIAEIAN B, FONAROW G C. Statins and the prevention of heart disease [J]. JAMA Cardiol, 2017, 2 (4): 464.

[130] 曾京慧. 基于证候标准的 2 型糖尿病中医状态系统化研究 [D]. 南昌: 江西中医药大学, 2019.

[131] SRINIVASAN K, VISWANAD B, ASRAT L, et al. Combination of high-fat diet-fed and low-dose streptozotocin-treated rat: a model for type 2 diabetes and phar-macological screening [J]. Pharmacol Res, 2015, 52 (4): 313 - 320.

[132] GUO X X, WANG Y, WANG K, et al. Stability of a type 2 diabetes rat model in-duced by high-fat diet feeding with low-dose streptozotocin injection [J]. J Zhe-jiang Univ Sci B, 2019, 19 (7): 559 - 569.

[133] YAN Z H, WU H, YAO H L, et al. Rotundic acid protects against metabolic dis-turbance and improves gut microbiota in type 2 diabetes rats [J]. Nutrients, 2019, 12 (1): 67.

[134] YANG S S, WANG S, YANG B, et al. Weight loss before a diagnosis of type 2 diabetes mellitus is a risk factor for diabetes complications [J]. Medicine (Balti-more), 2016, 95 (49): e5618.

[135] NAIDOO P, ISLAM MD S. Development of an alternative non-obese non-genetic rat model of type 2 diabetes using caffeine and streptozotocin [J]. Pharmacol

Rep，2014，66（4）：585 –593.

[136] WANG J，YAN R N，WEN J，et al. Association of lower body mass index with increased glycemic variability in patients with newly diagnosed type 2 diabetes：a cross-sectional study in China ［J］. Oncotarget，2017，8（42）：73133 –73143.

[137] ZHOU J J，WANG Y R，HE Y F，et al. Non-obese type 2 diabetes patients present intestinal b-cell dysregulations associated with hyperactive intestinal tfh cells ［J］. Mol Immunol，2018，97：27 –32.

[138] HANSEN D，DENDALE P，BEELEN M，et al. Plasma adipokine and inflammatory marker concentrations are altered in obese，as opposed to non-obese，type 2 diabetes patients ［J］. Eur J Appl Physiol，2010，109（3）：397 –404.

[139] IBRAHIM M A，ISLAM M S. Anti-diabetic effects of the acetone fraction of senna singueana stem bark in a type 2 diabetes rat model ［J］. J ethnopharmacol，2014，153（2）：392 –399.

[140] 黄震华. 升高高密度脂蛋白胆固醇和载脂蛋白 A-I 的治疗和进展 ［J］. 中国新药与临床杂志，2013，32（11）：869 –875.

[141] 王玺凯，刘媛，房怡君，等. 血清心脏型脂肪酸结合蛋白和心肌酶联合检测对急性中毒早期心肌损伤的诊断价值 ［J］. 中国工业医学杂志，2019，32（6）：446 –448.

[142] KOENIG W. C-reactive protein and cardiovascular risk：will the controversy end after CANTOS ［J］. Clin Chem，2017，63（12）：1897 –1898.

[143] 倪晶怡，张倩倩，王文彤，等. 内皮素 –1 与冠心病相关性研究进展 ［J］. 医学理论与实践，2018，31（21）：3183 –3184，3187.

[144] HOUDE M，DESBIENS L，D'ORLÉANS-JUSTE P. Endothelin-1：biosynthesis，signaling and vasoreactivity ［J］. Adv Pharmacol，2016，77：143 –175.

[145] SCHOLZ A，PLATE K H，REISS Y. Angiopoietin-2：a multifaceted cytokine that functions in noth angiogenesis and inflammation ［J］. Ann N Y Acad Sci，2015，1347：45 –51.

[146] 孟璐，丁琮洋，李颖，等. 血管紧张素 II 受体拮抗药阿齐沙坦的研究进展 ［J］. 中国新药与临床杂志，2019，38（12）：716 –720.

[147] 李峰. 肝功能与血清学指标水平检验对脂肪肝疾病的诊断效果分析 ［J］. 世界最新医学信息文摘，2019，19（58）：192 –193.

[148] 关荣春. 2 型糖尿病患者血尿酸水平与并发症关联因素分析 ［D］. 长春：吉林大学，2017.

[149] LIEBEN L. Diabetic nephropathy：lipid toxicity drives renal disease ［J］. Nat Rev Nephrol，2017，13（4）：194.

[150] STANTON R C. Diabetic kidney disease and hypertension ［J］. Exp Clin endocri-

nol diabetes, 2016, 124 (2): 93 – 98.

[151] KARAM B S, CHAVEZ-MORENO A, KOH W, et al. Oxidative stress and inflammation as central mediators of atrial fibrillation in obesity and diabetes [J]. Cardiovasc diabetol, 2017, 16 (1): 120.

[152] KING G L. The role of inflammatory cytokines in diabetes and its complications [J]. J Periodontol, 2008, 79 (8 Suppl): 1527 – 1534.

[153] ARIDA A, PROTOGEROU A D, KITAS G D, et al. Systemic inflammatory response and atherosclerosis: the paradigm of chronic inflammatory rheumatic diseases [J]. Int J Mol Sci, 2018, 19 (7).

[154] HO I-C, MIAW S-C. Regulation of IL-4 expression in immunity and diseases [J]. Adv Exp Med Biol, 2016, 941: 31 – 77.

[155] KATSIKI N, MIKHAILIDIS D P, BANACH M. Leptin, cardiovascular diseases and type 2 diabetes mellitus [J]. Acta Pharmacol Sin, 2018, 39 (7): 1176 – 1188.

[156] ACHARI A E, JAIN S K. Adiponectin, a therapeutic target for obesity, diabetes, and endothelial dysfunction [J]. Int J Mol Sci, 2017, 18 (6).

[157] 赵小琪, 黄英, 杨明华, 等. 脑肠肽与饮食诱导型肥胖关系的研究进展 [J]. 中国医药科学, 2018, 8 (11): 41 – 44, 61.

[158] 孙艺璇, 邵莉. 脑肠肽与胰岛素分泌 [J]. 同济大学学报 (医学版), 2014, 35 (3): 133 – 136.

[159] SARAF R, MAHMOOD F, AMIR R, et al. Neuropeptide Y is an angiogenic factor in cardiovascular regeneration [J]. Eur J Pharmacol, 2016, 776: 64 – 70.

[160] BOLYEN E, RIDEOUT J R, DILLON M R, et al. Reproducible, interactive, scalable and extensible microbiome data science using QIIME 2 [J]. Nat Biotechnol, 2019, 37 (8): 852 – 857.

[161] WINGETT S W, ANDREWS S. FastQ screen: a tool for multi-genome mapping and quality control [J]. F1000Res, 2018, 7: 1338.

[162] EDGAR R C. UPARSE: highly accurate OTU sequences from microbial amplicon reads [J]. Nat methods, 2013, 10 (10): 996 – 998.

[163] EDGAR R C, HASS B J, CLEMENTE J C, et al. UCHIME improves sensitivity and speed of chimera detection [J]. Bioinformatics, 2011, 27 (16): 2194 – 2200.

[164] COLE J R, WANG Q, FISH J A, et al. Ribosomal database project: data and tools for high throughput rrna analysis [J]. Nucleic acids Res, 2014, 42 (Database issue): D633 – D642.

[165] KURSA M B, RUDNICKI W R. Feature selection with the boruta package [J].

Journal of statistical software, 2010, 36 (11): 1 – 13.

[166] DOUGLAS G M, BEIKO R G, LANGILLE M G I. Predicting the functional potential of the microbiome from marker genes using PICRUSt [J]. Methods Mol Biol, 2018, 1849: 169 – 177.

[167] SANCHEZ-ALCOHOLADO L, CASTELLANO-CASTILLO D, JORDÁN-MARTÍNEZ L, et al. Role of gut microbiota on cardio-metabolic parameters and immunity in coronary artery disease patients with and without type-2 diabetes mellitus [J]. Front Microbiol, 2017, 8: 1936.

[168] ZHANG Q, YU H Y, XIAO X H, et al. Inulin-type fructan improves diabetic phenotype and gut microbiota profiles in rats [J]. PeerJ, 2018, 6: e4446.

[169] LECOMTE V, KAAKOUSH N O, MALONEY C A, et al. Changes in gut microbiota in rats fed a high fat diet correlate with obesity-associated metabolic parameters [J]. PLos One, 2015, 10 (5): e0126931.

[170] HUL M V, GEURTS L, PLOVIER H, et al. Reduced obesity, diabetes, and steatosis upon cinnamon and grape pomace are associated with changes in gut microbiota and markers of gut barrier [J]. Am J Physiol Endocrinol Metab, 2018, 314 (4): E334 – E352.

[171] SHEN F, ZHENG R D, SUN X Q, et al. Gut microbiota dysbiosis in patients with non-alcoholic fatty liver disease [J]. Hepatobiliary Pancreat Dis Int, 2017, 16 (4): 375 – 381.

[172] KAMEYAMA K, ITOH K. Intestinal colonization by a lachnospiraceae bacterium contributes to the development of diabetes in obese mice [J]. Microbes environ, 2014, 29 (4): 427 – 430.

[173] DE LA CUESTA-ZULUAGA J, MUELLER N T, CORRALES-AGUDELO V, et al. Metformin is associated with higher relative abundance of mucin-degrading akkermansia muciniphila and several short-chain fatty acid-producing microbiota in the gut [J]. Diabetes care, 2017, 40 (1): 54 – 62.

[174] BUI T P N, SHETTY S A, LAGKOUVARDOS I, et al. Comparative genomics and Physiology of the butyrate-producing bacterium intestinimonas butyriciproducens [J]. Environ Microbiol Rep, 2016, 8 (6): 1024 – 1037.

[175] MENNI C, LIN C, CECELJA M, et al. Gut microbial diversity is associated with lower arterial stiffness in women [J]. Eur heart J, 2018, 39 (25): 2390 – 2397.

[176] TAMANAI-SHACOORI Z, SMIDA I, BOUSARGHIN L, et al. Roseburia spp. : a marker of health [J]. Future Microbiol, 2017, 12: 157 – 170.

[177] KASAHARA K, KRAUTKRAMER K A, ORG E, et al. Interactions between rose-

buria intestinalis and diet modulate atherogenesis in a murine model [J]. Nat Microbiol, 2018, 3 (12): 1461 – 1471.

[178] TILG H, MOSCHEN A R. Microbiota and diabetes: an evolving relationship [J]. Gut, 2014, 63 (9): 1513 – 1521.

[179] 深圳华大基因研究院, 深圳华大基因科技有限公司. 罗斯氏菌 (Roseburia) 在治疗和预防肥胖相关疾病中的应用: 中国, CN20110342339.6. 2011 – 11 – 02.

[180] 徐天润, 刘心昱, 许国旺. 基于液相色谱 – 质谱联用技术的代谢组学分析方法研究进展 [J]. 分析测试学报, 2020, 39 (1): 10 – 18.

[181] CHONG J, SOUFAN O, LI C, et al. MetaboAnalyst 4.0: towards more transparent and integrative metabolomics analysis [J]. Nucleic acids Res, 2018, 46 (W1): W486 – W494.

[182] JEWISON T, SU Y L, DISFANY F M, et al. SMPDB 2.0: big improvements to the small molecule pathway database [J]. Nucleic acids Res, 2014, 42 (Database issue): D478 – D484.

[183] KANEHISA M, GOTO S. KEGG: Kyoto encyclopedia of genes and genomes [J]. Nucleic acids Res, 2000, 28 (1): 27 – 30.

[184] FU J Z, CHANG L P, HARMS A C, et al. A metabolomics study of qiliqiangxin in a rat model of heart failure: a reverse pharmacology approach [J]. Sci Rep, 2018, 8 (1): 3688.

[185] EGERT S, FOBKER M, ANDERSEN G, et al. Effects of dietary alpha-linolenic acid, eicosapentaenoic acid or docosahexaenoic acid on parameters of glucose metabolism in healthy volunteers [J]. Ann Nutr Metab, 2008, 53 (3 – 4): 182 – 187.

[186] PHAM H, BANERJEE T, ZIBOH V A. Suppression of cyclooxygenase-2 overexpression by 15S-hydroxyeicosatrienoic acid in androgen-dependent prostatic adenocarcinoma cells [J]. Int J cancer, 2004, 111 (2): 192 – 197.

[187] PHAM H, BANERJEE T, NALBANDIAN G M, et al. Activation of peroxisome proliferator-activated receptor (PPAR) -gamma by 15S-hydroxyeicosatrienoic acid parallels growth suppression of androgen-dependent prostatic adenocarcinoma cells [J]. Cancer lett, 2003, 189 (1): 17 – 25.

[188] POMPEIA C, LIMA T, CURI R. Arachidonic acid cytotoxicity: can arachidonic acid be a Physiological mediator of cell death [J]. Cell Biochem Funct, 2003, 21 (2): 97 – 104.

[189] KLEINSTEIN S E, HEATH L, MAKAR K W, et al. Genetic variation in the lipoxygenase pathway and risk of colorectal neoplasia [J]. Genes chromosomes cancer, 2013, 52 (5): 437 – 449.

［190］ NAVA E, LLORENS S. The local regulation of vascular function: from an inside-outside to an outside-inside model ［J］. Front Physiol, 2019, 10: 729.

［191］ REN R, HASHIMOTO T, MIZUNO M, et al. A lipid peroxidation product 9-oxononanoic acid induces phospholipase a2 activity and thromboxane a2 production in human blood ［J］. J Clin Biochem Nutr, 2013, 52 (3): 228 –233.

［192］ BERGOFFEN J, KAPLAN P, HALE D E, et al. Marked elevation of urinary 3-hydroxydecanedioic acid in a malnourished infant with glycogen storage disease, mimicking long-chain L-3-hydroxyacyl-CoA dehydrogenase deficiency ［J］. J Inherit Metab Dis, 1993, 16 (5): 851 –856.

［193］ HAN M S, LIM Y-M, QUAN W, et al. Lysophosphatidylcholine as an effector of fatty acid-induced insulin resistance ［J］. J Lipid Res, 2011, 52 (6): 1234 –1246.

［194］ YEA K, KIM J, YOON J H, et al. Lysophosphatidylcholine activates adipocyte glucose uptake and lowers blood glucose levels in murine models of diabetes ［J］. J Biol Chem, 2009, 284 (49): 33833 –33840.

［195］ DIAMANTI K, CAVALLI M, PAN G. Intra-and inter-individual metabolic profiling highlights carnitine and lysophosphatidylcholine pathways as key molecular defects in type 2 diabetes ［J］. Sci Rep, 2019, 9 (1): 9653.

［196］ FIORUCCI S, DISTRUTTI E. Bile acid-activated receptors, intestinal microbiota, and the treatment of metabolic disorders ［J］. Trends Mol Med, 2015, 21 (11): 702 –714.

［197］ KARU N, DENG L, SLAE M, et al. A review on human fecal metabolomics: methods, applications and the human fecal metabolome database ［J］. Anal Chim Acta, 2018, 1030: 1 –24.

［198］ 杨文慧, 何燕, 杨莉. 支链氨基酸代谢与胰岛素抵抗及 2 型糖尿病研究进展 ［J］. 中华老年心脑血管病杂志, 2019, 21 (4): 434 –436.

［199］ ZENG S L, LI S Z, XIAO P T, et al. Citrus polymethoxyflavones attenuate metabolic syndrome by regulating gut microbiome and amino acid metabolism ［J］. Sci Adv, 2020, 6 (1): eeax6208.

［200］ SAAD M J A, SANTOS A, PRADA P O. Linking gut microbiota and inflammation to obesity and insulin resistance ［J］. Physiology (Bethesda), 2016, 31 (4): 283 –293.

［201］ AGUS A, PLANCHAIS J, SOKOL H. Gut microbiota regulation of tryptophan metabolism in health and disease ［J］. Cell host microbe, 2018, 23 (6): 716 –724.

［202］ NORMAN A, SHORB M S. In vitro formation of deoxycholic and lithocholic acid by human intestinal microorganisms [J]. Proc Soc Exp Biol Med, 1962, 110: 552 – 555.

[203] RAMÍREZ-PÉREZ O, CRUZ-RAMÓN V, CHINCHILLA-LÓPEZ P, et al. The role of the gut microbiota in bile acid metabolism [J]. Ann heptol, 2017, 16 (Suppl. 1: s3 – 105): s15 – s20.

[204] STALEY C, WEINGARDEN A R, KHORUTS A, et al. Interaction of gut microbiota with bile acid metabolism and its influence on disease states [J]. Appl Microbiol Biotechnol, 2017, 101 (1): 47 – 64.

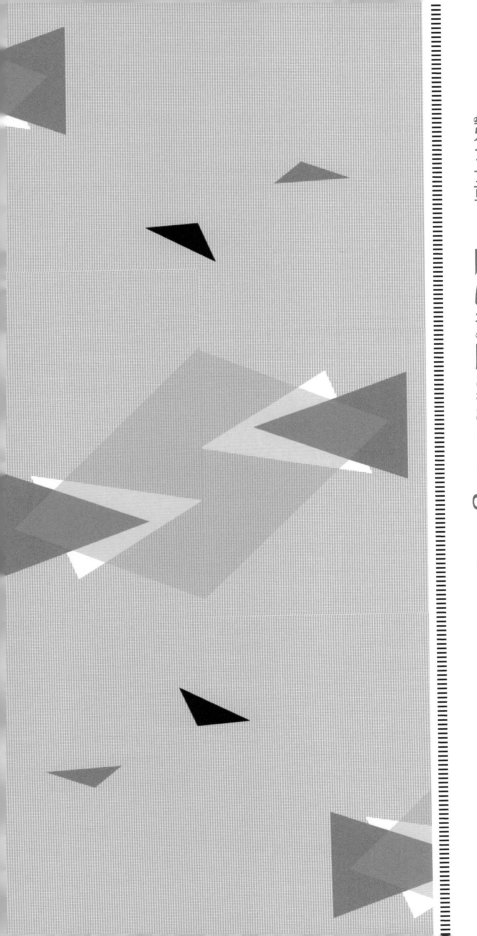

第二章　脑心通胶囊在Beagle犬体内的代谢研究

第一节 引 言

（一）中药体内代谢转化概述

药代动力学是动态监测机体对于药物处置的过程。当药物进入体内，必然会经历如下四个动力学过程："吸收、分布、代谢、排泄（ADME）"。中药也不例外，当药物吸收进入体内，分布到靶器官，以不会影响其活性的方式进行代谢转化，最终排出体外，则该药物被认为具备良好的药代动力学特性[1]。人体具有丰富的代谢酶，在整个动力学过程中发挥着重要的作用。肝脏作为药物代谢的靶器官，其代谢酶分布尤为丰富[2]。中药给药方式多为口服，进入到体内，在各种代谢酶的作用下，其活性成分经历多种代谢转化从而发挥药效[3]。中药在体内代谢途径分为 I 相代谢（脱羧、脱氧、还原等）和 II 相代谢反应（乙酰化、甲基化、硫酸化等）[4]。不同代谢反应所需的催化酶种类亦有不同，并有着相应的特异性催化底物。对药物乃至中药，探究体内代谢转化，了解其药效活性成分在体内的生物代谢途径，对于其潜在活性成分及代谢物开发以及安全性和有效性评估至关重要。

中药化学成分复杂，种类繁多。从整体的角度阐述其在体内代谢转化尤为关键。通常认为，药物进入体内吸收入血，转变成入血成分，其在血液循环的作用下分布至靶器官，积累一定的血药浓度，进而发挥药效作用。然而，中药复方遵从中医理论，由两味以上的药材按照一定的用药比例所制而成[5]。其所含化学成分种类复杂。因此，当中药进入到体内，其药效作用不仅仅只是单一成分的简单加和，而是几类成分相互作用的叠加反应[6]。此外，活性成分在体内代谢酶作用下形成的代谢物的作用同样不可忽视。当中药所含成分进入到体内，代谢酶广泛参与了四个动力学过程。药物在体内的动力学过程决定了中药所含成分在体内的入血浓度、组织分布及代谢转化途径，对于中药入血成分及其代谢物的生物利用度和生物活性预测具有重要的参考价值。由于中药多成分特征，当这些成分吸收进入体内进而发挥药效作用是多靶点与多通路之间协同作用的结果。因此，探究中药入血成分及其体内代谢转化对于中药药效物质基础研究有着重要的意义。

中药口服进入到人体内，经胃肠道作用后未溶出的成分则在肠道蠕动的作用下排出体外，转变成非入血成分[7]。在过去的认识中，通常认为排出体外的成分是无用的。然而，随着研究的不断深入，证明非入血成分并非无用成分，其与肠道微生物之间的相互作用，可能也是中药成分发挥药理活性的途径之一[8]。人体肠道中固有微生物种类丰富，且能够合成多种代谢酶介导体内代谢反应。当中药经过肠道时，不可回避地与肠道固有微生物发生"互作"。主要表现在，①肠道微生物对中药的影响：在肠道微生物的作用下，中药非入血成分发生结构和功能的改变，或是生成新的活性代谢产物，或是药理活性的改变，或是药效的改变，抑或是毒性的改变[9]。②中药对肠道微生物的影响：中药非入血成分作用于肠道菌群，通过调节肠道微生物的丰度和多样性，维持肠道固有微生物的稳态[10]。

在体内对中药入血成分、非入血成分及其代谢转化进行研究，对于阐述中药药效物质基础尤为关键。中药的安全性和有效性极大程度取决于其在机体内的代谢途径和药物之间的相互作用。当中药所含成分进入机体后，通常会被代谢转化成一个或者多个药效增强或者减弱的代谢物，而体内药物代谢速率、清除率、代谢途径等因素会直接影响药物在体内的存在形式，进而影响血药浓度甚至可能产生毒副作用。因此，探究中药在体内的代谢途径以及药物之间的相互作用对于中药的研究具有深远意义。

（二）本章研究内容概述

脑心通胶囊（Naoxintong capsule，NXT）是由 13 味植物药和 3 味动物药按照一定的处方比例直接打粉制成的现代复方制剂。其基础方剂为补阳还五汤。中医基础理论认为"气行则血行"，此方君药为黄芪，重在补气，"五脏六腑，皆以受气"，黄芪补足人体之气则行使活血之功效。臣药为 3 味虫类药。水蛭破血逐瘀；地龙活络通瘀；全蝎祛风止痛，共奏化瘀活络之功效。佐药为当归、丹参等药味，协助君、臣药行使疏通脉络瘀阻之力。桑枝、桂枝为使药，发挥温经活血，引血下行之效力[11]。该方源于补阳还五汤，虫类药与活血化瘀药相互搭配、相互协同，共同发挥益气通络、破血逐瘀之功效。故临床上主要用于心脑血管疾病的防治。

本章我们以 Beagle 犬为试验动物。首先，利用超快速液相色谱串联飞行时间质谱技术（UFLC-Q-TOF-MS/MS）对 Beagle 犬口服 NXT 后的血浆、尿液、粪便样品进行定性分析，探究 Beagle 犬口服 NXT 后入血成分及非入血成分在体内代谢转化过程，结果表明，在 Beagle 犬血浆样品中，共检测到 25 个入血成分原型及相应代谢物 15 个；在 Beagle 犬尿液及粪便样品中，共检测到 36 个原型成分及相关代谢产物 52 个。同时，构建了 Beagle 犬口服 NXT 后体内代谢转化途径，包括 I 相代谢反应（还原、氧化、羟基化、去甲基化等）及 II 相代谢反应（葡萄糖醛酸化、甲基化、硫酸化等）。其次，利用 UFLC-Q-TOF-MS/MS 技术对尿液及粪便中 9 个化学成分（绿原酸、苦杏仁苷、芒柄花素、咖啡酸、迷迭香酸、羟基红花黄色素 A、丹酚酸 B、阿魏酸、芍药苷）进行了定量测定，结果表明，尿液及粪便中成分呈现出浓度时间依赖性趋势，这些化合物在 4～8 h 段尿液中积累量最大，而在粪便中 8～12 h 段中积累量最大。最后，本研究利用快速液相串联三重四级杆质谱技术（RRLC-QQQ-MS/MS）对 Beagle 犬血浆中 6 个入血成分（隐丹参酮、芍药苷、野黑櫻苷、阿魏酸、洋川芎内酯 G、丹参酮 ⅡA）进行了定量测定，结果表明，入血成分达峰时间在 1～2 h 段，其中，芍药苷和野黑樱苷曲线下峰面积较大。

本研究在 Beagle 犬体内从定性、定量两个方面探究了 NXT 入血成分、非入血成分及其体内代谢转化过程，为 NXT 的药效物质研究提供了依据，并对其临床用药具有指导意义。

第二节 脑心通胶囊入血成分及其体内代谢转化

脑心通胶囊是在经典名方补阳还五汤的基础之上，加动物药和活血化瘀药组成的现代复方制剂。该方组成成分复杂，药味种类繁多。因此，仅仅从体外阐述其化学组成成分，对于其药效物质基础的探究是远远不够的。

为了阐述脑心通胶囊进入体内后经胃肠道作用，探究其入血成分及其体内的代谢转化，本节选用 Beagle 犬为受试动物。研究脑心通胶囊在 Beagle 犬血浆中的吸收、分布及代谢转化情况，旨在构建其主要活性入血成分在体内的代谢转化途径并绘制药代动力学曲线，为脑心通胶囊临床用药的合理性、安全性和有效性提供理论依据，并进一步指导其临床应用。

【实验材料】

（一）仪器

Shimazu UFLC-Sciex Triple 5600⁺ 液质联用系统（美国 Sciex 公司）；1200SLHPLC-6410 Triple Quad 液质联用色谱 - 质谱联用仪（美国 Agilent 公司）；Centrifuge 5415R 台式高速冷冻离心机（德国 Eppendorf 公司）；ALPHA 1-4LD plus 氮气速吹仪（德国 Christ 公司）；Simplicity 超纯水仪（美国 Milipore 公司）；系列精密移液器（德国 Eppendorf 公司）。

（二）试剂

甲醇（质谱级，美国 Fisher 公司，货号：A456-4）；乙腈（质谱级，美国 B&J 公司，货号：A955-4）；乙酸乙酯（质谱级，美国 Honeywell 公司，货号：UN1173）；甲酸（质谱级，美国 Fluka 公司，货号：94318）；栀子苷（批号：110749 - 201316，来源：中国食品药品检定研究院）；阿魏酸（批号：110773 - 201012，来源：中国食品药品检定研究院）；隐丹参酮（批号：110852 - 201807，

来源：中国食品药品检定研究院）；丹参酮 II A（批号：110766 - 201721，来源：中国食品药品检定研究院）；野黑樱苷（批号：X20A10L86458，来源：上海源叶生物科技有限公司）；芍药苷（批号：L07M9Q60533，来源：上海源叶生物科技有限公司）；洋川芎内酯 G（批号：W23A10K86456，来源：上海源叶生物科技有限公司）；脑心通胶囊（批号：170541，来源：陕西步长制药有限公司）。

（三）实验动物

Beagle 犬（合格证号：35002100000215，来源：福州振和实验动物技术开发有限公司），雌雄各半，体重 12 ～ 15 kg。

【实验部分】

（一）UFLC-Q-TOF-MS/MS 定性分析

1. 色谱条件

采用 Phenomenex Kinetex C_{18}（150 mm × 3.0 mm，2.6 μm）为色谱柱，以 0.1% 甲酸乙腈为流动相 A，0.1% 甲酸水为流动相 B，梯度洗脱（洗脱条件如表 3 - 1 所示），流速为 0.3 mL/min，柱温 40 ℃。

表 3 - 1　梯度洗脱条件

时间/min	0.1% 甲酸乙腈（A%）
0	5
30	95
35	95
37	5
45	—

2. 质谱条件

采用 Shimazu UFLC - Sciex Triple TOF^{MF} 5600$^+$ 液相色谱 - 质谱联用仪，仪器参数：电喷雾离子源（ESI），正负模式下扫描范围为 m/z 50 ～ 1500，开启 DBS 功能，离子源温度 550 ℃，GS1 和 GS2 为 55 psi，CUR 35 psi，ISVF（正模式：5500 V；负模式：-4500 V），DP 80 V，CE（正模式：35 eV；负模式：-35 eV），CES 15 eV，IRD 67 V，IRW 25 V。N_2 作为喷雾气和辅助气。

（二）RRLC-QQQ-MS/MS 定量分析

1. 色谱条件

采用 Agilent Poroshell C_{18} （50 mm × 3.0 mm，2.7 μm）为色谱柱，以甲醇为流动相 A，0.1%甲酸水为流动相 B，梯度洗脱（洗脱条件如表 3 - 2 所示），流速为 0.3 mL/min，柱温 40 ℃。

表 3 - 2　梯度洗脱条件

时间/min	甲醇（A%）
0	80
2	100
6	100
6.1	80
13	80

2. 质谱条件

采用 1200SL HPLC - 6410 Triple Quad 液相色谱 - 质谱联用仪，仪器参数：Gas Temp：350 ℃，流速：10 L/min，nebulizer：25 psi，capillary：4000 V。采用电喷雾离子源（ESI）、多反应监测模式（MRM）质谱采集，实验定量分析中待测分析物的离子对参数如表 4 - 3 所示。N_2 为辅助气和喷雾气。

表 3 - 3　定量离子对优化参数

名称	母离子	子离子	碎片电压/V	碰撞能/eV
芍药苷	525.1	449.1	- 80	8
野黑樱苷	340.1	160.9	- 80	4
阿魏酸	193.1	134.1	- 78	14
隐丹参酮	297.1	251.1	125	24
丹参酮 II A	295.1	277.1	120	18
洋川芎内酯 G	209.2	168.1	65	10
栀子苷（IS）	387.0	123.0	- 145	8

（三）对照品溶液制备

1. 对照品储备液制备

分别精密称取待测分析物对照品芍药苷、野黑樱苷、阿魏酸、隐丹参酮、丹参酮ⅡA、洋川芎内酯 G 约 10 mg，分别置于 10 mL 容量瓶中，加甲醇溶解并超声，定容，分别制成浓度为 1 mg/mL 的芍药苷、野黑樱苷、阿魏酸、隐丹参酮、丹参酮ⅡA、洋川芎内酯 G 校正标样储备液。此外，各待测分析物平行称量一份，制成 QC（质控样品）储备液，置 -80 ℃冻存备用。

2. 内标储备液制备

精密称取栀子苷对照品粉末约 10 mg，置于 10 mL 容量瓶中，加甲醇溶解并超声，定容，制成浓度为 1 mg/mL 的 IS（内标）储备液，置 -80 ℃冻存备用。每批样品制备前，用甲醇溶液将栀子苷储备液稀释至 300 ng/mL，作为 IS 工作液。

（四）血样采集

1. 空白全血样品的采集

成年 Beagle 犬 6 只（雌雄各半，12～15 kg），依次编号为 1、2、3、4、5、6，分别记录每只 Beagle 犬体重。给药前，6 只受试 Beagle 犬禁食但不禁水 12 h，于实验前取空白全血样品置 -80 ℃冻存备用。

2. 给药后血浆样品的采集

6 只 Beagle 犬分别单次口服给药脑心通胶囊 40 粒（相当于临床 8 倍药量），于给药后 0.16 h、0.25 h、0.5 h、0.75 h、1 h、1.5 h、2 h、3 h、4 h、6 h、8 h、10 h、12 h、24 h、36 h、48 h 取全血 2 mL 于肝素钠采血管中，抗凝，离心（5000 r/min，15 min）取上清液，得到给药后血浆样品，置 -80 ℃冻存备用。

（五）样品制备

1. 给药后样品制备

取 90 μL Beagle 犬含药血浆样品于 1.5 mL 离心管中，加入 IS 溶液 10 μL，混匀，精密加入 1 mL 乙酸乙酯，涡旋 5 min，混匀，4 ℃离心（10000 r/min，15 min），转移 950 μL 的上清液于新离心管中，高纯 N_2 吹干，精密加入甲醇 - 水溶液 100 μL（4:1，v/v）复溶，超声 5 min，涡旋 5 min，25 ℃离心（15000 r/min，20 min），取上清液 10 μL 质谱检测。

2. 校正标样的制备

分别取芍药苷、野黑樱苷、阿魏酸、隐丹参酮、丹参酮ⅡA、洋川芎内酯G适量，用甲醇溶液稀释成野黑樱苷浓度分别为 100 ng/mL、200 ng/mL、1000 ng/mL、2000 ng/mL、4000 ng/mL、8000 ng/mL、16000 ng/mL、20000 ng/mL 的校正标样工作液。用甲醇溶液稀释成芍药苷、阿魏酸浓度分别为 50 ng/mL、100 ng/mL、500 ng/mL、1000 ng/mL、2000 ng/mL、4000 ng/mL、8000 ng/mL、10000 ng/mL 的校正标样工作液，用甲醇溶液稀释成洋川芎内酯G、隐丹参酮、丹参酮ⅡA浓度分别为 5 ng/mL、10 ng/mL、50 ng/mL、100 ng/mL、200 ng/mL、400 ng/mL、800 ng/mL、1000 ng/mL 的校正标样工作液。精密吸取空白血浆 90 μL，分别相应加入上述各个浓度下的校正标样工作液 10μL，涡旋 5min，混匀，制成目标分析物野黑樱苷浓度分别为 10 ng/mL、20 ng/mL、100 ng/mL、200 ng/mL、400 ng/mL、800 ng/mL、1600 ng/mL、2000 ng/mL 的血浆校正标样，芍药苷、阿魏酸浓度分别为 5 ng/mL、10 ng/mL、50 ng/mL、100 ng/mL、200 ng/mL、400 ng/mL、800 ng/mL、1000 ng/mL 的血浆校正标样，洋川芎内酯G、隐丹参酮、丹参酮ⅡA浓度分别为 0.5 ng/mL、1 ng/mL、5 ng/mL、10 ng/mL、20 ng/mL、40 ng/mL、80 ng/mL、100 ng/mL 的血浆校正标样。上述样品各平行两份，进行后续处理，方法按"给药后样品制备"项下操作。每条标准曲线应随行配置空白样品（由空白血浆基质制备得到）和零浓度样品（由空白血浆基质＋10 μL 内标溶液制备得到）。

3. 质控样品的制备

分别取芍药苷、野黑樱苷、阿魏酸、隐丹参酮、丹参酮ⅡA、洋川芎内酯G适量，用甲醇溶液稀释制成野黑樱苷浓度分别为 300 ng/mL（QCL）、3000 ng/mL（QCM）、15000 ng/mL（QCH）的 QC 质控工作液样品，用甲醇溶液稀释制成芍药苷、阿魏酸浓度分别为 150 ng/mL、1500 ng/mL、7500 ng/mL 的质控工作液样品，用甲醇稀释成洋川芎内酯G、隐丹参酮、丹参酮ⅡA浓度分别为 15 ng/mL、150 ng/mL、750 ng/mL 的质控工作液样品。精密吸取空白血浆 90 μL，分别相应加入上述各个浓度下的质控工作液样品 10 μL，涡旋 5 min，混匀，制成目标分析物野黑樱苷浓度分别为 30 ng/mL、300 ng/mL、1500 ng/mL 的血浆质控样品，芍药苷、阿魏酸浓度分别为 15 ng/mL、150 ng/mL、750 ng/mL 的血浆质控样品，洋川芎内酯G、隐丹参酮、丹参酮ⅡA浓度分别为 1.5 ng/mL、15 ng/mL、75 ng/mL 的血浆质控样品。上述样品各平行 6 份，进行后续处理，方法按"给药后样品制备"项下操作。

4. 回收率样品制备

精密吸取甲醇溶液 90 μL，然后分别加入相应浓度的质控样品工作液（QCL、QCM、QCH）各 10 μL，涡旋 5 min，混匀，制成相应浓度的回收率工作液样品。

（六）数据处理

1. 定性分析

质谱数据采集和处理分别由 Analyst（version 1.6，AB Sciex）和 Peakview（version 2.2，AB Sciex）软件进行。利用 Natural Products HR – MS/MS Spectral Library（version 1.0，AB Sciex）和对照品 MS/MS 碎片信息及保留时间进行化学成分的鉴定和识别。利用 MetabolitePilot（version 1.0，AB Sciex）对口服脑心通胶囊尿液及粪便样品质谱检测图谱进行代谢物探索和挖掘。

2. 定量测定

质谱数据采集和处理分别由 MassHunter Workstation Data Acquisition（Agilent，USA）和 MassHunter Qualitative Analysis（Agilent，USA）软件进行，利用 MassHunter Quantitative Analysis（Agilent，USA）软件对检测到的成分进行峰面积（area）积分，拟合定量线性曲线，用于测定化合物的含量。

【实验结果】

（一）脑心通胶囊入血成分定性鉴别及其体内代谢转化

本节我们利用 UFLC-Q-TOF-MS/MS 技术对 Beagle 犬口服脑心通胶囊后血浆进行质谱检测，基于对照品的保留时间、准确分子质量以及中药资源库匹配结果，在 Beagle 犬血浆样品中共检测到了 40 个成分，其中包括 25 个原型化合物，主要包括皂苷类、黄酮类、内酯类、萜类、酚酸类及相应代谢产物 15 个（表 3 – 4）。此外，在本节研究中我们首次构建脑心通胶囊入血成分在血浆中的代谢转化途径（图 3 – 1）。在本研究中，入血原型成分芍药苷、隐丹参酮、阿魏酸、丹参酮 ⅡA、洋川芎内酯 G、野黑樱苷这 6 个化合物在 Beagle 犬血浆中具有较高的丰度，故作为后续含量测定研究的待选化合物。

（二）脑心通胶囊血浆中原型成分测定方法学考察

1. 选择性

取 6 批次来自不同受试 Beagle 犬的空白血浆基质各 100 μL，除不加 IS 工作液（内标工作液）外，按"给药后样品制备"项下操作。得到 6 批受试犬空白血浆基质色谱图（图 3 – 2 中 a 列），按"校正标样的制备"项下操作，得到各个待测分析物定量下限色谱图（图 3 – 2 中 b 列），按"给药后样品制备"项下操作，得到给药后受试犬血浆中各个待测分析物的色谱图（图 3 – 2 中 c 列）。样品中待测分析物及内标相应值如表 3 – 5 所示。

表3-4 Beagle犬口服脑心通胶囊后血浆中原型成分及其代谢物

序号	代谢物	保留时间/min	分子式	$[M+H]^+$ (Error, 10^{-6})	$[M-H]^-$ (Error, 10^{-6})	碎片离子 正模式	碎片离子 负模式
P1	Danshensu	7.05	$C_9H_{10}O_5$		197.0456 (4.4)		197.0456 $[M-H]^-$, 179.0289 $[M-H-H_2O]^-$
P2	Hydroxysafflor yellow A	7.48	$C_{27}H_{32}O_{16}$		611.1618 (-4.4)		611.1694 $[M-H]^-$, 473.1205 $[M-H-C_6H_5O-C_2H_2-H_2O]^-$
P3	Chlorogenic acid	7.83	$C_{16}H_{18}O_9$	355.1023 (4.6)	354.0951 (-2.6)	355.1074 $[M+H]^+$	191.0418 $[M-H-C_9H_7O_3]^-$
P4	Amygdalin	8.07	$C_{20}H_{27}NO_{11}$		502.1566 (-2.3)		456.1414 $[M-H-HCOOH]^-$, 323.0576 $[M-H-HCOOH-C_8H_6NO]^-$, 161.0455 $[M-H-HCOOH-C_8H_6NO-Rha]^-$
M4-1	mandelonitrile	6.78	C_8H_7NO	134.0600 (0.5)		106.0715 $[M+H-CN]^+$, 77.0370 $[M+H-H_2O-C_2HN]^+$	
M4-2	Prunasin	9.38	$C_{14}H_{17}NO_6$	313.1394 (-0.6)	340.1038 (0.8)	313.1283 $[M+H]^+$, 180.0803 $[M+H-NH_3-C_8H_6N]^+$, 163.0576 $[M+H-NH_3-C_8H_6N-OH]^+$	340.1067 $[M-H]^-$, 294.1031 $[M-H-HCOOH]^-$, 161.0451 $[M-H-HCOOH-C_8H_6N-H_2O]^-$

续上表

序号	代谢物	保留时间/min	分子式	$[M+H]^+$ (Error, 10^{-6})	$[M-H]^-$ (Error, 10^{-6})	碎片离子 正模式	碎片离子 负模式
P5	Protocatechualdehyde	8.31	$C_7H_6O_3$	139.0389 (2)	137.0244 (3.2)	139.1108 $[M+H]^+$, 121.1006 $[M+H-H_2O]^+$, 93.0703 $[M+H-CO-H_2O]^+$	137.0191 $[M-H]^-$, 108.0167 $[M-H-CO]^-$, 93.0319 $[M-H-CO-H_2O]^-$
M5-1	Dimethylation of protocatechuic acid	7.25	$C_9H_{10}O_4$		181.0506 (5)		137.9176 $[M-H]^-$, 121.0323 $[M-H-2CH_2O]^-$
M5-2	Decarboxylation/sulfation of protocatechuic acid	7.29	$C_6H_6O_5S$		188.9863 (8.7)		188.9706 $[M-H]^-$, 109.0251 $[M-H-SO_3]^-$
P6	Albiflorin	9.26	$C_{23}H_{28}O_{11}$	498.1969 (−0.6)	525.1614 (−1.2)	498.3703 $[M+H]^+$, 179.0698 $[M+H-C_6H_{11}O_5]^+$, $C_7H_5O_2-CH_3-H_2O]^+$, 151.0754, 133.0631	449.1107 $[M-H-HCOOH-CH_2OH]^-$, 327.0844 $[M-H-HCOOH-C_7H_5O_2-CH_2OH]^-$, 165.0416 $[M-H-HCOOH-C_6H_{11}O_5]^-$, $C_7H_5O_2-CH_3-H_2O]^-$, 121.0216 $[M-H-HCOOH-C_{10}H_{12}O_4-C_6H_{11}O_5]^-$
P7	Paeoniflorin	9.58	$C_{23}H_{28}O_{11}$	498.1969 (−0.6)	526.1686 (−0.2)	498.3724 $[M+H]^+$, 179.0668 $[M+H-C_6H_{11}O_5]^+$, $C_7H_5O_2-CH_3-H_2O]^+$, 151.0747, 133.0627	525.1231 $[M-H]^-$, 449.1140 $[M-H-HCOOH-CH_2OH]^-$, 327.0836 $[M-H-HCOOH-C_7H_5O_2-CH_2OH]^-$, 165.0475 $[M-H-HCOOH-C_6H_{11}O_5]^-$, $C_7H_5O_2-CH_3-H_2O]^-$, 121.0231 $[M-H-HCOOH-C_{10}H_{12}O_4-C_6H_{11}O_5]^-$

续上表

序号	代谢物	保留时间/min	分子式	[M+H]+ (Error, 10^{-6})	[M-H]- (Error, 10^{-6})	碎片离子 正模式	碎片离子 负模式
P8	Caffeic acid	9.84	$C_9H_8O_4$	181.0495 (1.9)	179.0349 (0.4)	163.0515 $[M+H-H_2O]^+$, 145.0381 $[M+H-2H_2O]^+$	179.8422 $[M-H]^-$, 135.9906 $[M-H-CO_2]^-$
M8-1	Glycine conjugation of caffeic acid	8.42	$C_{11}H_{11}NO_5$	238.0710 (-2.3)		179.0660 $[M+H-Gly]^+$, 133.0422 $[M+H-Gly-HCOOH]^+$	
M8-2	Dehydroxymethylene of Caffeic acid	11.3	$C_9H_8O_3$		163.0401 (6.3)		163.0337 $[M-H]^-$, 119.0452 $[M-H-CO_2]^-$, 93.0296 $[M-H-CO_2-C_2H_2]^-$
P9	Rutin	10.02	$C_{27}H_{30}O_{16}$	611.1606 (-0.2)	609.1461 (0.2)	303.0501 $[M+H-Rha-Glc]^+$	609.1016 $[M-H]^-$, 301.0129 $[M-H-Rha-Glc]^-$
P10	Calycosin-7-O-β-D-glucoside	10.24	$C_{22}H_{22}O_{10}$		491.1195 (-4.8)		491.1690 $[M-H]^-$, 445.2031 $[M-H-HCOOH]^-$, 283.0606 $[M-H-HCOOH-Glc]^-$
P11	Ecdysterone	10.51	$C_{27}H_{44}O_7$		525.3069 (-1.8)		525.3120 $[M-H]^-$, 479.3169 $[M-H-HCOOH]^-$
P12	Lithospermic acid	12.09	$C_{27}H_{22}O_{12}$		537.1039 (-1.2)		295.0424 $[M-H-C_9H_9O_2-CO_2-H_2O]^-$
P13	Rosmarinic acid	12.02	$C_{18}H_{16}O_8$		359.0772 (-3)		359.1593 $[M-H]^-$, 161.0214 $[M-H-C_9H_9O_2-H_2O]^-$

续上表

序号	代谢物	保留时间/min	分子式	[M+H]+ (Error, 10^{-6})	[M-H]- (Error, 10^{-6})	碎片离子 正模式	碎片离子 负模式
P14	Ferulic acid	13.9	$C_{10}H_{10}O_4$		193.0506 (3.9)		193.8138 $[M-H]^-$, 134.0295 $[M-H-CH_3-CO_2]^-$
M14-1	Dehydroxymethylene of ferulic acid	10.57	$C_9H_8O_3$		163.0401 (4.6)		162.8292 $[M-H]^-$, 119.0415 $[M-H-CO_2]^-$, 93.0306 $[M-H-CO_2-C_2H_2]^-$
M14-2	Dimethylation of ferulic acid	17.98	$C_{12}H_{14}O_4$		221.0819 (3.7)		221.0815 $[M-H]^-$, 177.0907 $[M-H-CH_3-CH_3O]^-$, 134.0385 $[M-H-3CH_3-CO_2]^-$
P15	Calycosin	14.11	$C_{16}H_{12}O_5$	285.0757 (1.9)	283.0612 (−1.7)	285.0721 $[M+H]^+$, 270.0521 $[M+H-CH_3]^+$	283.1153 $[M-H]^-$
M15-1	Sulfation of calycosin	11.83	$C_{16}H_{12}O_8S$		363.0180 (0.4)		363.9161 $[M-H]^-$, 283.0394 $[M-H-SO_3]^-$, 268.0263 $[M-H-SO_3-CH_3]^-$
M15-2	Sulfation of 7, 3, 4-trihydroxyisoflavon	13.34	$C_{15}H_{10}O_8S$		349.0024 (−1.6)		348.9756 $[M-H]^-$, 269.0278 $[M-H-SO_3]^-$
M15-3	7, 3, 4-trihydroxy-isoflavon	15.95	$C_{15}H_{10}O_5$	271.0601 (1.2)	269.0455 (2.5)	271.0586 $[M+H]^+$, 253.0544 $[M+H-H_2O]^+$	269.0270 $[M-H]^-$
M15-4	Metylation of 7, 3, 4-trihydroxyisoflavon	16.48	$C_{16}H_{12}O_5$	285.0758 (4.1)		285.0680 $[M+H]^+$, 270.0632 $[M+H-CH_3]^+$	

续上表

序号	代谢物	保留时间/min	分子式	[M+H]$^+$ (Error, 10^{-6})	[M-H]$^-$ (Error, 10^{-6})	碎片离子 正模式	负模式
P16	Astragaloside IV	16.55	$C_{41}H_{68}O_{14}$		829.4591 (-2.1)		829.4698 [M-H]$^-$, 783.4532 [M-H-CO$_2$]$^-$
P17	Cinnamaldehyde	16.75	C_8H_8O	133.0648 (2.1)		103.0555 [M+H-CHO]$^+$, 91.0566 [M+H-CHO-CH]$^+$	
M17-1	Cinnamic acid	10.07	$C_9H_8O_2$	149.0597 (0.1)		149.0223 [M+H]$^+$, 103.0547 [M+H-HCOOH]$^+$, 77.0413 [M+H-HCOOH-C$_2$H$_2$]$^+$	
P18	Formononetin	17.73	$C_{16}H_{12}O_4$	269.0808 (0.3)	267.0662 (0.1)	269.0798 [M+H]$^+$, 254.0501 [M+H-CH$_3$]$^+$, 237.0689 [M+H-CH$_3$O]$^+$, 137.0978 [1, 3A]$^+$	267.0445 [M-H]$^-$, 252.0203 [M-H-CH$_3$]$^-$, 223.0289 [M-H-O-CO]$^-$, 208.0380 [M-H-O-CO-CH$_3$]$^-$, 132.0186 [1, 3B]$^-$
M18-1	Daidzein	13.75	$C_{15}H_{10}O_4$	255.0652 (-2.4)	253.0506 (1.5)	255.0613 [M+H]$^+$	253.0384 [M-H]$^-$
M18-2	Sulfation of daidzein	11.66	$C_{15}H_{10}O_7S$	335.0220 (-2.1)	333.0075 (0.2)	355.2299 [M+H]$^+$, 255.0643 [M+H-SO$_3$]$^+$	333.8676 [M-H]$^-$, 253.0327 [M-H-SO$_3$]$^-$
P19	Butylidenephthalide	17.76	$C_{12}H_{12}O_2$	189.0910 (0.6)		189.0904 [M+H]$^+$, 171.0811 [M+H-H$_2$O]$^+$, 143.0866 [M+H-HCOOH]$^+$, 133.0281 [M+H-C$_4$H$_8$]$^+$	

续上表

序号	代谢物	保留时间/min	分子式	$[M+H]^+$ (Error, 10^{-6})	$[M-H]^-$ (Error, 10^{-6})	碎片离子 正模式	碎片离子 负模式
P20	Astragaloside II	17.77	$C_{43}H_{70}O_{15}$		871.4697 (-0.7)		871.4814 $[M-H]^-$
P21	Senkyunolide F	17.78	$C_{12}H_{14}O_3$		205.0870 (5.9)		205.1035 $[M-H]^-$, 161.0836 $[M-H-CO_2]^-$
P22	Ligustilide	17.87	$C_{12}H_{14}O_2$	191.1067 (-0.2)		191.1064 $[M+H]^+$, 146.0324 $[M+H-CO_2]^+$, 135.0421 $[M+H-C_4H_8]^+$	
P23	Senkyunolide G	17.95	$C_{12}H_{16}O_3$		207.1027 (5.3)		207.1546 $[M-H]^-$, 163.0977 $[M-H-CO_2]^-$
P24	Cryptotanshinone	21.83	$C_{19}H_{18}O_3$	297.1485 (5.7)		297.1703 $[M+H]^+$, 282.0558 $[M+H-CH_3]^+$, 279.0158 $[M+H-H_2O]^+$, 251.1614 $[M+H-CO-H_2O]^+$	
P25	Tanshinone IIA	28.12	$C_{19}H_{18}O_3$	295.1329 (-0.4)		295.1309 $[M+H]^+$, 277.1247 $[M+H-H_2O]^+$, 262.1020 $[M+H-CH_3-H_2O]^+$, 249.1280 $[M+H-CH_3-CH-H_2O]^+$, 191.0851, 178.0780	

注：P 表示原型化合物；M 表示代谢物。

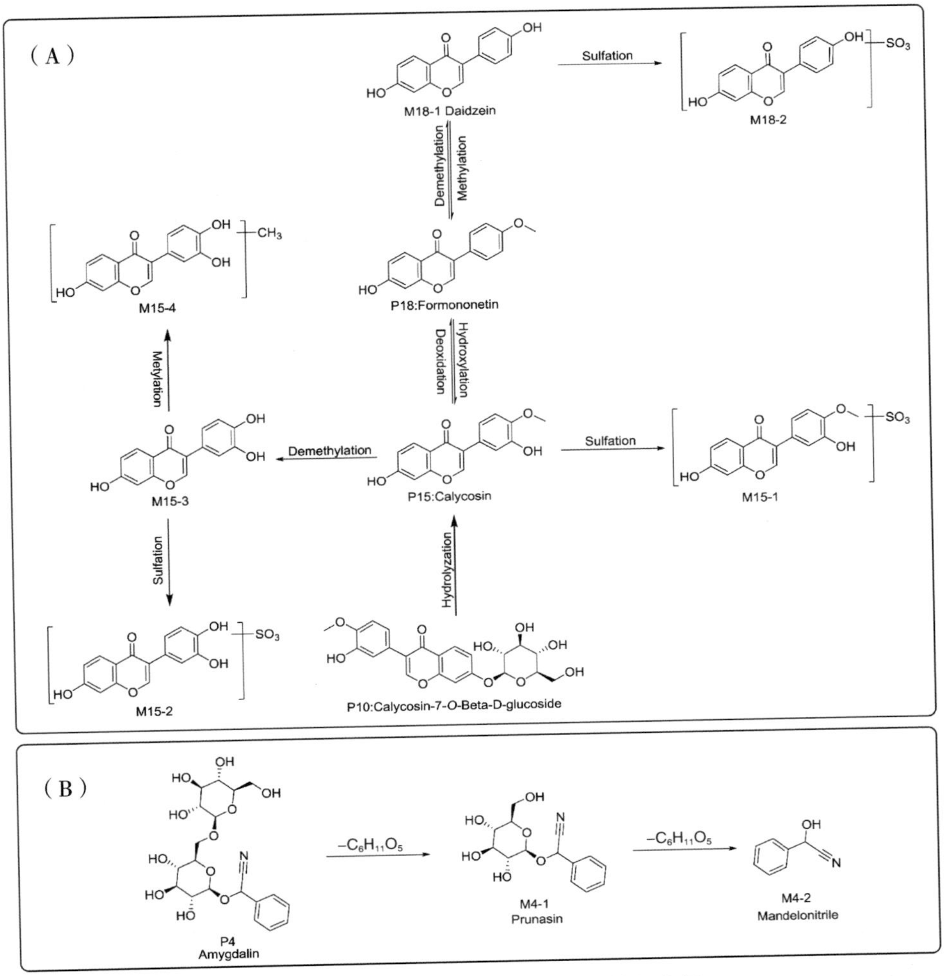

图3-1　入血成分在体内的代谢转化途径

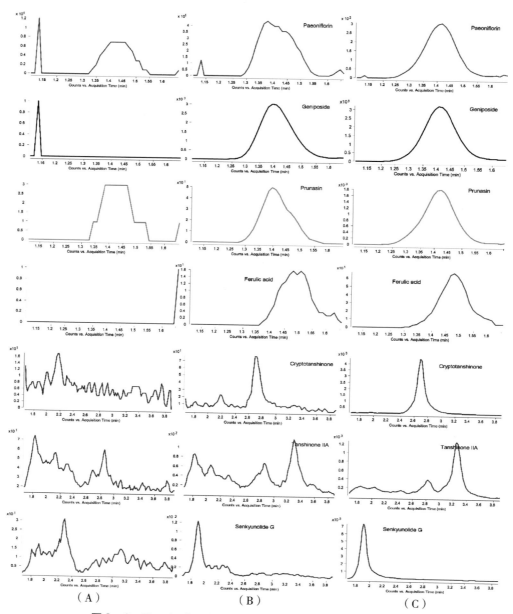

图 3-2　Beagle 犬血浆中待测分析物及内标提取离子色谱图

结果表明，6批不同受试Beagle犬的空白血浆基质中，干扰组分相应值符合生物样品定量方法指导原则要求（响应$_{干扰组分}$＜定量下限$_{待测分析物}$×20％；响应$_{干扰组分}$＜响应$_{内标}$×5％），说明本试验建立的分析方法选择性良好，能够区分Beagle犬血浆样品中各个待测分析物。

表3-5 各样品中待测分析物和内标的响应值

样品类型	野黑樱苷	芍药苷	阿魏酸	洋川芎内酯G	隐丹参酮	丹参酮ⅡA	内标
空白1	19	未检出	未检出	184	129	92	未检出
空白2	未检出	未检出	26	236	13	95	未检出
空白3	未检出	57	未检出	261	209	46	未检出
空白4	12	47	未检出	146	120	83	未检出
空白5	未检出	53	未检出	158	43	42	未检出
空白6	未检出	57	未检出	174	90	78	未检出
LLOQ	412	452	154.36	1545	1099	1287	27365
残留	未检出	69	未检出	229	148	40	1.2

2. 残留

注射标准曲线最高浓度样品后，注射Beagle犬空白血浆样品，评估各待测分析物的残留（表3-5）。结果表明，注射高浓度样品后，残留符合生物样品定量方法指导原则要求（响应$_{残留}$＜定量下限$_{待测分析物}$×20％；响应$_{残留}$＜响应$_{内标}$×5％），表明样品测定分析不影响准确度和精密度。

3. 线性范围与定量下限（LLOQ）

按"校正标样的制备"项下制备血浆校正标样，按"给药后样品制备"项下步骤处理，进样检测。采用最小二乘加权法，以Area$_{待测分析物峰面积}$/Area$_{内标峰面积}$之比为纵坐标（Y）、Concentration$_{待测分析物浓度}$为横坐标（X）进行线性回归（加权系数为$1/X^2$），得到各个待测分析物线性回归方程（表3-6）。

表3-6 待测分析物线性回归方程

名称	线性范围/$(ng \cdot mL^{-1})$	线性方程	线性系数	LLOQ/$(ng \cdot mL^{-1})$
芍药苷	5～1000	$Y = 93.360726X - 0.003842$	$r = 0.9962$	5
野黑樱苷	10～2000	$Y = 44.297002X - 0.002194$	$r = 0.9992$	10
阿魏酸	5～1000	$Y = 30.500269X - 3.146563E - 004$	$r = 0.9942$	5
隐丹参酮	0.5～100	$Y = 1820.185473X - 0.002541$	$r = 0.9966$	0.5

续上表

名称	线性范围/ (ng·mL^{-1})	线性方程	线性系数	LLOQ/ (ng·mL^{-1})
丹参酮ⅡA	0.5～100	$Y = 2291.304877X - 0.003500$	$r = 0.9989$	0.5
洋川芎内酯G	0.5～100	$Y = 2179.239046X + 0.009617$	$r = 0.9979$	0.5

结果表明，Beagle 犬血浆中芍药苷、阿魏酸在 5～1000 ng/mL，野黑樱苷在 10～2000 ng/mL，隐丹参酮、丹参酮ⅡA、洋川芎内酯 G 在 0.5～100 ng/mL 浓度范围内线性系数 r 均大于 0.99，准确度高（表 3-7～表 3-12）。定量下限为线性曲线最低浓度点。本实验中，各待测分析物的定量下限适用于预期的浓度和实验目的。

表 3-7　Beagle 犬血浆校正标样中野黑樱苷的准确度

浓度水平		LLOQ	2	3	4	5	6	7	8
浓度/ (ng·mL^{-1})	理论值	10.00	20.00	100.0	200.0	400.0	800.0	1600	2000
	测得值	10.20	19.13	102.0	204.0	375.6	797.4	1610	2082
准确度/%		102.0	95.63	102.0	102.2	93.9	99.67	100.7	104.1

注：LLOQ 表示定量下限样品（下同）。

表 3-8　Beagle 犬血浆校正标样中芍药苷的准确度

浓度水平		LLOQ	2	3	4	5	6	7	8
浓度/ (ng·mL^{-1})	理论值	5.000	10.00	50.00	100.0	200.0	400.0	800.0	1000
	测得值	5.018	10.15	45.15	98.49	188.8	392.1	797.1	1173
准确度/%		102.0	100.4	101.5	90.31	98.49	94.39	98.02	99.63

表 3-9　Beagle 犬血浆校正标样中阿魏酸的准确度

浓度水平		LLOQ	2	3	4	5	6	7	8
浓度/ (ng·mL^{-1})	理论值	5.000	10.00	50.00	100.0	200.0	400.0	800.0	1000
	测得值	5.344	8.865	45.69	91.01	191.3	446.4	811.3	1134
准确度/%		102.0	106.9	88.65	91.37	91.00	95.65	111.6	101.4

表 3-10　Beagle 犬血浆校正标样中隐丹参酮的准确度

浓度水平		LLOQ	2	3	4	5	6	7	8
浓度/ (ng·mL^{-1})	理论值	0.5000	1.000	5.000	10.00	20.00	40.00	80.00	100.0
	测得值	0.5135	0.9732	4.486	9.138	19.73	41.89	82.22	112.7
准确度/%		102.0	102.7	97.32	89.73	91.38	98.66	104.7	102.8

表3-11 Beagle 犬血浆校正标样中丹参酮ⅡA的准确度

浓度水平		LLOQ	2	3	4	5	6	7	8
浓度/	理论值	0.5000	1.000	5.000	10.00	20.00	40.00	80.00	100.0
(ng·mL^{-1})	测得值	0.499	1.021	4.564	9.820	20.55	39.83	80.78	105.3
准确度/%		102.0	99.83	102.1	91.29	98.20	102.8	99.58	100.9

表3-12 Beagle 犬血浆校正标样中洋川芎内酯G的准确度

浓度水平		LLOQ	2	3	4	5	6	7	8
浓度/	理论值	0.5000	1.000	5.000	10.00	20.00	40.00	80.00	100.0
(ng·mL^{-1})	测得值	0.5053	0.9931	4.837	9.031	20.04	40.91	79.18	111.1
准确度/%		102.0	101.1	99.31	96.74	90.31	100.2	102.3	98.98

4. 准确度和精密度

按"校正标样的制备"和"质控样品的制备"项下操作,分别制得定量下限样品、质控样品(QCL、QCM、QCH),处理步骤按照"给药后样品的制备"项下操作。精密吸取 10 μL,质谱检测。计算批内和批间准确度、精密度,结果如表3-13～表3-18所示。

结果表明,野黑樱苷、芍药苷、阿魏酸、隐丹参酮、丹参酮ⅡA、洋川芎内酯G的批内、批间精密度和准确度均符合生物样品定量方法指导原则要求。

5. 提取回收率

取 Beagle 犬空白血浆90 μL,除不加内标工作液外,按"给药后样品制备"项下操作。加入相应浓度的回收率样品工作液 100 μL,复溶,超声 5 min,涡旋 5 min,15000 r/min 离心 20 min,即得 QCL、QCM、QCH 的回收率样品,平行制备 6 份。提取回收率(%)=待测分析物峰面积$_{QC}$/待测分析物峰面积$_{回收率样品}$×100%。各待测分析物的提取回收率如表3-19～表3-25所示。

6. 基质效应

取受试犬空白血浆90 μL,除不加IS 工作液外,按"给药后样品制备"项下操作。加入相应浓度的回收率样品工作液 100 μL,复溶,超声 5 min,涡旋 5 min,15000 r/min 离心 20 min,即得 QCL、QCH 的回收率样品,平行制备 5 份。

本研究采用 6 批受试犬空白血浆,考察野黑樱苷、芍药苷、阿魏酸、隐丹参酮、丹参酮ⅡA、洋川芎内酯G 在 Beagle 犬质控低、高浓度下的基质效应。基质因子计算公式:Matrix factor(%)=待测分析物峰面积$_{基质样品}$/待测分析物峰面积$_{回收率样品}$×100%。野黑樱苷、芍药苷、阿魏酸、隐丹参酮、丹参酮ⅡA、洋川芎内酯G 在 QCL、QCH 质控浓度下的基质因子如表3-26～表3-32所示。

表 3-13　Beagle 犬血浆质控样品中野黑樱苷的准确度和精密度

理论值/(ng·mL⁻¹)	批次		测得值/(ng·mL⁻¹)						平均值	批内精密度/%	批间准确度/%	RSD/%
			1	2	3	4	5	6				
10.00	1	测得值	10.70	9.744	9.202	10.50	9.158	9.245	9.758	7.1		
		准确度	107.0	97.44	92.02	105.0	91.58	92.45	97.58			
	2	测得值	10.65	10.03	10.36	9.227	10.54	9.050	9.976	6.9	99.40	6.8
		准确度	106.5	100.3	103.6	92.27	105.4	90.50	99.76			
	3	测得值	9.939	10.89	10.90	9.340	9.494	9.268	9.972	7.5		
		准确度	99.39	108.9	109.0	93.40	94.94	92.68	99.72			
30.00	1	测得值	29.18	31.52	33.46	27.55	29.42	30.21	30.22	6.8		
		准确度	97.28	105.1	111.5	91.85	98.06	100.7	100.7			
	2	测得值	27.67	27.60	27.21	27.85	28.42	29.31	28.01	2.7	95.20	6.5
		准确度	92.24	92.01	90.70	92.83	94.73	97.69	93.36			
	3	测得值	26.27	29.43	26.10	27.33	27.02	28.97	27.52	5.0		
		准确度	87.57	98.10	87.00	91.10	90.05	96.58	91.73			
300.0	1	测得值	312.8	322.2	329.6	334.3	329.2	323.5	325.3	2.3		
		准确度	104.3	107.4	109.9	111.4	109.7	107.8	108.4			
	2	测得值	303.8	307.5	306.0	303.6	305.2	304.4	305.1	0.5	103.2	4.4
		准确度	101.3	102.5	102.0	101.2	101.7	101.5	101.7			
	3	测得值	301.9	293.0	296.2	300.8	291.7	290.6	295.7	1.6		
		准确度	100.6	97.66	98.75	100.3	97.24	96.87	98.57			
1500	1	测得值	1690	1733	1648	1584	1490	1512	1610	6.1		
		准确度	113.0	115.5	109.9	105.6	99.32	100.8	107.4			
	2	测得值	1528	1578	1571	1574	1520	1574	1557	1.7	104.2	4.6
		准确度	101.8	105.2	104.7	104.9	101.3	104.9	103.8			
	3	测得值	1524	1546	1542	1529	1436	1505	1514	2.7		
		准确度	101.6	103.1	102.8	102.0	95.7	100.4	100.9			

表3-14　Beagle犬血浆质控样品中芍药苷的准确度和精密度

理论值/ (ng·mL⁻¹)	批次		测得值/(ng·mL⁻¹)						平均值	批内精密度/%	批间准确度/%	RSD/%
			1	2	3	4	5	6				
5.000	1	测得值	5.564	5.032	5.500	4.903	5.237	5.674	5.318	5.8		
		准确度	111.3	100.6	110.0	98.1	104.74	113.5	106.4			
	2	测得值	5.555	4.989	4.958	4.918	4.761	5.034	5.036	5.4	104.9	7.8
		准确度	111.1	99.77	99.16	98.36	95.22	100.7	100.7			
	3	测得值	5.257	4.606	4.850	5.847	5.781	5.956	5.383	10.5		
		准确度	105.1	92.12	97.00	116.9	115.6	119.1	107.7			
15.00	1	测得值	13.53	14.51	14.33	15.52	13.84	14.61	14.39	4.8		
		准确度	90.22	96.71	95.51	103.4	92.28	97.44	95.93			
	2	测得值	13.62	13.91	14.71	15.46	14.16	14.38	14.37	4.5	96.70	4.3
		准确度	90.83	92.76	98.04	103.1	94.43	95.87	95.83			
	3	测得值	14.42	15.58	14.47	15.06	15.04	13.94	14.75	4.0		
		准确度	96.16	103.9	96.44	100.4	100.3	92.92	98.34			
150.0	1	测得值	152.6	149.6	150.6	147.5	153.0	148.8	150.4	1.4		
		准确度	101.7	99.72	100.4	98.35	102.0	99.19	100.2			
	2	测得值	148.0	150.9	150.4	149.2	152.6	150.2	150.2	1.0	99.50	1.4
		准确度	98.70	100.6	100.2	99.48	101.8	100.2	100.2			
	3	测得值	147.0	147.5	148.5	148.1	146.1	146.2	147.2	0.7		
		准确度	98.00	98.34	98.99	98.74	97.40	97.47	98.2			
750.0	1	测得值	726.8	792.2	805.5	704.9	787.1	717.3	755.6	5.8		
		准确度	96.91	105.6	107.4	93.99	104.9	95.64	100.7			
	2	测得值	778.9	775.6	761.2	780.8	780.4	783.7	776.8	1.0	102.2	3.4
		准确度	103.8	103.4	101.5	104.1	104.1	104.5	103.6			
	3	测得值	774.9	772.4	769.9	767.0	758.3	757.6	766.7	0.9		
		准确度	103.3	103.0	102.7	102.3	101.1	101.0	102.2			

表3-15 Beagle犬血浆质控样品中阿魏酸的准确度和精密度

理论值/(ng·mL⁻¹)	批次		测得值/(ng·mL⁻¹) 1	2	3	4	5	6	平均值	批内精密度/%	批间准确度/%	RSD/%
5.000	1	测得值	5.753	5.312	5.934	5.927	5.919	5.529	5.729	4.5		
		准确度	115.1	106.2	118.7	118.5	119.4	110.6	114.8			
	2	测得值	5.424	5.506	5.088	5.148	5.443	5.913	5.420	5.4	111.1	6.3
		准确度	108.5	110.1	101.8	103.0	108.9	118.3	108.4			
	3	测得值	5.849	5.663	5.488	5.216	4.795	6.004	5.502	8.0		
		准确度	117.0	113.3	109.8	104.3	95.90	120.1	110.0			
15.00	1	测得值	14.61	15.88	14.53	14.33	16.39	14.6	15.06	5.7		
		准确度	97.39	105.9	96.88	95.52	109.3	97.36	100.4			
	2	测得值	16.12	15.91	14.32	15.51	14.13	15.35	15.22	5.4	101.0	4.7
		准确度	107.5	106.0	95.47	103.4	94.21	102.3	101.5			
	3	测得值	15.44	14.63	14.19	15.35	14.62	15.33	14.92	3.4		
		准确度	102.9	97.51	94.62	102.3	108.0	102.2	101.3			
150.0	1	测得值	139.6	145.0	141.0	162.2	161.7	145.8	149.2	6.8		
		准确度	93.09	96.67	93.97	108.1	107.8	97.19	99.47			
	2	测得值	162.0	154.5	156.7	151.1	151.7	144.7	153.4	3.8	102.1	5.1
		准确度	108.0	103.0	104.4	100.7	101.1	96.47	102.3			
	3	测得值	159.1	165.0	152.7	154.9	160.3	148.4	156.7	3.8		
		准确度	106.1	110.0	101.8	103.2	106.9	98.93	104.5			
750.0	1	测得值	807.2	869.0	720.0	839.8	793.6	793.6	803.9	6.3		
		准确度	107.6	115.9	96.00	112.0	105.8	105.8	107.2			
	2	测得值	748.8	757.7	747.1	748.2	752.5	800.3	759.1	2.7	103.7	5.1
		准确度	99.84	101.0	99.62	99.76	100.3	106.7	101.2			
	3	测得值	802.2	810.7	726.0	745.6	751.6	785.8	770.3	4.4		
		准确度	107.0	108.1	96.80	99.42	100.2	104.8	102.7			

表3-16 Beagle犬血浆质控样品中隐丹参酮的准确度和精密度

理论值/(ng·mL⁻¹)	批次		测得值/(ng·mL⁻¹)						平均值	批内精密度/%	批间准确度/%	RSD/%
			1	2	3	4	5	6				
0.5000	1	测得值	0.5484	0.5596	0.5718	0.5737	0.5605	0.5492	0.5605	1.9	97.30	12.3
		准确度	109.7	111.9	114.4	114.7	112.1	109.8	112.1			
	2	测得值	0.5079	0.4549	0.4134	0.4457	0.4151	0.4351	0.4454	7.8		
		准确度	101.6	90.98	82.69	89.14	83.02	87.02	89.07			
	3	测得值	0.4269	0.4339	0.4651	0.4203	0.4865	0.4887	0.4536	6.7		
		准确度	85.39	86.79	93.02	84.07	97.30	97.75	90.72			
1.500	1	测得值	1.546	1.433	1.665	1.504	1.474	1.483	1.518	5.4	96.20	5.7
		准确度	103.0	95.56	111.0	100.3	98.24	98.89	101.2			
	2	测得值	1.408	1.395	1.364	1.368	1.375	1.333	1.374	1.9		
		准确度	93.85	93.00	90.92	91.19	91.65	88.86	91.58			
	3	测得值	1.522	1.367	1.405	1.469	1.473	1.399	1.439	4.0		
		准确度	101.5	91.11	93.64	97.93	98.20	93.28	95.94			
15.00	1	测得值	14.94	14.62	14.76	14.40	14.58	14.66	14.66	1.2	100.7	2.8
		准确度	99.62	97.47	98.43	96.02	97.20	97.75	97.75			
	2	测得值	15.34	15.64	15.79	15.83	14.86	14.95	15.40	2.7		
		准确度	102.2	104.3	105.2	105.5	99.04	99.67	102.7			
	3	测得值	15.22	15.51	15.32	15.35	15.07	15.15	15.27	1.0		
		准确度	101.4	103.4	102.1	102.3	100.5	101.0	101.8			
75.00	1	测得值	89.70	84.71	85.97	84.31	87.78	84.08	86.09	2.6	108.8	4.4
		准确度	119.6	113.0	114.6	112.4	117.0	112.1	114.8			
	2	测得值	79.95	78.41	78.41	77.89	79.26	78.43	78.72	0.9		
		准确度	106.6	104.6	104.5	103.9	105.7	104.6	105.0			
	3	测得值	81.18	80.95	78.79	78.96	81.41	78.57	79.98	1.7		
		准确度	108.2	107.9	105.1	105.3	108.5	104.8	106.6			

表3-17 Beagle 犬血浆质控样品中丹参酮ⅡA 的准确度和精密度

理论值/(ng·mL⁻¹)	批次		测得值/(ng·mL⁻¹)						平均值	批内精密度/%	批间准确度/%	RSD/%
			1	2	3	4	5	6				
0.5000	1	测得值	0.4799	0.5880	0.4362	0.4863	0.5762	0.4187	0.4976	14.2		
		准确度	95.99	117.6	87.23	97.27	115.2	83.73	99.50			
	2	测得值	0.5134	0.5605	0.5479	0.5094	0.4224	0.5857	0.5232	10.9	98.60	11.8
		准确度	102.7	112.1	109.6	101.9	84.48	117.1	104.6			
	3	测得值	0.4723	0.4829	0.4796	0.4641	0.4236	0.4292	0.4586	5.6		
		准确度	94.47	96.58	95.92	92.81	84.72	85.84	91.72			
1.500	1	测得值	1.446	1.371	1.472	1.372	1.243	1.210	1.352	7.8		
		准确度	96.41	91.41	98.16	91.48	81.93	80.68	90.01			
	2	测得值	1.325	1.305	1.290	1.373	1.381	1.257	1.322	3.7	90.30	5.7
		准确度	88.32	86.98	85.98	91.54	92.09	83.80	88.12			
	3	测得值	1.515	1.363	1.384	1.395	1.367	1.334	1.393	4.5		
		准确度	101.0	90.88	92.29	92.98	91.13	88.93	92.87			
15.00	1	测得值	16.35	13.79	14.16	13.92	15.45	14.37	14.67	6.9		
		准确度	109.1	91.92	94.38	92.82	103.0	95.82	97.84			
	2	测得值	14.45	14.83	14.29	14.09	14.50	14.33	14.42	1.7	95.40	4.9
		准确度	96.34	98.86	95.29	93.94	96.70	95.54	96.11			
	3	测得值	13.56	13.95	14.16	14.39	13.51	13.51	13.85	2.7		
		准确度	90.38	92.99	94.43	95.91	90.05	90.09	92.31			
75.00	1	测得值	89.12	85.38	89.88	85.06	87.25	89.56	87.71	2.4		
		准确度	118.8	113.8	119.8	113.4	116.3	119.4	116.9			
	2	测得值	74.26	73.60	72.53	79.12	67.31	66.24	72.18	6.6	104.6	10.5
		准确度	99.02	98.14	96.71	105.5	89.75	88.33	96.24			
	3	测得值	83.70	73.33	71.12	70.59	84.81	70.19	75.63	9.0		
		准确度	111.6	97.78	94.82	94.12	113.1	93.59	100.8			

表3-18 Beagle犬血浆质控样品中洋川芎内酯G的准确度和精密度

理论值/(ng·mL⁻¹)	批次		测得值/(ng·mL⁻¹) 1	2	3	4	5	6	平均值	批内精密度/%	批间准确度/%	RSD/%
0.5000	1	测得值	0.5133	0.5548	0.5361	0.5260	0.5729	0.5308	0.5390	4.0		
		准确度	102.7	111.0	107.2	105.2	114.6	106.2	107.8			
	2	测得值	0.5020	0.5307	0.5259	0.5811	0.5498	0.5547	0.5407	5.0	108.5	6.3
		准确度	100.4	106.1	105.2	116.2	110.0	110.9	108.1			
	3	测得值	0.6083	0.5749	0.5965	0.5253	0.4981	0.4836	0.5478	9.6		
		准确度	121.7	115.0	119.3	105.1	99.62	96.73	109.6			
1.500	1	测得值	1.581	1.414	1.511	1.479	1.372	1.393	1.458	5.5		
		准确度	105.4	94.27	100.7	98.59	91.48	92.86	97.22			
	2	测得值	1.434	1.511	1.450	1.541	1.437	1.428	1.467	3.2	97.80	4.6
		准确度	95.61	100.7	96.67	102.7	95.80	95.22	97.79			
	3	测得值	1.337	1.598	1.466	1.482	1.492	1.471	1.474	5.6		
		准确度	89.15	106.5	97.71	98.80	99.49	98.03	98.29			
15.00	1	测得值	14.62	14.64	14.94	14.77	14.70	14.04	14.62	2.1		
		准确度	97.44	97.63	99.60	98.48	98.01	93.61	97.46			
	2	测得值	14.31	15.16	14.24	15.13	13.58	13.98	14.40	4.4	98.00	3.6
		准确度	95.43	101.1	94.94	100.9	90.56	93.19	96.02			
	3	测得值	15.25	15.06	15.46	14.61	14.51	15.44	15.06	2.7		
		准确度	101.7	100.4	103.1	97.39	96.76	103.0	100.4			
75.00	1	测得值	80.81	80.22	80.81	78.50	82.27	76.66	79.88	2.5		
		准确度	107.7	107.0	107.8	104.7	109.7	102.2	106.5			
	2	测得值	74.06	73.20	73.92	71.78	70.57	68.84	72.06	2.9	101.8	5.0
		准确度	98.75	97.59	98.56	95.70	94.09	91.79	96.08			
	3	测得值	78.90	74.95	76.38	76.56	79.58	75.99	77.06	2.3		
		准确度	105.2	99.93	101.8	102.1	106.1	101.3	102.7			

表 3 - 19 Beagle 犬血浆分析方法中野黑樱苷的提取回收率

浓度水平	A目标分析物						平均值	精密度/%	提取回收率/%
	1	2	3	4	5	6			
回收率样品									
低	1.56E+03	1.47E+03	1.35E+03	1.51E+03	1.32E+03	1.48E+03	1.45E+03	6.5	
中	1.61E+04	1.61E+04	1.52E+04	1.63E+04	1.53E+04	1.51E+04	1.57E+04	3.4	
高	7.14E+04	6.99E+04	7.18E+04	6.97E+04	7.14E+04	6.92E+04	7.06E+04	1.5	
QC									
低	1.10E+03	1.08E+03	1.03E+03	1.02E+03	1.02E+03	1.12E+03	1.06E+03	4.2	73.5
中	1.13E+04	1.16E+04	1.16E+04	1.16E+04	1.17E+04	1.15E+04	1.16E+04	1.3	73.6
高	5.62E+04	5.74E+04	5.85E+04	5.96E+04	5.80E+04	5.99E+04	5.83E+04	2.4	82.6

表 3 - 20 Beagle 犬血浆分析方法中药苷的提取回收率

浓度水平	A目标分析物						平均值	精密度/%	提取回收率/%
	1	2	3	4	5	6			
回收率样品									
低	1.77E+03	1.74E+03	1.64E+03	1.57E+03	1.69E+03	1.70E+03	1.68E+03	4.3	
中	1.91E+04	1.87E+04	1.87E+04	1.81E+04	1.87E+04	1.84E+04	1.86E+04	1.7	
高	8.90E+04	8.71E+04	8.90E+04	8.75E+04	8.69E+04	9.24E+04	8.87E+04	2.3	
QC									
低	1.22E+03	1.13E+03	1.08E+03	1.08E+03	1.12E+03	1.14E+03	1.13E+03	4.8	67.1
中	1.17E+04	1.21E+04	1.26E+04	1.12E+04	1.18E+04	1.25E+04	1.20E+04	4.4	64.3
高	6.26E+04	6.35E+04	6.25E+04	6.33E+04	6.40E+04	6.20E+04	6.30E+04	1.2	71.0

表 3 – 21　Beagle 犬血浆分析方法中阿魏酸的提取回收率

浓度水平/样品	A 目标分析物						平均值	精密度/%	提取回收率/%
	1	2	3	4	5	6			
回收率样品									
低	3.06E+02	3.34E+02	3.46E+02	3.16E+02	3.72E+02	3.39E+02	3.36E+02	6.9	
中	4.58E+03	4.66E+03	4.37E+03	4.49E+03	4.12E+03	3.91E+03	4.35E+03	6.6	
高	2.29E+04	2.52E+04	2.51E+04	2.46E+04	2.55E+04	2.52E+04	2.47E+04	3.9	
QC									
低	2.54E+02	3.17E+02	3.25E+02	3.14E+02	3.37E+02	3.17E+02	3.11E+02	9.4	92.6
中	3.19E+03	3.91E+03	3.32E+03	3.89E+03	4.30E+03	3.59E+03	3.70E+03	11.2	85.0
高	1.72E+04	1.73E+04	1.94E+04	1.74E+04	1.92E+04	1.72E+04	1.80E+04	5.9	72.6

表 3 – 22　Beagle 犬血浆分析方法中隐丹参酮的提取回收率

浓度水平/样品	A 目标分析物						平均值	精密度/%	提取回收率/%
	1	2	3	4	5	6			
回收率样品									
低	3.79E+03	3.66E+03	3.75E+03	3.84E+03	3.65E+03	3.46E+03	3.69E+03	3.7	
中	3.20E+04	3.05E+04	3.31E+04	3.11E+04	3.02E+04	3.07E+04	3.13E+04	3.5	
高	1.65E+05	1.59E+05	1.58E+05	1.59E+05	1.62E+05	1.60E+05	1.61E+05	1.5	
QC									
低	2.58E+03	2.29E+03	2.30E+03	2.36E+03	2.59E+03	2.40E+03	2.42E+03	5.6	65.5
中	2.47E+04	2.47E+04	2.53E+04	2.45E+04	2.48E+04	2.45E+04	2.47E+04	1.2	79.1
高	1.39E+05	1.33E+05	1.35E+05	1.28E+05	1.40E+05	1.50E+05	1.38E+05	5.5	85.7

表3-23 Beagle犬血浆分析方法中丹参酮ⅡA的提取回收率

浓度水平	A目标分析物						平均值	精密度/%	提取回收率/%
	1	2	3	4	5	6			
回收率样品									
低	5.69E+03	5.59E+03	5.91E+03	5.42E+03	5.71E+03	5.58E+03	5.65E+03	2.9	
中	4.44E+04	4.48E+04	4.52E+04	4.44E+04	4.23E+04	4.39E+04	4.42E+04	2.3	
高	2.50E+05	2.31E+05	2.36E+05	2.39E+05	2.45E+05	2.28E+05	2.38E+05	3.6	
QC									
低	3.42E+03	3.18E+03	4.03E+03	3.36E+03	3.21E+03	3.08E+03	3.38E+03	10.1	59.8
中	2.76E+04	2.98E+04	3.14E+04	2.94E+04	2.98E+04	3.09E+04	2.98E+04	4.5	67.6
高	1.89E+05	1.54E+05	1.67E+05	1.49E+05	1.66E+05	1.58E+05	1.64E+05	8.7	68.8

表3-24 Beagle犬血浆分析方法中洋川芎内酯G的提取回收率

浓度水平	A目标分析物						平均值	精密度/%	提取回收率/%
	1	2	3	4	5	6			
回收率样品									
低	6.69E+03	5.95E+03	5.53E+03	5.90E+03	5.61E+03	5.80E+03	5.91E+03	7.0	
中	5.16E+04	5.19E+04	5.04E+04	5.07E+04	5.08E+04	5.15E+04	5.11E+04	1.2	
高	2.83E+05	2.94E+05	3.01E+05	3.01E+05	3.06E+05	3.11E+05	2.99E+05	3.3	
QC									
低	3.05E+03	2.56E+03	2.51E+03	3.05E+03	3.13E+03	2.60E+03	2.81E+03	10.2	47.6
中	2.32E+04	2.42E+04	2.21E+04	2.56E+04	2.48E+04	2.45E+04	2.41E+04	5.0	47.1
高	1.33E+05	1.29E+05	1.35E+05	1.19E+05	1.28E+05	1.50E+05	1.32E+05	7.9	44.2

表3-25 Beagle犬血浆分析方法中内标的提取回收率

浓度水平	A目标分析物						平均值	精密度/%	提取回收率/%
	1	2	3	4	5	6			
回收率样品									
低	8.53E+04	8.26E+04	8.18E+04	8.31E+04	8.04E+04	8.19E+04	8.25E+04	2.0	
中	8.16E+04	8.04E+04	8.07E+04	8.22E+04	8.12E+04	7.92E+04	8.09E+04	1.3	
高	7.53E+04	7.55E+04	7.64E+04	7.72E+04	7.60E+04	7.43E+04	7.58E+04	1.3	
QC									
低	2.70E+04	2.77E+04	2.70E+04	2.76E+04	2.80E+04	2.84E+04	2.76E+04	2.1	33.5
中	2.65E+04	2.79E+04	2.81E+04	2.87E+04	2.82E+04	2.78E+04	2.79E+04	2.7	34.4
高	2.81E+04	2.65E+04	2.66E+04	2.69E+04	2.76E+04	2.81E+04	2.73E+04	2.7	36.0

表 3-26 Beagle 犬血浆分析方法中野黑樱苷的基质因子

基质编号	浓度水平	A目标分析物					平均值	精密度/%	基质因子/%
		1	2	3	4	5			
回收率样品									
	低	2.41E+03	2.36E+03	2.05E+03	2.24E+03	2.07E+03	2.23E+03	7.3	
	高	9.94E+04	1.03E+05	9.93E+04	9.72E+04	9.92E+04	9.97E+04	2.2	
基质样品									
1	低	1.32E+03	1.04E+03	9.63E+02	9.15E+02	9.39E+02	1.04E+03	16.1	46.5
	高	6.09E+04	6.06E+04	6.27E+04	6.39E+04	6.32E+04	6.23E+04	2.3	62.5
2	低	1.19E+03	*	1.22E+03	1.18E+03	1.26E+03	1.21E+03	2.9	54.4
	高	6.66E+04	5.86E+04	6.66E+04	5.28E+04	6.69E+04	6.23E+04	10.2	62.5
3	低	9.64E+02	1.05E+03	1.28E+03	1.33E+03	1.22E+03	1.17E+03	13.3	52.4
	高	6.69E+04	6.31E+04	6.08E+04	6.21E+04	6.01E+04	6.26E+04	4.3	62.8
4	低	9.95E+02	1.10E+03	1.16E+03	1.08E+03	9.82E+02	1.06E+03	7.0	47.8
	高	5.63E+04	5.64E+04	6.00E+04	5.19E+04	6.32E+04	5.76E+04	7.4	57.8
5	低	1.15E+03	1.21E+03	1.20E+03	1.26E+03	1.27E+03	1.22E+03	4.0	54.8
	高	6.56E+04	7.08E+04	5.06E+04	5.58E+04	6.65E+04	6.19E+04	13.5	62.1
6	低	1.24E+03	1.20E+03	1.47E+03	1.42E+03	1.22E+03	1.31E+03	9.7	58.8
	高	6.88E+04	5.38E+04	5.37E+04	6.41E+04	6.23E+04	6.05E+04	10.9	60.7

"*" 表示该样品在制备或者测定过程中出现损耗。

表 3-27　Beagle 犬血浆分析方法中芍药苷的基质因子

基质编号	浓度水平	A目标分析物					平均值	精密度/%	基质因子/%
		1	2	3	4	5			
回收率样品									
	低	2.65E+03	2.55E+03	2.89E+03	3.35E+03	3.35E+03	2.96E+03	12.7	45.1
	高	1.22E+05	1.25E+05	1.23E+05	1.20E+05	1.20E+05	1.22E+05	1.8	68.1
基质样品									
1	低	1.42E+03	1.43E+03	1.26E+03	1.29E+03	1.29E+03	1.34E+03	6.1	60.6
1	高	8.14E+04	8.07E+04	8.43E+04	8.42E+04	8.50E+04	8.31E+04	2.3	71.8
2	低	1.89E+03	*	1.66E+03	1.96E+03	1.67E+03	1.79E+03	8.6	54.4
2	高	8.72E+04	8.94E+04	8.80E+04	8.47E+04	8.85E+04	8.75E+04	2.0	67.6
3	低	1.44E+03	1.77E+03	1.61E+03	1.47E+03	1.76E+03	1.61E+03	9.7	47.9
3	高	8.62E+04	8.28E+04	8.10E+04	8.24E+04	8.02E+04	8.25E+04	2.8	67.6
4	低	1.36E+03	1.43E+03	1.42E+03	1.38E+03	1.50E+03	1.42E+03	4.1	56.8
4	高	8.09E+04	7.93E+04	8.36E+04	8.39E+04	8.44E+04	8.24E+04	2.7	71.2
5	低	1.45E+03	1.90E+03	1.60E+03	1.89E+03	1.56E+03	1.68E+03	12.2	52.9
5	高	8.51E+04	9.38E+04	8.33E+04	8.61E+04	8.60E+04	8.69E+04	4.7	69.0
6	低	1.56E+03	1.59E+03	1.49E+03	1.45E+03	1.75E+03	1.57E+03	7.4	
6	高	8.63E+04	8.27E+04	8.31E+04	8.55E+04	8.30E+04	8.41E+04	1.9	

"＊"表示该样品在制备或者测定过程中出现损耗。

表3-28 Beagle犬血浆分析方法中阿魏酸的基质因子

基质编号	浓度水平	A目标分析物					平均值	精密度/%	基质因子/%
		1	2	3	4	5			
回收率样品									
	低	4.34E+02	4.96E+02	5.95E+02	5.52E+02	5.04E+02	5.16E+02	11.8	
	高	2.68E+04	2.83E+04	3.31E+04	2.63E+04	2.69E+04	2.83E+04	9.8	
基质样品									
1	低	3.56E+02	2.91E+02	2.78E+02	2.57E+02	2.76E+02	2.92E+02	13.0	56.5
	高	1.87E+04	1.91E+04	2.26E+04	1.81E+04	2.39E+04	2.05E+04	12.6	72.5
2	低	3.76E+02	4.31E+02	3.71E+02	*	*	3.93E+02	8.5	76.1
	高	2.38E+04	2.24E+04	2.41E+04	2.26E+04	2.35E+04	2.33E+04	3.2	82.3
3	低	3.27E+02	3.90E+02	3.75E+02	3.19E+02	3.52E+02	3.53E+02	8.6	68.3
	高	2.40E+04	1.65E+04	1.86E+04	1.84E+04	1.83E+04	1.92E+04	14.8	67.8
4	低	3.25E+02	3.32E+02	3.06E+02	*	3.43E+02	3.26E+02	4.8	63.2
	高	2.15E+04	2.02E+04	2.22E+04	2.22E+04	2.21E+04	2.16E+04	3.9	76.5
5	低	3.60E+02	4.06E+02	3.44E+02	3.60E+02	5.01E+02	3.94E+02	16.2	76.4
	高	1.75E+04	2.14E+04	2.12E+04	2.15E+04	1.89E+04	2.01E+04	9.0	71.1
6	低	*	4.43E+02	4.32E+02	*	4.65E+02	4.47E+02	3.7	86.5
	高	1.91E+04	1.95E+04	1.95E+04	1.90E+04	2.29E+04	2.00E+04	8.2	70.6

"*" 表示该样品在制备或者测定过程中出现损耗。

表3-29 Beagle犬血浆分析方法中隐丹参酮的基质因子

基质编号	浓度水平	A目标分析物					平均值	精密度/%	基质因子/%
		1	2	3	4	5			
回收率样品									
	低	5.24E+03	4.27E+03	4.87E+03	4.94E+03	5.14E+03	4.89E+03	7.8	57.3
	高	2.22E+05	2.36E+05	2.23E+05	2.24E+05	2.21E+05	2.25E+05	2.7	
基质样品									
1	低	3.15E+03	2.98E+03	2.59E+03	2.62E+03	2.68E+03	2.80E+03	8.9	70.6
	高	1.60E+05	1.54E+05	1.57E+05	1.61E+05	1.62E+05	1.59E+05	2.0	65.9
2	低	3.69E+03	2.94E+03	3.22E+03	3.13E+03	3.13E+03	3.22E+03	8.7	69.2
	高	1.56E+05	1.61E+05	1.54E+05	1.53E+05	1.55E+05	1.56E+05	2.0	60.6
3	低	3.11E+03	3.00E+03	2.96E+03	2.95E+03	2.81E+03	2.96E+03	3.5	70.4
	高	1.64E+05	1.67E+05	1.53E+05	1.54E+05	1.54E+05	1.58E+05	4.2	60.7
4	低	3.00E+03	2.97E+03	2.94E+03	3.08E+03	2.85E+03	2.97E+03	2.8	68.8
	高	1.58E+05	1.49E+05	1.57E+05	1.57E+05	1.53E+05	1.55E+05	2.5	63.4
5	低	2.96E+03	2.74E+03	3.26E+03	3.28E+03	3.26E+03	3.10E+03	7.8	69.9
	高	1.49E+05	1.92E+05	1.44E+05	1.49E+05	1.53E+05	1.57E+05	12.4	62.4
6	低	3.36E+03	3.15E+03	2.79E+03	2.96E+03	3.00E+03	3.05E+03	7.0	69.4
	高	1.50E+05	1.56E+05	1.60E+05	1.58E+05	1.57E+05	1.56E+05	2.5	

表 3 - 30 Beagle 大血浆分析方法中丹参酮ⅡA 的基质因子

基质编号	浓度水平	A目标分析物					平均值	精密度/%	基质因子/%
		1	2	3	4	5			
回收率样品									
	低	5.68E+03	5.90E+03	6.18E+03	5.66E+03	6.25E+03	5.93E+03	4.6	
	高	3.35E+05	3.55E+05	3.31E+05	3.35E+05	3.32E+05	3.38E+05	3.0	
基质样品									
1	低	*	4.51E+03	3.73E+03	3.53E+03	3.98E+03	3.94E+03	10.8	66.4
	高	2.16E+05	2.07E+05	2.11E+05	2.20E+05	2.19E+05	2.15E+05	2.5	63.6
2	低	5.12E+03	3.55E+03	4.48E+03	3.98E+03	3.94E+03	4.21E+03	14.3	71.0
	高	2.20E+05	2.24E+05	2.11E+05	2.05E+05	2.06E+05	2.13E+05	4.0	63.2
3	低	4.78E+03	3.90E+03	4.00E+03	3.89E+03	4.01E+03	4.11E+03	9.1	69.3
	高	2.16E+05	2.14E+05	1.90E+05	1.89E+05	1.90E+05	2.00E+05	7.0	59.1
4	低	4.46E+03	3.74E+03	3.72E+03	3.70E+03	3.73E+03	3.87E+03	8.5	65.3
	高	2.10E+05	1.94E+05	2.00E+05	2.01E+05	1.97E+05	2.00E+05	2.9	59.3
5	低	4.34E+03	4.45E+03	4.47E+03	4.27E+03	4.50E+03	4.41E+03	2.2	74.3
	高	2.01E+05	2.69E+05	1.96E+05	2.08E+05	2.13E+05	2.18E+05	13.6	64.4
6	低	4.61E+03	3.33E+03	3.63E+03	3.66E+03	3.72E+03	3.79E+03	12.7	63.9
	高	1.89E+05	1.90E+05	1.97E+05	1.94E+05	1.95E+05	1.93E+05	1.7	57.2

"*"表示该样品在制备或者测定过程中出现损耗。

表3-31　Beagle犬血浆分析方法中洋川芎内酯G的基质因子

基质编号	浓度水平	A目标分析物					平均值	精密度/%	基质因子/%
		1	2	3	4	5			
回收率样品									
	低	7.61E+03	8.26E+03	7.24E+03	7.55E+03	7.25E+03	7.58E+03	5.5	
	高	4.05E+05	4.12E+05	3.96E+05	4.07E+05	4.24E+05	4.09E+05	2.5	
基质样品									
1	低	5.61E+03	5.72E+03	4.65E+03	4.53E+03	4.22E+03	4.94E+03	13.7	65.2
	高	2.75E+05	2.86E+05	2.84E+05	2.98E+05	2.89E+05	2.86E+05	2.9	70.1
2	低	6.93E+03	5.01E+03	5.31E+03	5.33E+03	5.18E+03	5.55E+03	14.1	73.2
	高	2.79E+05	2.96E+05	2.64E+05	2.70E+05	2.61E+05	2.74E+05	5.1	67.1
3	低	4.96E+03	4.93E+03	4.88E+03	5.25E+03	5.09E+03	5.02E+03	2.9	66.2
	高	2.91E+05	3.01E+05	2.71E+05	2.61E+05	2.72E+05	2.79E+05	5.8	68.4
4	低	5.82E+03	5.27E+03	5.37E+03	4.84E+03	4.99E+03	5.26E+03	7.2	69.4
	高	2.94E+05	2.79E+05	2.83E+05	2.94E+05	2.77E+05	2.86E+05	2.9	69.9
5	低	5.27E+03	5.01E+03	5.86E+03	6.10E+03	5.75E+03	5.60E+03	8.0	73.8
	高	2.77E+05	3.43E+05	2.69E+05	2.76E+05	2.73E+05	2.88E+05	10.8	70.4
6	低	6.20E+03	5.32E+03	4.98E+03	5.14E+03	4.72E+03	5.27E+03	10.7	69.5
	高	2.59E+05	2.89E+05	2.95E+05	2.92E+05	2.93E+05	2.86E+05	5.3	69.9

表 3 - 32　Beagle 犬血浆分析方法中内标的基质因子

基质编号	浓度水平样品	A 目标分析物					平均值	精密度/%	基质因子/%
		1	2	3	4	5			
回收率样品									
	低	1.02E+05	9.95E+04	1.01E+05	1.00E+05	1.01E+05	1.01E+05	1.1	
	高	8.89E+04	8.94E+04	8.93E+04	8.82E+04	8.86E+04	8.89E+04	0.6	
基质样品									
1	低	6.99E+04	6.88E+04	6.30E+04	6.23E+04	6.40E+04	6.56E+04	5.4	65.1
	高	6.63E+04	6.70E+04	6.69E+04	6.64E+04	6.70E+04	6.67E+04	0.5	75.1
2	低	8.19E+04	7.79E+04	7.64E+04	7.72E+04	7.61E+04	7.79E+04	3.5	77.3
	高	6.80E+04	7.17E+04	6.97E+04	6.93E+04	7.06E+04	6.99E+04	2.0	78.6
3	低	6.88E+04	6.77E+04	7.55E+04	7.52E+04	7.16E+04	7.18E+04	5.0	71.2
	高	6.89E+04	6.63E+04	6.82E+04	6.74E+04	6.75E+04	6.77E+04	1.5	76.1
4	低	7.30E+04	7.35E+04	7.32E+04	7.37E+04	7.27E+04	7.32E+04	0.6	72.6
	高	6.45E+04	6.52E+04	6.52E+04	6.40E+04	6.62E+04	6.50E+04	1.3	73.1
5	低	7.43E+04	7.41E+04	7.69E+04	7.86E+04	7.86E+04	7.65E+04	2.9	75.9
	高	7.01E+04	7.40E+04	6.68E+04	7.03E+04	7.00E+04	7.03E+04	3.7	79.0
6	低	8.02E+04	7.39E+04	7.52E+04	7.54E+04	7.56E+04	7.61E+04	3.2	75.4
	高	7.01E+04	6.70E+04	6.59E+04	6.73E+04	6.47E+04	6.70E+04	3.0	75.4

结果表明，各个待测分析物基质因子 *RSD* < 15%，符合生物样品定量方法指导原则要求。

7. 稀释可靠性

按"校正标样的制备"项下操作，向 Beagle 犬空白血浆基质中加入高浓度待测分析物校正标样工作液，并用空白基质稀释该样品，稀释倍数：5 倍、10 倍，验证该方法稀释可靠性（表 3 - 33 ～ 表 3 - 38）。

表 3 - 33　Beagle 犬血浆分析方法中野黑樱苷的稀释可靠性

稀释因子	理论值/ (ng·mL^{-1})	测得值/ (ng·mL^{-1})	平均值/ (ng·mL^{-1})	准确度/ %	*RSD*/ %
5 倍		1797 1774 1773	1782	118.8	0.74
	1500	1769			
10 倍		1769 1753	1764	117.6	0.54

表 3 - 34　Beagle 犬血浆分析方法中芍药苷的稀释可靠性

稀释因子	理论值/ (ng·mL^{-1})	测得值/ (ng·mL^{-1})	平均值/ (ng·mL^{-1})	准确度/ %	*RSD*/ %
5 倍		869.0 867.0 866.0	867.0	115.6	0.15
	750.0	899.0			
10 倍		881.0 898.0	893.0	119.0	1.12

表 3 - 35　Beagle 犬血浆分析方法中阿魏酸的稀释可靠性

稀释因子	理论值/ (ng·mL^{-1})	测得值/ (ng·mL^{-1})	平均值/ (ng·mL^{-1})	准确度/ %	*RSD*/ %
5 倍		807.0 804.0 819.0	810.0	108.0	0.96
	750.0	827.0			
10 倍		815.0 851.0	831.0	110.8	2.22

表 3 - 36　Beagle 犬血浆分析方法中隐丹参酮的稀释可靠性

稀释因子	理论值/ (ng·mL^{-1})	测得值/ (ng·mL^{-1})	平均值/ (ng·mL^{-1})	准确度/ %	RSD/ %
5 倍		90.00	90.00	119.3	0.74
		90.00			
	75.00	89.00			
		86.00			
10 倍		88.00	88.00	117.0	2.12
		90.00			

表 3 - 37　Beagle 犬血浆分析方法中丹参酮 ⅡA 的稀释可靠性

稀释因子	理论值/ (ng·mL^{-1})	测得值/ (ng·mL^{-1})	平均值/ (ng·mL^{-1})	准确度/ %	RSD/ %
5 倍		83.00	83.00	111.1	1.03
		84.00			
	75.00	83.00			
		86.00			
10 倍		87.00	85.00	113.4	2.84
		82.00			

表 3 - 38　Beagle 犬血浆分析方法中洋川芎内酯 G 的稀释可靠性

稀释因子	理论值/ (ng·mL^{-1})	测得值/ (ng·mL^{-1})	平均值/ (ng·mL^{-1})	准确度/ %	RSD/ %
5 倍		71.00	71.00	94.10	2.98
		72.00			
	75.00	68.00			
		77.00			
10 倍		72.00	74.00	98.50	3.84
		72.00			

　　结果表明，各个待测分析物稀释可靠性 RSD 均小于 15%，证明 Beagle 犬空白血浆稀释 5 倍、10 倍后的测定结果准确、可靠。

8. 稳定性试验

主要包括待测分析物储备液稳定性试验、$-80\ ℃$冻融稳定性实验、$-80\ ℃$储存长期稳定性试验、含药血浆室温放置稳定性试验、处理过后样品室温放置稳定性试验五个方面的内容。

（1）待测分析物储备液稳定性试验：

按照"校正标样的制备"项下及"质控样品的制备"项下操作，得到待测分析物储备液，分别置于冰箱冻存18天后，按照"回收率样品制备"项下操作，得到质控 QCL、QCH 样品，平行制备3份，进样检测，验证待测分析物和内标储备液稳定性（表3-39）。

表3-39　待测分析物储备液稳定性

名称	放置时间	理论值/ ($ng \cdot mL^{-1}$)	测得值/ ($ng \cdot mL^{-1}$)	平均值/ ($ng \cdot mL^{-1}$)	准确度/ %	RSD/ %
野黑樱苷	18 天	30.00	29.03 29.30 25.58	27.97	93.24	7.41
		1500	1465 1456 1464	1462	97.45	0.33
芍药苷	18 天	15.00	14.54 14.34 14.41	14.43	96.20	0.71
		750	763.20 777.20 778.30	772.90	103.10	1.09
阿魏酸	18 天	15.00	12.90 12.19 12.90	12.66	84.43	3.27
		750	784.5 792.7 807.3	794.8	106.0	1.45

续上表

名称	放置时间	理论值/ (ng·mL⁻¹)	测得值/ (ng·mL⁻¹)	平均值/ (ng·mL⁻¹)	准确度/ %	RSD/ %
隐丹参酮	18 天	1.50	1.32 1.33 1.29	1.31	87.33	1.59
		75.00	75.13 75.25 75.72	75.36	100.50	0.42
丹参酮 II A	18 天	1.50	1.41 1.29 1.30	1.33	88.67	5.00
		75.00	76.25 77.82 79.01	77.69	103.60	1.79
洋川芎内酯 G	18 天	1.50	1.32 1.37 1.26	1.32	88.00	4.02
		75.00	76.21 77.89 78.70	77.60	103.50	1.64

结果表明，各个待测分析物稀释可靠性 RSD 均小于 15%，证明待测分析物具有良好的稳定性。

（2） −80 ℃冻融稳定性实验：

取 1.5 mL 离心管 6 支，分别精密加入 Beagle 犬空白血浆 90 μL，再分别向 3 支离心管中精密加入 10 μL 的 QCL 工作液，另外 3 支离心管中精密加入 10 μL 的 QCH 工作液，混匀。平行操作 3 份。分别在 −80 ℃冻融 1 次、2 次、3 次后，按"（五）样品制备 1. 给药后样品制备"项下操作制备，进样检测，验证待测分析物在 −80 ℃冻融稳定性（表 3 −40 ～表 3 −45）。

表3-40　待测分析物（-80℃）冻融稳定性（野黑樱苷）

放置时间	理论值/ （ng·mL⁻¹）	测得值/ （ng·mL⁻¹）	平均值/ （ng·mL⁻¹）	准确度/%	RSD/%
冻融1次	30.00	27.76 28.47 29.00	28.41	94.70	2.19
	1500	1561 1587 1570	1573	104.90	0.83
冻融2次	30.00	25.99 26.05 25.90	25.98	86.61	0.28
	1500	1565 1578 1582	1575	105.00	0.58
冻融3次	30.00	29.05 28.45 27.52	28.34	94.47	2.71
	1500	1531 1506 1516	1518	101.2	0.82

表3-41　待测分析物（-80℃）冻融稳定性（芍药苷）

放置时间	理论值/ （ng·mL⁻¹）	测得值/ （ng·mL⁻¹）	平均值/ （ng·mL⁻¹）	准确度/%	RSD/%
冻融1次	15.00	15.56 15.37 14.88	15.27	101.8	2.29
	750.0	737.9 731.5 746.7	738.7	98.49	1.03
冻融2次	15.00	14.93 15.38 14.48	14.93	99.53	3.02
	750.0	745.9 730.5 753.2	743.2	99.09	1.56

续上表

放置时间	理论值/ (ng·mL⁻¹)	测得值/ (ng·mL⁻¹)	平均值/ (ng·mL⁻¹)	准确度/%	RSD/%
冻融 3 次	15.00	15.34 14.64 14.86	14.95	99.64	2.40
	750.0	730.8 726.6 751.3	736.2	98.16	1.80

表 3 – 42　待测分析物（–80 ℃）冻融稳定性（阿魏酸）

放置时间	理论值/ (ng·mL⁻¹)	测得值/ (ng·mL⁻¹)	平均值/ (ng·mL⁻¹)	准确度/%	RSD/%
冻融 1 次	15.00	13.41 11.62 12.57	12.53	83.56	7.14
	750.0	729.9 762.1 745.8	745.9	99.46	2.16
冻融 2 次	15.00	15.27 14.69 13.91	14.62	97.49	4.64
	750.0	746.6 731.4 723.4	733.8	97.84	1.61
冻融 3 次	15.00	14.53 15.23 14.94	14.90	99.32	2.35
	750.0	867.6 824.7 876.1	856.1	114.15	3.22

表 3 - 43　待测分析物（-80 ℃）冻融稳定性（隐丹参酮）

放置时间	理论值/ (ng·mL^{-1})	测得值/ (ng·mL^{-1})	平均值/ (ng·mL^{-1})	准确度/%	RSD/%
冻融 1 次	1.50	1.50 1.51 1.51	1.51	100.67	0.49
	75.00	83.11 82.75 83.53	83.13	110.84	0.47
冻融 2 次	1.50	1.32 1.32 1.33	1.32	88.00	0.63
	75.00	74.81 75.79 75.38	75.32	100.42	0.66
冻融 3 次	1.50	1.30 1.33 1.32	1.31	87.33	1.16
	75.00	78.50 73.49 76.53	76.17	101.56	3.31

表 3 - 44　待测分析物（-80 ℃）冻融稳定性（丹参酮 ⅡA）

放置时间	理论值/ (ng·mL^{-1})	测得值/ (ng·mL^{-1})	平均值/ (ng·mL^{-1})	准确度/%	RSD/%
冻融 1 次	1.50	1.63 1.52 1.61	1.59	106.00	3.74
	75.00	82.60 80.41 81.61	81.54	108.72	1.35
冻融 2 次	1.50	1.25 1.28 1.26	1.26	84.00	1.19
	75.00	71.74 71.90 71.89	71.84	95.79	0.12

续上表

放置时间	理论值/ (ng·mL⁻¹)	测得值/ (ng·mL⁻¹)	平均值/ (ng·mL⁻¹)	准确度/%	RSD/%
冻融 3 次	1.50	1.31 1.32 1.37	1.33	88.67	2.35
	75.00	76.41 70.93 73.42	73.59	98.12	3.73

表 3-45 待测分析物 (-80 ℃) 冻融稳定性 (洋川芎内酯 G)

放置时间	理论值/ (ng·mL⁻¹)	测得值/ (ng·mL⁻¹)	平均值/ (ng·mL⁻¹)	准确度/%	RSD/%
冻融 1 次	1.50	1.42 1.45 1.48	1.45	96.67	2.00
	75.00	79.16 78.97 79.08	79.07	105.43	0.12
冻融 2 次	1.50	1.52 1.54 1.49	1.52	101.13	1.61
	75.00	74.50 79.89 76.77	77.05	102.73	3.51
冻融 3 次	1.50	1.47 1.52 1.37	1.45	96.67	5.22
	75.00	87.85 81.13 88.05	85.68	114.24	4.60

结果表明，各个待测分析物冻融稳定性 RSD 均小于 15%，证明待测分析物在 -80 ℃ 反复冻融下具有良好的稳定性。

（3） -80 ℃ 储存长期稳定性试验：

操作步骤详见 " -80 ℃ 冻融稳定性实验" 项下操作步骤，验证待测分析物在 -80 ℃ 储存长期稳定性 （表 3-46）。

表3-46　待测分析物（-80 ℃）储存长期稳定性

名称	放置时间	理论值/ (ng·mL⁻¹)	测得值/ (ng·mL⁻¹)	平均值/ (ng·mL⁻¹)	准确度/ %	RSD/ %
野黑樱苷	1个月	30.00	27.54 27.37 27.33	27.41	91.37	0.41
		1500	1565 1546 1537	1549	103.3	0.94
芍药苷	1个月	15.00	13.42 15.24 14.12	14.26	95.07	6.43
		750.0	709.9 716.5 702.70	709.70	94.63	0.97
阿魏酸	1个月	15.00	12.89 12.76 13.97	13.21	88.06	5.04
		750.0	669.0 661.0 691.8	673.9	89.86	2.37
隐丹参酮	1个月	1.50	1.46 1.50 1.48	1.48	98.67	1.14
		75.00	78.44 76.47 77.85	77.59	103.45	1.30
丹参酮ⅡA	1个月	1.50	1.50 1.46 1.43	1.46	97.33	2.21
		75.00	72.89 74.52 75.00	74.14	98.85	1.49

续上表

名称	放置时间	理论值/ (ng·mL⁻¹)	测得值/ (ng·mL⁻¹)	平均值/ (ng·mL⁻¹)	准确度/ %	RSD/ %
洋川芎内酯 G	1 个月	1.50	1.47 1.38 1.33	1.39	92.67	5.15
		75.00	79.41 73.91 71.14	74.82	99.76	5.63

结果表明，各个待测分析物 -80 ℃储存长期稳定性 RSD 均小于 15%，证明待测分析物在 -80 ℃长期储存条件下具有良好的稳定性。

（4）含药血浆室温放置稳定性试验：

取 1.5 mL 离心管 6 支，分别精密加入 Beagle 犬空白血浆 90 μL，3 支离心管中分别加入 10 μL 的 QCL 工作液，另 3 支离心管中分别加入 10 μL 的 QCH 工作液，混匀，室温放置 24 h 后，按"给药后样品制备"项下操作，质谱检测，验证含药血浆室温放置稳定性（表 3 - 47）。

表 3 - 47　含药血浆样品室温放置稳定性

名称	放置时间	理论值/ (ng·mL⁻¹)	测得值/ (ng·mL⁻¹)	平均值/ (ng·mL⁻¹)	准确度/ %	RSD/ %
野黑樱苷	24 h	30.00	27.22 27.57 28.61	27.80	92.67	2.61
		1500	1502 1441 1469	1470	98.03	2.07
芍药苷	24 h	15.00	13.95 13.69 13.86	13.83	92.21	0.98
		750	726.8 726.3 731.1	728.0	97.07	0.36

续上表

名称	放置时间	理论值/ (ng·mL^{-1})	测得值/ (ng·mL^{-1})	平均值/ (ng·mL^{-1})	准确度/ %	RSD/ %
阿魏酸	24 h	15.00	12.13 12.43 12.20	12.25	81.69	1.29
		750	740.7 741.8 720.0	734.2	97.90	1.67
隐丹参酮	24 h	1.50	1.40 1.44 1.42	1.42	94.67	1.19
		75.00	75.53 76.51 77.94	76.66	102.20	1.58
丹参酮ⅡA	24 h	1.50	1.36 1.32 1.29	1.32	88.00	2.49
		75.00	71.29 71.61 73.92	72.27	96.36	1.99
洋川芎内酯G	24 h	1.50	1.43 1.28 1.41	1.37	91.33	5.90
		75.00	78.75 76.15 80.31	78.40	104.5	2.68

结果表明，各个待测分析物室温放置稳定性 RSD < 15%，证明待测分析物在含药血浆样品室温放置后具有良好的稳定性。

（5）处理过后样品室温放置稳定性试验：

操作步骤按"含药血浆室温放置稳定性试验"项下操作，验证处理过后样品室温放置稳定性（表3-48）。

表3-48　处理过后样品室温放置稳定性

名称	放置时间	理论值/ (ng·mL⁻¹)	测得值/ (ng·mL⁻¹)	平均值/ (ng·mL⁻¹)	准确度/ %	RSD/ %
野黑樱苷	24 h	30.00	29.46 28.21 28.17	28.61	95.38	2.57
		1500	1474 1446 1416	1445	96.34	2.00
芍药苷	24 h	15.00	14.82 13.27 12.21	13.43	89.56	9.80
		750	724.1 725.3 714.9	721.4	96.19	0.79
阿魏酸	24 h	15.00	12.43 12.91 13.87	13.07	87.14	5.61
		750	699.3 688.4 683.2	690.3	92.04	1.19
隐丹参酮	24 h	1.50	1.47 1.45 1.42	1.45	96.67	1.73
		75.00	75.33 75.70 74.45	75.16	100.20	0.86
丹参酮ⅡA	24 h	1.50	1.39 1.35 1.19	1.31	87.33	8.18
		75.00	73.50 71.57 69.24	71.44	95.25	2.99

续上表

名称	放置时间	理论值/ (ng·mL⁻¹)	测得值/ (ng·mL⁻¹)	平均值/ (ng·mL⁻¹)	准确度/ %	RSD/ %
洋川芎内酯 G	24 h	1.50	1.45 1.51 1.42	1.46	97.33	3.08
		75.00	81.09 82.23 79.33	80.88	107.84	1.80

结果表明，各个待测分析物处理过后样品室温放置 *RSD* 均小于15%，证明待测分析物在处理过后样品室温放置具有良好的稳定性。

（三）脑心通胶囊血浆中原型成分含量测定

我们采用 RRLC-QQQ-MS/MS 液质联用技术对 Beagle 犬口服脑心通胶囊后血浆中的野黑樱苷、芍药苷、阿魏酸、隐丹参酮、丹参酮ⅡA、洋川芎内酯 G 6 个原型成分进行了含量测定，并通过 DAS 软件（version 3.0，上海）计算相应药代动力学参数：AUC_{0-t}、$AUC_{0-\infty}$、$T_{1/2}$、T_{max}、C_{max}、MRT_{0-t} 及 $MRT_{0-\infty}$ 等（表 3 – 49，*Mean ± SD*，$n=6$）。鉴于这 6 种化合物在血浆中较高的血药浓度及具备良好的药理活性，故在后续定量研究中被选作定量分析的待测化合物。基于 2015 版《中国药典》发布的指导原则，本研究建立了一种高效、快速、灵敏的定量方法用于同时测定 Beagle 犬血浆中脑心通胶囊入血成分的药代动力学参数，并进行了方法学验证。研究表明该方法能够快速、准确地测定 Beagle 犬血浆中野黑樱苷、芍药苷、阿魏酸、隐丹参酮、丹参酮ⅡA、洋川芎内酯 G 6 个原型成分的含量，并绘制了这 6 个入血成分在受试犬血浆中的血药浓度曲线（图 3 – 3）。采用 DAS 3.0 软件进行药代动力学参数测定。结果表明，相比于其他待测分析物（芍药苷、野黑樱苷、丹参酮ⅡA），阿魏酸、隐丹参酮和洋川芎内酯 G 这 3 种化合物能够快速地吸收进入血液循环中，这 3 种化合物的 T_{max} 分别为 1.125 ±0.31、1.292 ±0.33 和 1.250 ±0.61。在 Beagle 犬口服脑心通胶囊之后，血浆中的野黑樱苷和芍药苷两种化合物呈现较高的血药浓度（C_{max}：野黑樱苷 433.889 ±125.10，芍药苷：41.038 ±6.83），并表现出较高的 *AUC* 值。然而，野黑樱苷 T_{max} 约为 2 h，半衰期（$T_{1/2}$）约为 2.5 h，其原因可能是由于野黑樱苷的前体化合物苦杏仁苷经胃肠道代谢转化所导致的。除此之外，隐丹参酮、洋川芎内酯 G 和丹参酮ⅡA 在 Beagle 犬血浆中则呈现较低的血药浓度。本研究获得单次口服脑心通胶囊后 6 个入血成分的药代动力学参数与文献[31]报道存在一定的差异性，表明药物剂型、动物种属差异及脑心通胶囊配方的内在复杂性可影响这些化合物的体内吸收。

表 3 – 49 Beagle 犬口服脑心通胶囊后血浆中待测成分的药代动力学参数

名称	$AUC_{0-t}/$ [ng·(L^{-1}·h^{-1})]	$AUC_{0-\infty}/$ [ng·(L^{-1}·h^{-1})]	$T_{1/2}/$ h	$T_{max}/$ h	$C_{max}/$ (ng·L^{-1})	$MRT_{0-t}/$ h
隐丹参酮	9. 139 ± 1. 34	9. 147 ± 1. 34	4. 535 ± 0. 16	1. 292 ± 0. 33	2. 326 ± 0. 60	8. 900 ± 0. 98
阿魏酸	41. 256 ± 6. 55	41. 260 ± 6. 55	3. 164 ± 0. 56	1. 125 ± 0. 31	18. 999 ± 6. 14	4. 758 ± 2. 59
芍药苷	148. 327 ± 80. 73	178. 002 ± 39. 34	3. 414 ± 0. 250	2. 333 ± 1. 21	41. 038 ± 6. 83	4. 368 ± 1. 04
野黑樱苷	1528. 194 ± 470. 34	1528. 202 ± 470. 34	2. 491 ± 0. 54	1. 917 ± 0. 20	433. 889 ± 125. 10	3. 834 ± 0. 30
洋川芎内酯 G	6. 615 ± 4. 01	8. 115 ± 2. 22	5. 215 ± 0. 30	1. 250 ± 0. 61	2. 768 ± 0. 13	9. 256 ± 5. 34
丹参酮 II A	8. 972 ± 5. 55	8. 976 ± 5. 55	4. 102 ± 0. 75	1. 750 ± 0. 61	2. 379 ± 0. 42	7. 268 ± 3. 28

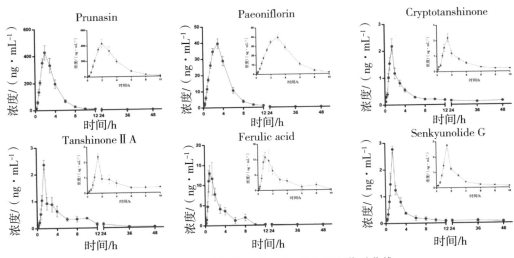

图 3 - 3　待测分析物在 Beagle 犬血浆中药时曲线

（四）小结

本节研究中，我们采用 UFLC-Q-TOF-MS/MS 液质联用技术探究了 Beagle 犬口服脑心通胶囊后血浆中成分及其代谢物分布情况。结果表明，在 Beagle 犬血浆样品中共检测到了 25 个原型成分，其中主要包括黄酮类、酚酸类、皂苷类、萜类、内酯类和其他化合物以及相应代谢产物 15 个。同时，构建黄酮类成分在体内的代谢转化途径，结果表明，黄酮类成分主要在生物体内发生 I 相代谢反应（去甲基化、水解和还原反应）和 II 相代谢反应（甲基化、硫酸化反应）。此外，在血浆样品中，芍药苷、野黑樱苷、阿魏酸、隐丹参酮、丹参酮 II A、洋川芎内酯 G 表现出较高的血液浓度，因此，作为后续定量测定的待测分析物。其中，野黑樱苷前体化合物苦杏仁苷在血浆中丰度较低，推测是由于苦杏仁苷在血浆中 β 葡萄糖苷酶的作用下水解成野黑樱苷。该代谢转化方式可能是苦杏仁苷在体内产生药理活性的可能途径。糖苷类化合物的生物降解过程有利于其苷元的跨肠壁吸收进入血液循环。其他类型的入血成分，如萜类，在单剂量口服脑心通胶囊后，主要以原型形式存在于体内。这可能是由于脑心通胶囊直接由 16 味药材打粉制成，没有任何提取步骤所致。

本节研究中，采用 RRLC-QQQ-MS/MS 液质联用技术测定了 Beagle 犬口服脑心通胶囊后血浆中芍药苷、野黑樱苷、阿魏酸、隐丹参酮、丹参酮 II A、洋川芎内酯 G 6 个成分的血药浓度，并绘制其在体内的药代动力学曲线。结果表明，在待测分析物中，野黑樱苷和芍药苷的血药浓度显著高于其他目标化合物。其中，芍药苷是赤芍药材中主要的活性化合物。研究表明，芍药苷具有改善心功能，缓解梗死后不良反应[12] 及预防血栓[13] 的药理活性，其体内生物利用度较低。但当芍药苷与藁本内酯、洋川芎内酯 I 或洋川芎内酯 A 等化合物共存时，这些化合物能够促进芍药苷的吸收，从而改善其生物利用度[14]。阿魏酸是脑心通胶囊中主要的活性成分，具有抗氧化[15]、抗炎[16]和神经保护[17]的药理作用。药代动力学研究表明，阿魏酸能够快速消化吸收入血，C_{max} 为 18.999 ± 6.14 ng/L，而脑心通胶囊中多个化合物最终可分解为阿魏酸，因而其在 Beagle 犬血浆中具有相对较高的血药浓度。

对于萜类化合物，如隐丹参酮和丹参酮 II A，两者被认为是丹参药材中主要的药效活性成分并且具有多种药理作用，如抗炎[18]、抗血栓[19]等。研究表明，隐丹参酮和丹参酮 II A 在血浆中的浓度相对较低，但其在体内的药理活性同样不可忽视。

在药物治疗过程中，药物成分被吸收进入血液循环，达到适当的血药浓度，进而发挥药物作用。基于药物临床应用的考虑，有必要对血液中的原型成分和代谢物进行定量分析，并研究其在体内的生物转化过程。由于中药的复杂性和多样性，中药的 ADME 过程通常与多种化合物的相互作用有关。本研究在 Beagle 犬的血浆中共鉴定了脑心通胶囊的 25 个原型组分和 15 个代谢物。另外，对 6 种典型的脑心通胶囊成分进行了定量分析，发现脑心通胶囊的大部分成分在血浆中含量较低。基于中药"多成分 - 多靶点 - 多途径"的特点，其药理活性主要表现为多种原型成分与分解代谢产物的协同作用。因此，揭示脑心通胶囊活性成分的体内代谢转化途径和药代动力学行为，对进一步开展药理学研究具有重要意义。

第三节　脑心通胶囊尿液、粪便成分检测及代谢转化

通常认为，药物吸收进入血液中，通过血液循环运送至相应的靶器官，积累一定的血药浓度，进而发挥药效作用。然而，越来越多的研究表明，未入血的成分与肠道微生物之间的相互作用，也是中药发挥药理作用的重要途径。本团队前期研究发现，脑心通胶囊能够调节病理状态下大鼠肠道微生物失衡，维持肠道丰度及多样性。但体内肠道菌群对于脑心通胶囊的代谢转化作用尚不清楚。脑心通胶囊是在中医基础理论的指导下，按照"群臣佐使"理论和一定的药味比例配伍而成。由于其制备工艺特殊且未经提取。当经口服进入体内时，与肠道固有微生物之间发生相互作用。因此，探讨未入血成分及在体内的代谢转化，对于从整体上阐述脑心通胶囊的药效物质基础尤为重要。

为了解脑心通胶囊在比格犬尿液、粪便及其体内的代谢转化，本节对 Beagle 犬口服脑心通胶囊后尿液和粪便进行定性及定量分析，旨在揭示脑心通胶囊在体内的排泄情况，阐明其体内代谢转化途径。为脑心通胶囊的药效物质基础研究提供理论依据，并进一步指导其临床应用。

【实验材料】

（一）仪器

Shimazu UFLC-Sciex Triple 5600$^+$ 液质联用系统（美国 Sciex 公司）；Centrifuge 5415R 台式高速冷冻离心机（德国 Eppendorf 公司）；ALPHA 1-4LD plus 氮气速吹仪（德国 Christ 公司）；Simplicity 超纯水仪（美国 Milipore 公司）；系列精密移液器（德国 Eppendorf 公司）。

（二）试剂

甲醇（质谱级，美国 Fisher 公司，货号：A456－4）；乙腈（质谱级，美国 B&J 公司，货号：A955－4）；甲酸（质谱级，美国 Fluka 公司，货号：94318）。

绿原酸（批号：110753－201415，来源：中国食品药品检定研究院）；苦杏仁苷（批号：110820－201506，来源：中国食品药品检定研究院）；羟基红花黄色素 A（批号：111637－201609，来源：中国食品药品检定研究院）；芍药苷（批号：110736－201539，来源：中国食品药品检定研究院）；咖啡酸（批号：331－39－5，来源：中国食品药品检定研究院）；迷迭香酸（批号：111871－201404，来源：中国食品药品检定研究院）；丹酚酸 B（批号：111562－201716，来源：中国食品药品检定研究院）；芒柄花素（批号：111703－200603，来源：中国食品药品检定研究院）；阿魏酸（批号：110773－201012，来源：中国食品药品检定研究院）；脑心通胶囊（批号：170541，来源：陕西步长制药有限公司）。

（三）实验动物

Beagle 犬（合格证号：35002100000215，来源：福州振和实验动物技术开发有限公司），体重 12～15 kg。

【实验部分】

（一）色谱及质谱条件

详见本章第二节。

（二）对照品溶液制备

分别精密称取上述待测分析物对照品绿原酸、苦杏仁苷、羟基红花黄色素 A、迷迭香酸、丹酚酸 B、咖啡酸、芍药苷、阿魏酸以及芒柄花素粉末约 10 mg，分别置于 10 mL 容量瓶中，加甲醇溶解并超声，甲醇溶液定容，分别制成浓度为 1 mg/mL 的绿原酸、苦杏仁苷、羟基红花黄色素 A、迷迭香酸、丹酚酸 B、咖啡酸、芍药苷、阿魏酸以及芒柄花素校正标样储备液。置于 -80 ℃ 冻存备用。

（三）尿、粪样品的收集

1. 空白尿液样品、空白粪便样品

成年 Beagle 犬 6 只（雌雄各半，12 ~ 15 kg），编号：1、2、3、4、5、6，分别记录每只 Beagle 犬体重。6 只受试 Beagle 犬给药前进食 12 h 但不禁水，于实验前取空白尿液样品、空白粪便样品置于 -80 ℃ 冻存，备用。

2. 给药后尿液样品

6 只 Beagle 犬分别单次口服给药脑心通胶囊 40 粒（相当于临床 8 倍量），于给药后 0 ~ 4 h、4 ~ 8 h、8 ~ 12 h、12 ~ 24 h、24 ~ 48 h 时间段收集尿液样品，置于 -80 ℃ 冻存。

3. 给药后粪便样品

6 只 Beagle 犬分别单次口服给药脑心通胶囊 40 粒（相当于临床 8 倍量），于给药后 0 ~ 4 h、4 ~ 8 h、8 ~ 12 h、12 ~ 24 h、24 ~ 48 h 时间段收集粪便样品，置于冷冻干燥机中干燥 24 h，研磨成粉。精密称取粪便样品粉末适量，按照 1∶20（$m:v$，mg∶μL）比例加入生理盐水，涡旋 2 min，混匀，超声提取 15 min，离心（1000 r/min，1 min），取上清，置于 -80 ℃ 冻存。

（四）给药后样品制备

1. 给药后尿液样品制备

取 100 μL 尿液样品于 1.5 mL 离心管中，精密加入 200 μL 乙腈，涡旋 3 min，混匀，4 ℃ 离心（13000 r/min，30 min），取上清液 10 μL 质谱检测。

2. 给药后粪便样品制备

取 100 μL 粪便提取液于 1.5 mL 离心管中，精密加入 200 μL 乙腈，涡旋 3 min，余下操作步骤同上述尿液样品前处理，取上清液 10 μL 质谱检测。

（五）校正标样的制备

分别取绿原酸、苦杏仁苷、羟基红花黄色素 A、迷迭香酸、丹酚酸 B、咖啡酸、芍药苷、阿魏酸以及芒柄花素校正标样储备液适量，用甲醇按照一定的比例稀释绿原酸、苦杏仁苷、羟基红花黄色素 A、迷迭香酸、丹酚酸 B、咖啡酸、芍药苷、阿魏酸以及芒柄花素，制成浓度为 20 ng/mL、100 ng/mL、200 ng/mL、1000 ng/mL、3000 ng/mL、10000 ng/mL 的校正标样工作液。平行两份。

一份取空白尿液 90 μL，依次加入上述各个相应浓度下的待测分析物校正标样工作液 10 μL，涡旋 3 min，制成绿原酸、苦杏仁苷、羟基红花黄色素 A、迷迭香酸、丹酚酸 B、咖啡酸、芍药苷、阿魏酸以及芒柄花素浓度为 2 ng/mL、10 ng/mL、20 ng/mL、100 ng/mL、300 ng/mL、1000 ng/mL 的校正标样。精密加入 200 μL 乙腈，涡旋 3 min，余下步骤按"给药后尿液样品制备"项下方法操作。

另一份取空白粪便提取液 90 μL，依次加入上述各个相应浓度下的待测分析物校正标样工作液 10 μL，涡旋 3 min，制成绿原酸、苦杏仁苷、羟基红花黄色素 A、迷迭香酸、丹酚酸 B、咖啡酸、芍药苷、阿魏酸以及芒柄花素浓度为 2 ng/mL、10 ng/mL、20 ng/mL、100 ng/mL、300 ng/mL、1000 ng/mL 的校正标样。精密加入 200 μL 乙腈，涡旋 3 min，余下步骤按"给药后粪便样品制备"项下方法操作。

（六）数据处理

质谱数据处理 Peakview（版本：2.2，AB Sciex）软件进行。利用 Natural Products HR－MS/MS Spectral Library（版本：1.0，AB Sciex）及对照品二级质谱碎片信息、保留时间进行化学成分的鉴定。利用 MultiQuant（版本：2.1，AB Sciex）对检测到的成分进行积分，建立线性曲线，用于测定上述化合物的含量。利用 MetabolitePilot（版本：1.0，AB Sciex）对口服脑心通胶囊尿液及粪便样品质谱数据进行代谢物探索和挖掘。

【实验结果】

（一）Beagle 犬口服脑心通胶囊后尿液及粪便定性鉴别及其体内代谢转化

本节我们利用 UFLC-Q-TOF-MS/MS 技术对 Beagle 犬口服脑心通胶囊后尿液及粪便进行质谱检测，基于 24 个对照品的保留时间、准确分子质量以及中药资源库进行匹配。在 Beagle 犬尿液和粪便样品中共检测到 88 个成分（表 3－50），包括 36 个原型化合物以及 52 个相应代谢产物。

表 3 –50 Beagle 犬口服脑心通胶囊后尿液及粪便中原型成分及其代谢物

序号	代谢物	保留时间/min	分子式	[M+H]+ (Error, 10^-6)	[M-H]- (Error, 10^-6)	正模式 碎片离子	负模式 碎片离子	样品来源
P1	Protocatechuic acid	6.99	$C_7H_6O_4$		153.0193 (3.4)		153.0231 $[M-H]^-$, 109.0294 $[M-H-CO_2]^-$, 91.0200 $[M-H-CO_2-H_2O]^-$	尿液、粪便
M1-1	Sulfation of P1	5.91	$C_7H_6O_7S$		232.9762 (2.8)		232.9756 $[M-H]^-$, 153.0192 $[M-HSO_3]^-$, 109.0295 $[M-H-SO_3-CO_2]^-$	尿液
M1-2	Methylation + Glucuronidation of P1	6.10	$C_{14}H_{16}O_{10}$		343.0671 (-0.3)		343.0806 $[M-H]^-$, 167.0344 $[M-H-GluA]^-$, 152.0119 $[M-H-GluA-CH_3]^-$, 108.0231 $[M-H-GluA-CH_3-CO_2]^-$	尿液
M1-3	Methylation + sulfation of P1	6.31	$C_8H_8O_7S$		246.9918 (0.7)		246.9920 $[M-H]^-$, 167.0348 $[M-H-SO_3]^-$, 152.0111 $[M-H-SO_3-CH_3]^-$, 108.0223 $[M-H-SO_3-CO_2-CH_3]^-$	尿液、粪便
M1-4	Decarboxylation + sulfation of P1	7.38	$C_6H_6O_5S$		188.9863 (3.3)		188.9855 $[M-H]^-$, 145.0493 $[M-H-CO_2]^-$, 109.0310 $[M-H-SO_3]^-$	尿液

续上表

序号	代谢物	保留时间/min	分子式	$[M+H]^+$ (Error, 10^{-6})	$[M-H]^-$ (Error, 10^{-6})	碎片离子 正模式	碎片离子 负模式	样品来源
M1-5	Dimethylation of P1	7.39	$C_9H_{10}O_4$	183.0652 (1.4)	181.0506 (3.5)	183.0652 $[M+H]^+$, 137.0599 $[M+H-HCOOH]^+$, 123.0452 $[M+H-HCOOH-CH_3]^+$, 109.0639 $[M+H-HCOOH-2CH_3]^+$	181.0484 $[M-H]^-$, 137.0592 $[M-H-CO_2]^-$, 121.0290 $[M-H-2CH_2O]^-$, 109.0286 $[M-H-CO_2-2CH_3]^-$	尿液、粪便
M	Methylation + sulfation of Gallic acid	6.35	$C_8H_8O_8S$		262.9867 (1.0)		263.0038 $[M-H]^-$, 183.0292 $[M-H-SO_3]^-$, 168.0044 $[M-H-SO_3-CH_3]^-$, 124.0154 $[M-H-SO_3-CH_3-CO_2]^-$	尿液
P2	Hydroxysafflor yellow A	7.50	$C_{27}H_{32}O_{16}$	613.1763 (-3.0)	611.1618 (-2.1)	613.1763 $[M+H]^+$, 451.1156 $[M+H-C_6H_{10}O_5]^+$, 433.1181 $[M+H-C_6H_{10}O_5-H_2O]^+$, 313.0696 $[M+H-C_6H_{10}O_5-C_8H_7-2H_2O]^+$, 272.0972 $[M+H-2C_6H_{10}O_5-H_2O]^+$, 211.0243, 181.0120, 147.0440	611.1641 $[M-H]^-$, 491.1158 $[M-H-C_6H_5O-C_2H_2]^-$, 473.1102 $[M-H-C_6H_5O-C_2H_2]^-$, 325.0747 $[M-H-C_6H_{11}O_5-C_6H_5O-CH-H_2O]^-$, 313.0708 $[M-H-C_6H_{11}O_5-C_6H_5O-CH-2H_2O]^-$	尿液、粪便

续上表

序号	代谢物	保留时间/min	分子式	[M+H]$^+$ (Error, 10^{-6})	[M-H]$^-$ (Error, 10^{-6})	碎片离子 正模式	碎片离子 负模式	样品来源
P3	Chlorogenic acid	7.89	$C_{16}H_{18}O_9$	355.1024 (1.5)	353.0878 (0.4)	355.1766 [M+H]$^+$, 163.0393 [M+H-HCOOH-$C_6H_{10}O_4$]$^+$, 145.0275 [M+H-HCOOH-$C_6H_{10}O_4$-H_2O]$^+$, 117.0363 [M+H-HCOOH-$C_6H_{11}O_4$-$2H_2O$]$^+$	353.1294 [M-H]$^-$, 191.0551 [M-H-$C_9H_7O_3$]$^-$, 173.0422 [M-H-$C_9H_7O_3$-H_2O]$^-$	尿液、粪便
M3-1	Reduction + Glucuronidation of P6	6.21	$C_{15}H_{18}O_{10}$	359.0973 (-0.3)	357.0827 (-0.8)	359.2022 [M+H]$^+$, 183.0744 [M+H-GluA]$^+$, 137.0625 [M+H-GluA-HCOOH]$^+$	357.0830 [M-H]$^-$, 181.0498 [M-H-GluA]$^-$, 137.0608 [M-H-GluA-CO_2]$^-$	尿液
M3-2	Dimethylation of P3	12.41	$C_{18}H_{22}O_9$	383.1337 (-1.2)		383.1235 [M+H]$^+$, 207.1014 [M+H-HCOOH-$C_9H_{10}O_3$]$^+$, 189.0906 [M+H-HCOOH-$2CH_3O$-C_7H_4]$^+$, 151.0384 [M+H-HCOOH-$C_6H_{10}O_3$-CO_2-CH]$^+$, 113.0232		尿液

续上表

序号	代谢物	保留时间/min	分子式	$[M+H]^+$ (Error, 10^{-6})	$[M-H]^-$ (Error, 10^{-6})	碎片离子 正模式	碎片离子 负模式	样品来源
P4	Amygdalin	8.10	$C_{20}H_{30}N_2O_{11}$	475.1922 (−1.0)	502.1566 (−3.9)	475.3231 $[M+H]^+$, 325.1140 $[M+H-NH_3-C_8H_6NO]^+$, 163.0600 $[M+H-NH_3-C_8H_6NO-C_6H_{11}O_5]^+$, 145.0480 $[M+H-NH_3-C_8H_6NO-C_6H_{11}O_5-H_2O]^+$	502.1237 $[M-H]^-$, 456.1529 $[M-H-HCOOH]^-$, 323.0970 $[M-H-HCOOH-C_8H_6NO]^-$, 161.0427 $[M-H-HCOOH-C_8H_6NO-C_6H_{11}O_5]^-$	尿液、粪便
M4-1	Mandelonitrile	8.63	C_8H_7NO	134.0600 (0.7)		134.0595 $[M+H]^+$, 116.0503 $[M+H-H_2O]^+$, 106.0647 $[M+H-CN]^+$, 77.0407 $[M+H-H_2O-C_2HN]^+$		尿液
M4-2	Prunasin	9.38	$C_{14}H_{17}NO_6$	313.1394 (0.7)	340.1038 (2.1)	313.1396 $[M+H]^+$, 180.0891 $[M+H-NH_3-C_8H_6N]^+$, 163.0609 $[M+H-NH_3-C_8H_6N-OH]^+$	340.1058 $[M-H]^-$, 294.0998 $[M-H-HCOOH]^-$, 161.0458 $[M-H-HCOOH-C_8H_6N-H_2O]^-$	尿液、粪便

续上表

序号	代谢物	保留时间/min	分子式	[M+H]$^+$ (Error, 10^{-6})	[M-H]$^-$ (Error, 10^{-6})	碎片离子 正模式	碎片离子 负模式	样品来源
P5	Protocatechualdehyde	8.39	$C_7H_6O_3$	139.0390 (−0.5)	137.0244 (4.8)	139.0390 [M+H]$^+$, 121.0256 [M+H−H$_2$O]$^+$, 93.0353 [M+H−H$_2$O−CO]$^+$	137.0244 [M−H]$^-$, 109.0485 [M−H−CO]$^-$, 93.0359 [M−H−OH−CO]$^-$	尿液、粪便
M5-1	Glucuronidation of Vanillic acid	6.06	$C_{14}H_{16}O_{10}$		343.0671 (−0.6)		343.0659 [M−H]$^-$, 167.0349 [M−H−GluA]$^-$, 152.0112 [M−H−GluA−CH$_3$]$^-$, 123.0469 [M−H−GluA−CO$_2$]$^-$	尿液
M5-2	Methylation of Vanillic acid	6.22	$C_9H_{10}O_4$	183.0652 (−4)		183.0652 [M+H]$^+$, 165.0554 [M+H−H$_2$O]$^+$, 137.0594 [M+H−HCOOH]$^+$, 123.0445 [M+H−HCOOH−CH$_3$]$^+$		尿液
M5-3	Dehydroxymethylene of Vanillic acid	6.47	$C_7H_6O_3$	139.0390 (−0.4)		139.0428 [M+H]$^+$, 121.0279 [M+H−H$_2$O]$^+$, 93.0355 [M+H−HCOOH]$^+$		尿液
M5-4	Glucuronidation of P5	6.54	$C_{13}H_{14}O_9$	315.0711 (−1.2)	313.0565 (0.5)	315.1267 [M+H]$^+$, 139.0378 [M+H−GluA]$^+$, 121.0279 [M+H−GluA−H$_2$O]$^+$	313.0565 [M−H]$^-$, 137.0242 [M−H−GluA]$^-$, 93.0350 [M−H−GluA−OH−CO]$^-$	尿液

续上表

序号	代谢物	保留时间/min	分子式	[M+H]+ (Error, 10^-6)	[M-H]- (Error, 10^-6)	正模式	负模式	碎片离子	样品来源
M5-5	Sulfation of P5	6.61	$C_7H_6O_6S$		216.9812 (0.8)		216.9799 [M-H]-,	137.0243 [M-H-SO_3]-, 93.0365 [M-H-SO_3-CO-OH]-	尿液
M5-6	Sulfation of Vanillic acid	6.93	$C_8H_8O_7S$		246.9918 (0.7)		246.9920 [M-H]-, 167.0348 [M-H-SO_3]-	152.0111 [M-H-SO_3-CH_3]-, 123.0455 [M-H-SO_3-CO_2]-, 108.0223 [M-H-SO_3-CH_3-CO_2]-	尿液
M5-7	Vanillin	7.49	$C_8H_8O_3$		151.0401 (6.5)		151.0383 [M-H]-, 136.0169 [M-H-CH_3]-	121.0314 [M-H-CH_3O]-, 105.0324 [M-H-OH-CO]-, 92.0298 [M-H-CH_3O-CO]-	尿液
P6	Caffeic acid	8.53	$C_9H_8O_4$		179.0350 (-7.7)		179.0366 [M-H]-, 135.0432 [M-H-CO_2]-		尿液、粪便
M6-1	Reducrion of P6	6.37	$C_9H_{10}O_4$	183.0652 (-1.4)	181.0506 (8.1)	183.0741 [M+H]+, 165.0565 [M+H-H_2O]+, 137.0589 [M+H-HCOOH]+, 123.0449 [M+H-HCOOH-CH_2]+	181.0452 [M-H]-, 137.0590 [M-H-CO_2]-, 119.0500 [M-H-CO_2-H_2O]-		尿液

续上表

序号	代谢物	保留时间/min	分子式	[M+H]+ (Error, 10^-6)	[M-H]- (Error, 10^-6)	碎片离子 正模式	碎片离子 负模式	样品来源
M6-2	Glucuronidation of P6	6.42	$C_{15}H_{16}O_{10}$		355.0671 (-0.9)		355.0681 [M-H]-, 179.0345 [M-H-GluA]-, 135.0429 [M-H-GluA-CO$_2$]-	尿液、粪便
M6-3	Methylation + Glucuronidation of P6	7.53	$C_{16}H_{18}O_{10}$		369.0827 (-2.0)	369.1140 [M+H]+, 193.0519 [M+H-GluA]+, 178.0270 [M+H-GluA-CH$_3$]+, 134.0354 [M+H-GluA-CH$_3$-CO$_2$]+		尿液
M6-4	Methylation of P6	9.46	$C_{10}H_{10}O_4$	195.0652 (-0.7)	193.0506 (5.4)	195.1151 [M+H]+, 145.0290 [M+H-CH$_3$O-H$_2$O]+, 134.0377 [M+H-HCOOH-CH$_3$]+, 117.0348 [M+H-HCOOH-CH$_3$O]+	193.8236 [M-H]-, 178.0211 [M-H-CH$_3$]-, 158.8462, 149.0699 [M-H-CO$_2$]-, 134.0375 [M-H-CO$_2$-CH$_3$]-	尿液
M6-5	Sulfation of P6	8.35	$C_9H_8O_7S$	261.0064 (1.3)	258.9918 (0.9)	261.1305 [M+H]+, 163.0392 [M+H-SO$_3$]+, 145.0287 [M+H-SO$_3$-H$_2$O]+, 117.0714 [M+H-SO$_3$-HCOOH]+	258.9927 [M-H]-, 179.0343 [M-H-SO$_3$]-, 135.0449 [M-H-SO$_3$-CO$_2$]-	尿液、粪便

续上表

序　号	代谢物	保留时间/min	分子式	$[M+H]^+$ (Error, 10^{-6})	$[M-H]^-$ (Error, 10^{-6})	碎片离子（正模式）	碎片离子（负模式）	样品来源
M6-6	Glycine Conjugation of P6	8.74	$C_{11}H_{11}NO_5$		236.0565 (2.1)		$236.0544\ [M-H]^-$，$178.0499\ [M-H-C_2H_3NO]^-$，$134.0589\ [M-H-C_2H_3NO-CO_2]^-$	尿液
M6-7	Acetylation of P6	9.47	$C_{11}H_{10}O_5$		221.0456 (1.5)		$221.0481\ [M-H]^-$，$203.0276\ [M-H-H_2O]^-$，$133.0675\ [M-H-C_2H_3O-CO_2]^-$	尿液、粪便
M6-8	Dimethylation of P6	10.52	$C_{11}H_{12}O_4$	209.0808 (0.7)		$209.0808\ [M+H]^+$，$194.1117\ [M+H-CH_3]^+$，$163.0868\ [M+H-CH_3-CH_3O]^+$，$134.0585\ [M+H-HCOOH-2CH_3]^+$		尿液
P7	Albiflorin	9.44	$C_{23}H_{28}O_{11}$	498.1970 (−0.9)	525.2864 (−3.6)	$498.2778\ [M+H]^+$，$301.1055\ [M+H-C_6H_{11}O_6]^+$，$197.0798\ [M+H-C_6H_{11}O_5-C_7H_5O_2]^+$，$179.0707\ [M+H-C_6H_{11}O_5-C_7H_5O_2-H_2O]^+$，$151.0741, 133.0604, 105.0337$	$525.2871\ [M-H]^-$，$449.1467\ [M-H-HCOOH-CH_2OH]^-$，$327.1035\ [M-H-HCOOH]^-$，$165.0554\ [M-H-HCOOH-C_6H_{11}O_5-C_6H_5O_2-CH_3-H_2O]^-$，$121.0308\ [M-H-HCOOH-C_{10}H_{12}O_4-C_6H_{11}O_5]^-$	尿液、粪便

续上表

序号	代谢物	保留时间/min	分子式	[M+H]+ (Error, 10^{-6})	[M-H]- (Error, 10^{-6})	碎片离子 正模式	碎片离子 负模式	样品来源
P8	Paeoniflorin	9.52	$C_{23}H_{28}O_{11}$	498.1968 (-1.3)	525.1614 (-0.7)	498.2668 $[M+H]^+$, 301.17655 $[M+H-C_6H_{11}O_6]^+$, 197.0368 $[M+H-C_6H_{11}O_5-C_7H_5O_2]^+$, 179.0567 $[M+H-C_6H_{11}O_5-C_7H_5O_2-H_2O]^+$, 151.0731, 133.0625, 105.0365	525.1634 $[M-H]^-$, 449.1445 $[M-H-HCOOH-CH_2OH]^-$, 327.1063 $[M-H-CH_2OH]^-$, HCOOH-$C_7H_5O_2$-$CH_2OH]^-$, 165.0522 $[M-H-HCOOH]^-$, $C_6H_{11}O_5-C_7H_5O_2-CH_3-H_2O]^-$, 121.0266 $[M-H-HCOOH-C_{10}H_{12}O_4-C_6H_{11}O_5]^-$	尿液、粪便
M8-1	Paeoniflorgenin	11.90	$C_{17}H_{18}O_6$	319.1176 (1)		319.2081 $[M+H]^+$, 197.0805 $[M+H-C_7H_5O_2]^+$, 121.0644 $[M+H-C_{10}H_{13}O_4]^+$		尿液、粪便
P9	Salvianolic acid F	9.89	$C_{17}H_{14}O_6$	ND	313.07176 (0.7)		313.0713 $[M-H]^-$, 269.0788 $[M-H-CO_2]^-$, 159.0425 $[M-H-C_6H_5O_2-CO_2]^-$, 109.0284 $[M-H-C_6H_5O_2-CO_2-2C_2H_2]^-$	尿液、粪便
P10	Calycosin-7-O-β-D-glucoside	10.12	$C_{22}H_{22}O_{10}$	447.1286 (-1)	491.1195 (-2.3)	447.1342 $[M+H]^+$, 285.0742 $[M+H-C_6H_{11}O_5]^+$, 270.0520 $[M+H-C_6H_{11}O_5-CH_3]^+$	491.1157 $[M-H]^-$, 445.1234 $[M-H-HCOOH]^-$, 283.0604 $[M-H-HCOOH-C_6H_{11}O_5]^-$, 268.0341 $[M-H-HCOOH-C_6H_{11}O_5-CH_3]^-$	尿液、粪便

续上表

序号	代谢物	保留时间/min	分子式	[M+H]⁺ (Error, 10^{-6})	[M-H]⁻ (Error, 10^{-6})	碎片离子 正模式	碎片离子 负模式	样品来源
P11	Ecdysterone	10.40	$C_{27}H_{44}O_7$	481.3159 (0.2)	525.3069 (−1.9)	481.3163 $[M+H]^+$, 463.3061 $[M+H-H_2O]^+$, 445.2950 $[M+H-2H_2O]^+$, 427.2835 $[M+H-3H_2O]^+$, 371.2218 $[M+H-3H_2O-CO_2]^+$	525.3063 $[M-H]^-$, 479.2991 $[M-H-HCOOH]^-$, 461.2902 $[M-H-HCOOH-H_2O]^-$, 319.1869 M-H-HCOOH-$C_8H_{17}O_3]^-$, 301.1795 $[M-H-HCOOH-C_8H_{17}O_3-H_2O]^-$, 159.1007	粪便
P12	Danshensu	7.01	$C_9H_{10}O_5$		197.0456 (4.0)		197.8077 M-H$]^-$, 153.0916 $[M-H-CO_2]^-$, 135.0756 $[M-H-CO_2-H_2O]^-$, 123.0096 $[M-H-CO_2-CHOH]^-$	尿液
M12-1	Sulfation of P12	6.16	$C_9H_{10}O_8S$		277.0037 (1.7)		277.0037 $[M-H]^-$, 197.0449 $[M-H-SO_3]^-$, 179.0332 $[M-H-SO_3-H_2O]^-$, 135.0450 $[M-H-SO_3-H_2O-CO_2]^-$, 123.0445 $[M-H-SO_3-CO_2-CHOH]^-$	尿液

续上表

序号	代谢物	保留时间/min	分子式	[M+H]$^+$ (Error, 10^{-6})	[M-H]$^-$ (Error, 10^{-6})	碎片离子		样品来源
						正模式	负模式	
M12-2	Methylation + sulfation of P12	6.56	$C_{10}H_{12}O_8S$		291.0175 (−0.4)		291.0175 [M−H]$^-$, 211.0606 [M−H−SO$_3$]$^-$, 196.0398 [M−H−SO$_3$−CH$_3$]$^-$, 152.0471 [M−H−SO$_3$−CH$_3$−CO$_2$]$^-$, 135.0435 [M−H−SO$_3$−CH$_3$−CO$_2$−H$_2$O]$^-$	尿液
M12-3	Methylation of P12	7.89	$C_{10}H_{12}O_5$		211.0612 (3.2)		211.0612 [M−H]$^-$, 151.0395 [M−H−CH$_3$−CO$_2$]$^-$, 136.0165 [M−H−CH$_3$O−CO$_2$]$^-$	尿液
P13	Cinnamic acid	10.09	$C_9H_8O_2$	149.0597 (−0.7)	147.0804 (0.4)	149.1645 [M+H]$^+$, 131.0502 [M+H−H$_2$O]$^+$, 103.0560 [M+H−HCOOH]$^+$, 77.0414 [M+H−HCOOH−C$_2$H$_2$]$^+$	147.0429 [M−H]$^-$, 129.0136 [M−H−H$_2$O]$^-$, 103.0562 [M−H−CO$_2$]$^-$	尿液、粪便
M13-1	Methylation of Cinnamaldehyde	14.83	$C_{10}H_{10}O$	147.0804 (0.7)		147.0813 [M+H]$^+$, 132.0644 [M+H−CH$_3$]$^+$, 103.0557 [M+H−CH$_3$−CO]$^+$, 77.0414 [M+H−CH$_3$−CO−C$_2$H$_2$]$^+$		尿液

续上表

序号	代谢物	保留时间/min	分子式	[M+H]$^+$ (Error, 10^{-6})	[M−H]$^-$ (Error, 10^{-6})	碎片离子 负模式	样品来源
P14	Rosmarinic acid	11.77	$C_{18}H_{16}O_8$		359.0772 (−1.5)	359.0743 [M−H]$^-$, 197.0423 [M−H−C$_9$H$_7$O$_3$]$^-$, 179.0310 [M−H−C$_9$H$_9$O$_2$]$^-$, 161.0214 [M−H−C$_9$H$_9$O$_2$−H$_2$O]$^-$, 135.0432 [M−H−C$_9$H$_9$O$_2$−CO$_2$]$^-$,	尿液、粪便
M14-1	Glucuronidation of P14	10.32	$C_{24}H_{24}O_{14}$		535.10933 (−3)	535.1060 [M−H]$^-$, 359.0746 [M−H−GluA]$^-$, 197.0412 [M−H−GluA−C$_9$H$_7$O$_3$]$^-$, 179.0739 [M−H−C$_9$H$_9$O$_2$]$^-$, 161.0216 [M−H−C$_9$H$_9$O$_2$−H$_2$O]$^-$	粪便
M14-2	Sulfation of P14	11.51	$C_{18}H_{16}O_{11}S$		439.0341 (−4.9)	439.1599 [M−H]$^-$, 359.0750 [M−H−SO$_3$]$^-$, 179.0334 [M−H−SO$_3$−C$_9$H$_9$O$_4$]$^-$, 161.0235 [M−H−SO$_3$−C$_9$H$_9$O$_4$−H$_2$O]$^-$	尿液

续上表

序号	代谢物	保留时间/min	分子式	[M+H]+ (Error, 10^-6)	[M-H]- (Error, 10^-6)	碎片离子 正模式	碎片离子 负模式	样品来源
P15	Ferulic acid	11.10	$C_{10}H_{10}O_4$	195.0652 (-0.8)	193.0506 (4.9)	195.1135 $[M+H]^+$, 177.0545 $[M+H-H_2O]^+$, 149.1070 $[M+H-HCOOH]^+$, 145.0282 $[M+H-CH_3O-H_2O]^+$, 117.0337 $[M+H-HCOOH-CH_3O]^+$	193.0447 $[M-H]^-$, 178.0276 $[M-H-CH_3]^-$, 149.0571 $[M-H-CO_2]^-$, 134.0377 $[M-H-CH_3-CO_2]^-$	尿液、粪便
M15-1	Hydrolysis of P15	7.91	$C_{10}H_{12}O_5$		211.0612 (4)		211.0603 $[M-H]^-$, 193.0534 $[M-H-H_2O]^-$, 178.0211 $[M-H-CH_3-H_2O]^-$, 134.0383 $[M-H-CH_3-CO_2-H_2O]^-$	尿液
M15-2	Taurine conjugation of P15	8.08	$C_{12}H_{15}NO_6S$	302.0693 (1)		302.1100 $[M+H]^+$, 177.0542 $[M+H-C_2H_5NO_2S-CH_3]^+$, 149.0592 $[M+H-C_2H_5NO_2S-HCOOH]^+$		尿液
M15-3	Sulfation of P15	8.31	$C_{10}H_{10}O_7S$		273.0075 (0.3)		273.0065 $[M-H]^-$, 193.0510 $[M-H-SO_3]^-$, 178.0270 $[M-H-SO_3-CH_3]^-$, 149.0606 $[M-H-SO_3-CO_2]^-$, 134.0373 $[M-H-SO_3-CH_3-CO_2]^-$	尿液、粪便

续上表

序号	代谢物	保留时间/min	分子式	$[M+H]^+$ (Error, 10^{-6})	$[M-H]^-$ (Error, 10^{-6})	碎片离子 正模式	碎片离子 负模式	样品来源
M15-4	Dehydroxymethyl-ene of P15	10.54	$C_9H_8O_3$	165.0546 (−0.3)	163.0401 (8.6)	165.1379 $[M+H]^+$, 147.0441 $[M+H-H_2O]^+$, 119.0499 $[M+H-HCOOH]^+$	163.0345 $[M-H]^-$, 119.0505 $[M-H-CO_2]^-$, 93.0341 $[M-H-CO_2-C_2H_2]^-$	尿液
M15-5	Dimethylation of P15	17.61	$C_{12}H_{14}O_4$	223.0965 (0)	221.0819 (2.8)	223.0892 $[M+H]^+$, 149.0241 $[M+H-2CH_3-CO_2]^+$, 121.0292 $[M+H-2CH_3-CO_2-C_2H_2]^+$	221.0788 $[M-H]^-$, 177.0877 $[M-H-CH_3-CH_3O]^-$, 134.0329 $[M-H-3CH_3-CO_2]^-$	尿液
P16	Salvianolic acid A	11.87	$C_{26}H_{22}O_{10}$	495.1285 (−2.2)	493.11402 (−1.4)	495.2967 $[M+H]^+$, 269.0772 $[M+H-C_{10}H_9O_6]^+$, 251.0683 $[M+H-C_{10}H_9O_6-H_2O]^+$, 223.0754 $[M+H-C_{10}H_9O_6-H_2O-C_2H_2]^+$, 181.0489	493.1205 $[M-H]^-$, 313.0537 $[M-H-C_9H_9O_4]^-$, 295.0610 $[M-H-C_9H_9O_4-H_2O]^-$, 203.0340 $[M-H-C_9H_9O_4-C_6H_5O_2]^-$, 185.0225 $[M-H-C_9H_9O_4-C_6H_5O_2-H_2O]^-$	粪便

续上表

序号	代谢物	保留时间/min	分子式	[M+H]+ (Error, 10⁻⁶)	[M−H]⁻ (Error, 10⁻⁶)	碎片离子 正模式	碎片离子 负模式	样品来源
P17	Salvianolic acid B	12.31	$C_{36}H_{30}O_{16}$	719.1606 (−0.5)	717.1611 (−0.8)	719.3069 $[M+H]^+$, 521.1071 $[M+H-C_9H_9O_5]^+$, 493.1091 $[M+H-C_9H_9O_5-H_2O]^+$, 323.0550 $[M+H-2C_9H_9O_5]^+$, 295.0595 $[M+H-2C_9H_9O_5-H_2O]^+$, 181.0487, 139.0389	717.1489 $[M-H]^-$, 537.1047 $[M-H-C_9H_9O_4]^-$, 519.0931 $[M-H-C_9H_9O_4-H_2O]^-$, 339.0496 $[M-H-2C_9H_9O_4-H_2O]^-$, 321.0388 $[M-H-2C_9H_9O_4-2H_2O]^-$, 295.0600, 279.0284, 185.0234	粪便
M17-1	Lithospermic acid	11.12	$C_{27}H_{22}O_{12}$	539.1184 (0.2)	537.1038 (−2.1)	539.1708 $[M+H]^+$, 521.1086 $[M+H-H_2O]^+$, 341.0675 $[M+H-C_9H_9O_4-H_2O]^+$, 323.0548 $[M+H-C_9H_9O_4-2H_2O]^+$, 295.0604 $[M+H-C_9H_9O_4-CO_2-H_2O]^+$, 251.0713 $[M+H-C_9H_9O_4-2CO_2-H_2O]^+$	537.1039 $[M-H]^-$, 339.0507 $[M-H-C_9H_9O_4-H_2O]^-$, 295.0599 $[M-H-C_9H_9O_2-CO_2-H_2O]^-$	粪便

续上表

序号	代谢物	保留时间/min	分子式	$[M+H]^+$ (Error, 10^{-6})	$[M-H]^-$ (Error, 10^{-6})	碎片离子 正模式	碎片离子 负模式	样品来源
M17-2	Methylation of P17	13.26	$C_{37}H_{32}O_{16}$		731.16176 (−0.1)		731.1641 $[M-H]^-$, 551.1229 $[M-H-C_9H_9O_4]^-$, 533.1109 $[M-H-C_9H_9O_4-H_2O]^-$, 353.0647 $[M-H-2C_9H_9O_4-H_2O]^-$, 335.0546 $[M-H-2C_9H_9O_4-2H_2O]^-$	粪便
M17-3	Dimethylation of P17	14.36	$C_{38}H_{34}O_{16}$		745.1774 (0.4)		745.1822 $[M-H]^-$, 565.1302 $[M-H-C_9H_9O_4]^-$, 547.1261 $[M-H-C_9H_9O_4-H_2O]^-$, 353.0650 $[M-H-2C_9H_9O_4-2CH_3]^-$, 335.0546 $[M-H-2C_9H_9O_4-2CH_3-H_2O]^-$	粪便
P18	Isoliquiritigenin	13.57	$C_{15}H_{12}O_4$		255.0663 (4.6)		255.0679 $[M-H]^-$, 149.0245 $[M-H-C_7H_6O]^-$, 135.0100 $[M-H-C_7H_6O-CH]^-$	尿液

续上表

序号	代谢物	保留时间/min	分子式	$[M+H]^+$ (Error, 10^{-6})	$[M-H]^-$ (Error, 10^{-6})	碎片离子 正模式式	碎片离子 负模式式	样品来源
P19	Salvianolic acid F isomer	13.7	$C_{17}H_{14}O_6$		313.0717 (0.7)		313.0713 $[M-H]^-$, 269.0788 $[M-H-CO_2]^-$, 159.0425 $[M-H-C_6H_5O_2-CO_2]^-$, 109.0284 $[M-H-C_6H_5O_2-CO_2-2C_2H_2]^-$	粪便
P20	Calycosin	13.90	$C_{16}H_{12}O_5$	285.0757 (0.1)	283.0612 (1.9)	285.0762 $[M+H]^+$, 270.0532 $[M+H-CH_3]^+$, 253.0494 $[M+H-CH_3O]^+$, 137.0228 $[1,3A]^+$	283.0606 $[M-H]^-$, 268.0390 $[M-H-CH_3]^-$, 267.0432 $[M-H-O]^-$, 239.0340 $[M-H-O-CO]^-$, 224.0424 $[M-H-O-CO-CH_3]^-$, 148.0134 $[1,3B]^-$	尿液、粪便
M20-1	Glucuronidation of P20	11.09	$C_{22}H_{20}O_{11}$	461.1078 (3.1)	459.0932 (-4.1)	461.2508 $[M+H]^+$, 285.0749 $[M+H-GluA]^+$, 270.1842 $[M+H-GluA-CH_3]^+$	459.1023 $[M-H]^-$, 283.0577 $[M-H-GluA]^-$, 268.0342 $[M-H-GluA-CH_3]^-$	尿液、粪便
M20-2	Sulfation of P20	11.82	$C_{16}H_{12}O_8S$	365.0325 (1.6)	363.0180 (-1.8)	365.0344 $[M+H]^+$, 285.0771 $[M+H-SO_3]^+$, 270.0530 $[M+H-SO_3-CH_3]^+$	363.0153 $[M-H]^-$, 283.0578 $[M-H-SO_3]^-$, 268.0348 $[M-H-SO_3-H_2O]^-$	尿液、粪便

续上表

序号	代谢物	保留时间/min	分子式	$[M+H]^+$ (Error, 10^{-6})	$[M-H]^-$ (Error, 10^{-6})	碎片离子 正模式	碎片离子 负模式	样品来源
M20-3	Glucuronidation of 7, 3, 4-trihydrox-yisoflavon	10.87	$C_{21}H_{18}O_{11}$	447.0922 (−0.9)	445.2102 (0.1)	447.0922 $[M+H]^+$, 271.0594 $[M+H-GluA]^+$	445.2102 $[M-H]^-$, 269.0469 $[M-H-GluA]^-$	尿液
M20-4	Sulfation of 7, 3, 4-trihydrox-yisoflavon	12.84	$C_{15}H_{10}O_8S$		349.0024 (−2.4)		349.0033 $[M-H]^-$, 269.0449 $[M-H-SO_3]^-$, 134.0279 $[M-H-C_7H_3O_2-OH]^-$	尿液、粪便
M20-5	7, 3, 4-trihydrox-yisoflavon	15.49	$C_{15}H_{10}O_5$	271.0601 (−1.5)	269.0456 (2.3)	271.0588 $[M+H]^+$	269.0446 $[M-H]^-$, 134.0286 $[M-H-C_7H_3O_2-OH]^-$	尿液、粪便
M20-6	Dehydroxymethyl-ene of 2, 3-Di-hydrocalycosin	13.7	$C_{15}H_{12}O_4$	257.0808 (0.3)	255.0662 (1.6)	257.0801 $[M+H]^+$, 163.0386 $[M+H-C_6H_5O]^+$, 135.0430 $[M+H-C_7H_4O_2]^+$, 123.0435 $[M+H-C_6H_5O-C_2HO]^+$, 107.0489 $[M+H-C_7H_4O_2-CH_2O]^+$	255.0659 $[M-H]^-$, 149.0228 $[M-H-OH-C_7H_5]^-$, 135.0077 $[M-H-OH-C_8H_7]^-$	尿液、粪便
M20-7	2, 3-Dihydroca-lycosin	18.87	$C_{16}H_{14}O_5$	N	285.0769 (0.6)		285.0799 $[M-H]^-$, 270.0527 $[M-H-CH_3]^-$	尿液

续上表

序号	代谢物	保留时间/min	分子式	$[M+H]^+$ (Error, 10^{-6})	$[M-H]^-$ (Error, 10^{-6})	碎片离子 正模式	碎片离子 负模式	样品来源
P21	Benzoylpaeoniflorin	14.77	$C_{30}H_{32}O_{12}$	602.2232 (0.3)	629.1875 (−3.2)	602.2248 $[M+H]^+$, 445.1546 $[M+H-NH_3-C_7H_5O_2-H_2O]^+$, 427.1412 $[M+H-NH_3-C_7H_5O_2-2H_2O]^+$, 267.0876 $[M+H-NH_3-C_{10}H_{12}O_4-C_7H_5O_2]^+$, 249.0763 $[M+H-NH_3-C_{10}H_{12}O_4-C_7H_5O_2-H_2O]^+$, 179.0716 $[M+H-NH_3-C_7H_5O_2-C_6H_{10}O_5-C_7H_5O-H_2O]^+$	629.1902 $[M-H]^-$, 583.1834 $[M-H-HCOOH]^-$, 431.1351 $[M-H-HCOOH-C_7H_5O_2-CH_3-H_2O]^-$, 165.0534 $[M-H-HCOOH-C_7H_5O-C_6H_{11}O_5-CH_3-H_2O]^-$, 121.0278	粪便
P22	Azelaic acid	15.67	$C_9H_{16}O_4$		187.0976 (7.3)		187.0943 $[M-H]^-$, 143.1077 $[M-H-CO_2]^-$	尿液
P23	Astragaloside IV	16.11	$C_{41}H_{68}O_{14}$	785.4681 (−0.7)	829.4591 (−0.4)	785.4394 $[M+H]^+$, 473.3648 $[M+H-C_6H_{11}O_5-C_5H_9O_5]^+$, 455.3529 $[M+H-C_6H_{11}O_5-C_5H_9O_5-H_2O]^+$, 437.3368 $[M+H-C_6H_{11}O_5-C_5H_9O_5-2H_2O]^+$, 143.1076, 125.0967	829.4641 $[M-H]^-$, 783.4592 $[M-H-HCOOH]^-$	粪便

续上表

序号	代谢物	保留时间/min	分子式	[M+H]+ (Error, 10^{-6}) [M−H]− (Error, 10^{-6})	碎片离子 正模式	负模式	样品来源
P24	Ligustilide	16.50	$C_{12}H_{14}O_2$	$[M-H]^-$ 189.0921 (5.9)		189.0898 $[M-H]^-$, 174.0710 $[M-H-CH_3]^-$, 159.0467 $[M-H-2CH_3]^-$	尿液
P25	Senkyunolide F	17.33	$C_{12}H_{14}O_3$	$[M+H]^+$ 207.1016 (−2.6)	207.1005 $[M+H]^+$, 189.0903 $[M+H-H_2O]^+$, 161.0953 $[M+H-H_2O-CO]^+$		尿液
P26	Astragaloside II	17.35	$C_{43}H_{70}O_{15}$	$[M-H]^-$ 871.4696 (0.3)	827.4980 $[M+H]^+$, 473.3602 $[M+H-C_7H_{11}O_6-C_6H_{11}O_5]^+$, 455.3516 $[M+H-C_7H_{11}O_6-C_6H_{11}O_5-H_2O]^+$, 437.3376 $[M+H-C_7H_{11}O_6-C_6H_{11}O_5-2H_2O]^+$, 175.0592, 157.0490, 143.1068	871.4785 $[M-H]^-$, 825.4697 $[M-H-HCOOH]^-$	粪便
P27	Formononetin	17.17	$C_{16}H_{12}O_4$	$[M+H]^+$ 269.0808 (−0.2) $[M-H]^-$ 267.0663 (3.2)	269.0801 $[M+H]^+$, 254.0503 $[M+H-CH_3]^+$, 237.0528 $[M+H-CH_3O]^+$, 137.0224 $[1,3A]^+$	267.0674 $[M-H]^-$, 252.0435 $[M-H-CH_3]^-$, 251.0341 $[M-H-O]^-$, 223.0399 $[M-H-O-CO]^-$, 208.0517 $[M-H-O-CO-CH_3]^-$, 132.0203 $[1,3B]^-$	尿液、粪便

续上表

序号	代谢物	保留时间/min	分子式	[M+H]+ (Error, 10^{-6})	[M-H]- (Error, 10^{-6})	碎片离子 正模式	碎片离子 负模式	样品来源
M27-1	Ononin	12.65	$C_{22}H_{22}O_9$	431.1336 (0.4)		431.1337 $[M+H]^+$, 269.0825 $[M+H-C_6H_{11}O_5]^+$, 254.0589 $[M+H-C_6H_{11}O_5-CH_3]^+$		粪便
M27-2	Daidzein	13.43	$C_{15}H_{10}O_4$	255.0652 (-1.7)	253.0506 (2.8)	255.0650 $[M+H]^+$, 237.0552 $[M+H-H_2O]^+$, 227.0706 $[M+H-CO]^+$	253.0492 $[M-H]^-$, 133.0290 $[M-H-C_7H_4O_2]^-$	尿液、粪便
M27-3	Glucuronidation of Daidzein	9.34	$C_{21}H_{18}O_{10}$	431.0973 (-0.8)	429.2098 (-0.3)	431.0950 $[M+H]^+$, 255.0643 $[M+H-GluA]^+$	429.2098 $[M-H]^-$, 253.0502 $[M-H-GluA]^-$	尿液、粪便
M27-4	Sulfation of Daidzein	11.39	$C_{15}H_{10}O_7S$	335.0220 (0.7)		335.0229 $[M+H]^+$, 255.0651 $[M+H-SO_3]^+$		尿液
M27-5	Glucuronidation of P27	12.74	$C_{22}H_{20}O_{10}$	445.1129 (-0.6)	443.0984 (-4.7)	445.1148 $[M+H]^+$, 269.0810 $[M+H-GluA]^+$	443.1003 $[M-H]^-$, 267.0618 $[M-H-GluA]^-$, 252.0396 $[M-H-GluA-CH_3]^-$	尿液、粪便
P28	Senkyunolide H or I	17.43	$C_{12}H_{16}O_4$	225.1121 (-1.3)		225.1108 $[M+H]^+$, 179.1054 $[M+H-H_2O-C_2H_5]^+$, 123.0444 $[M+H-H_2O-C_4H_8-CO]^+$		尿液
P29	Senkyunolide G	18.29	$C_{12}H_{16}O_3$		207.1027 (6.3)		207.0992 $[M-H]^-$, 189.0924 $[M-H-H_2O]^-$, 162.8459 $[M-H-H_2O-CO]^-$	尿液

续上表

序号	代谢物	保留时间/min	分子式	$[M+H]^+$ (Error, 10^{-6})	$[M-H]^-$ (Error, 10^{-6})	碎片离子 正模式	碎片离子 负模式	样品来源
P30	Astragaloside I	18.38	$C_{45}H_{72}O_{16}$	869.4893 (−0.9)	913.4802 (−4.4)	869.4902 $[M+H]^+$, 473.3767 $[M+H-C_9H_{13}O_7-GluA]^+$, 455.3501 $[M+H-C_9H_{13}O_7-GluA-H_2O]^+$, 437.3403 $[M+H-C_9H_{13}O_7-GluA-2H_2O]^+$, 157.0489, 143.1057	913.4859 $[M-H]^-$, 869.4863 $[M-H-CO_2]^-$	粪便
P31	Senkyunolide B or C	18.99	$C_{12}H_{12}O_3$		203.0722 (4)		203.0715 $[M-H]^-$, 174.0318 $[M-H-C_2H_5]^-$, 160.0164 $[M-H-CO_2]^-$	尿液
P32	Tanshinone ⅡB	19.44	$C_{19}H_{18}O_4$	311.1277 (−0.3)		311.1280 $[M+H]^+$, 267.1375 $[M+H-CO_2]^+$, 252.1144 $[M+H-CO_2-CH_3]^+$, 237.0906 $[M+H-CO_2-2CH_3]^+$		粪便
P33	Carnosic acid	20.17	$C_{20}H_{28}O_4$		331.1915 (−0.6)		331.1912 $[M-H]^-$, 287.2048 $[M-H-CO_2]^-$, 269.1508 $[M-H-CO_2-H_2O]^-$	尿液

续上表

序号	代谢物	保留时间/min	分子式	$[M+H]^+$ (Error, 10^{-6})	$[M-H]^-$ (Error, 10^{-6})	碎片离子 正模式	负模式	样品来源
P34	Senkyunolide A	21.11	$C_{12}H_{16}O_2$	193.1223 (−1.8)		193.1223 $[M+H]^+$, 165.1275 $[M+H-CO]^+$, 147.1119 $[M+H-CO-H_2O]^+$		尿液
P35	Cryptotanshinone	21.28	$C_{19}H_{20}O_3$	297.1485 (−1)		297.1462 $[M+H]^+$, 282.1265 $[M+H-CH_2]^+$, 279.1380 $[M+H-H_2O]^+$, 251.1438 $[M+H-H_2O-CO]^+$		尿液, 粪便
P36	Tanshinone ⅡA	27.46	$C_{19}H_{18}O_3$	295.1329 (0.5)		295.1311 $[M+H]^+$, 277.1209 $[M+H-H_2O]^+$, 262.0937 $[M+H-CH_3-H_2O]^+$, 249.1275 $[M+H-CH_3-CH-H_2O]^+$, 191.0859, 178.0784		尿液, 粪便

在本节研究中，通过对 MS/MS 碎片信息以及质谱裂解行为进行挖掘，部分化合物之间存在相互转化的关系。如异黄酮类芒柄花素（P27）和毛蕊异黄酮（P20）两个化合物，两者之间具有极为相似的化学结构。仅仅只是毛蕊异黄酮在 B 环上多出一个羟基。因此，这两个化合物在电喷雾离子源（ESI）的作用下，其质谱裂解行为必定存在一定的相似性。研究表明，两者在体内可以通过羟基化及去羟基化反应实现相互转化[20]。在本研究中，我们发现芒柄花素（P27）和毛蕊异黄酮（P20）两者之间的二级碎片及其裂解行为极为相似。通过与两者之间对照品保留时间及 MS/MS 碎片进行匹配，我们构建了芒柄花素（P27）和毛蕊异黄酮（P20）离子裂解图（详见图 3 - 4），从质谱裂解行为的角度证实了两者之间在体内存在相互转化。

在本节研究中，我们首次构建脑心通胶囊在体内的代谢转化途径，揭示了脑心通胶囊在体内的代谢转化反应。研究结果表明，脑心通胶囊所含成分在体内发生多种 I 相（主要包括还原、氧化、羟基化等反应）和 II 相（主要包括葡萄糖醛酸化、硫酸化、甲基化等反应）代谢反应（图 3 - 5 和图 3 - 6）。

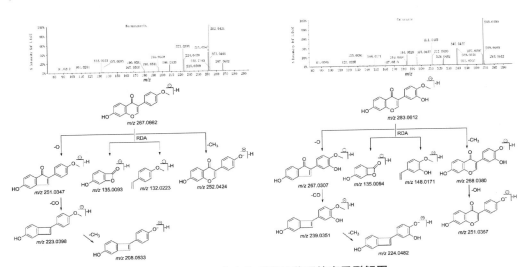

图 3 - 4 芒柄花素和毛蕊异黄酮的离子裂解图

（二）脑心通胶囊尿液及粪便中原型成分定量测定

本节我们采用 UFLC-Q-TOF-MS/MS 液质联用技术，建立了快速、有效的定量方法同时测定 Beagle 犬口服脑心通胶囊后尿液及粪便样品中原型成分的含量。在线性范围 $1 \sim 500$ ng·mL^{-1} 内，线性系数 r 均大于 0.99，精密度试验（$n = 6$）：尿液 $1.91\% \sim 4.42\%$，粪便 $2.64\% \sim 4.54\%$，结果表明该方法准确度良好，符合生物样品要求（表 3 - 51）。

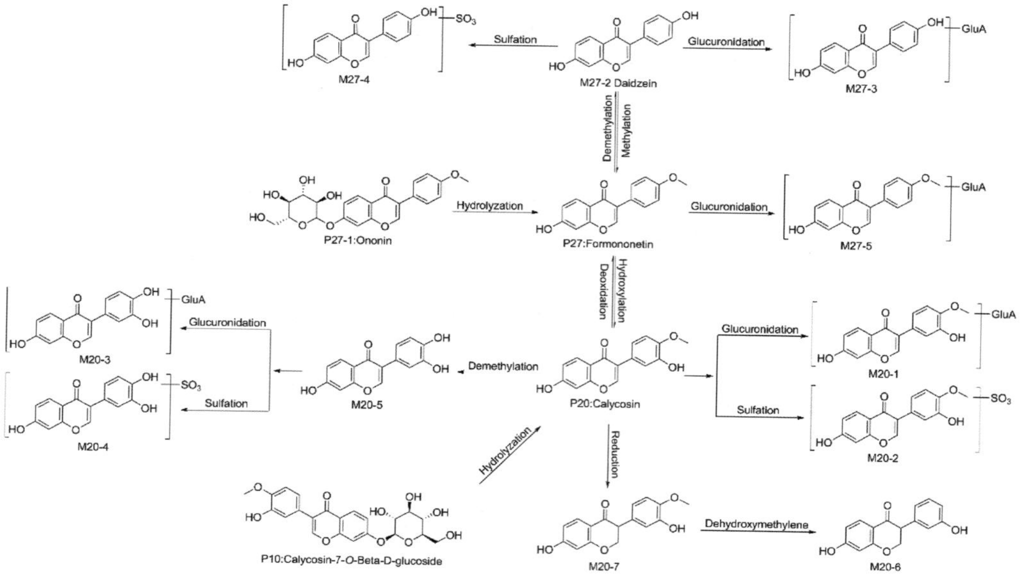

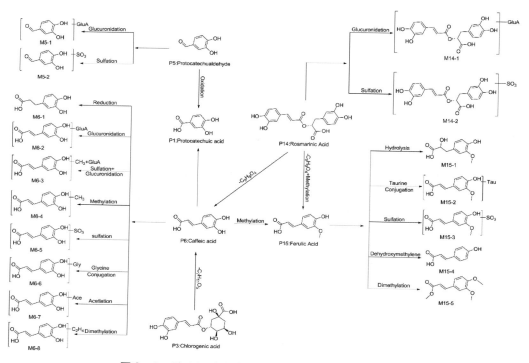

图3-5　脑心通胶囊黄酮类成分在体内代谢转化途径

图3-6　脑心通胶囊酚酸类成分在体内代谢转化途径

表 3－51　生物样品定量线性曲线结果

基　质	名　称	线性曲线	线性系数	日内精密度/%
粪便	羟基红花黄色素 A	$y = 142.34221x + 206.40236$	0.9987	2.62
	绿原酸	$y = 3.48125x - 53.91838$	0.9931	5.69
	苦杏仁苷	$y = 44.08463x + 5.01129$	0.9906	1.91
	芍药苷	$y = 1.99598x + 12.73206$	0.9940	2.68
	咖啡酸	$y = 18.70416x + 314.71634$	0.9932	4.41
	阿魏酸	$y = 459.31021x + 546.16331$	0.9980	4.54
	芒柄花素	$y = 61.92323x + 108.85625$	0.9949	2.41
	迷迭香酸	$y = 11.66538x + 65.22466$	0.9905	2.84
	丹酚酸 B	$y = 1357.21905x + 682.15618$	0.9973	4.68
尿液	苦杏仁苷	$y = 2.47415x - 64.26598$	0.9944	2.20
	芍药苷	$y = 92.81660x + 3.66637$	0.9928	3.27
	咖啡酸	$y = 38.74576x + 398.88911$	0.9934	4.43
	阿魏酸	$y = 471.65178x + 897.97728$	0.9997	5.31
	芒柄花素	$y = 35.26575x + 195.08617$	0.9975	2.88

　　在尿液样品中，同时测定了芍药苷、芒柄花素、咖啡酸、苦杏仁苷和阿魏酸 5 个成分的含量（表 3－52）。在 Beagle 犬口服脑心通胶囊粪便样品中，本研究同时测定了绿原酸、芍药苷、芒柄花素、咖啡酸、迷迭香酸、羟基红花黄色素 A、苦杏仁苷、丹酚酸 B 和阿魏酸 9 个成分的含量（表 3－53）。结果表明，脑心通胶囊在 Beagle 犬尿液和粪便样品中的原型成分分布明显呈现浓度时间依赖关系。在尿液的排泄研究中，芍药苷、咖啡酸、苦杏仁苷、芒柄花素和阿魏酸在 4 h 左右暴露量达到峰值；而在粪便样品中，9 个原型成分在 8～12 h 时间段暴露量达到峰值。值得注意的是：芍药苷和苦杏仁苷在粪便样品中的暴露量显著高于尿液样品，提示在芍药苷和苦杏仁苷这两个成分的排泄中，人体内存在的肠道菌群在这两个化合物的排泄中扮演着至关重要的角色。

（三）研究小结

　　本节研究中，采用 UFLC-Q-TOF-MS/MS 液质联用技术探讨了 Beagle 犬口服脑心通胶囊后尿液及粪便中原型成分及其代谢物分布情况。结果表明，在生物样品中共检测到 36 个原型成分，其中包括 12 个酚酸类、4 个皂苷类、4 个黄酮类、7 个萜类和 9 个其他类化合物以及相应 52 个代谢产物。同时，构建了黄酮类和酚酸类成分在体内的代谢转化途径。结果表明，黄酮类成分主要在生物体内发生Ⅱ相代谢反应；酚酸类成分则在体内发生甲基化、葡萄糖醛酸化等反应。众所周知，药物在体

表 3 - 52　Beagle 犬尿液样品中 5 个成分的含量

序号	化合物/(ng·mL⁻¹)	基质	时间段/h				
			0~4	4~8	8~12	12~24	24~48
1	苦杏仁苷		7.42±2.11	3.33±1.11	1.07±0.38	<LD	<LD
2	芍药苷		12.71±3.72	5.93±1.80	2.68±0.34	1.22±0.06	0.99±0.04
3	咖啡酸	尿液	3.71±0.71	2.83±0.62	1.46±0.36	<LD	<LD
4	阿魏酸		20.53±5.74	12.10±2.35	6.93±1.08	4.18±0.98	2.08±0.44
5	芒柄花素		1.39±0.19	<LD	<LD	<LD	<LD

注：<LD 指低于定量限（下表同）。

表 3 - 53　Beagle 犬粪便样品中 9 个成分的含量

序号	化合物/(ng·mL⁻¹)	基质	时间段/h				
			0~4	4~8	8~12	12~24	24~48
1	羟基红花黄色素 A		1.44±0.09	427.51±226.19	1233.77±199.97	593.03±153.30	6.72±3.03
2	绿原酸		1.53±0.24	2.61±0.43	27.46±22.21	3.14±0.34	1.94±0.26
3	苦杏仁苷		603.26±49.78	1378.33±200.65	1909.92±379.94	1454.21±263.18	733.42±60.99
4	芍药苷		11.00±8.83	24.67±20.10	490.53±196.62	24.72±16.42	2.73±0.12
5	咖啡酸		4.41±0.35	16.31±2.10	45.53±15.93	10.66±2.54	6.67±1.36
6	阿魏酸	粪便	19.79±2.79	68.96±15.44	95.35±9.76	80.96±5.77	35.37±5.33
7	芒柄花素		<LD	<LD	2.00±0.52	1.54±0.32	<LD
8	迷迭香酸		<LD	<LD	6.04±4.13	1.04±0.18	<LD
9	丹酚酸 B		0.96±0.42	237.03±51.95	752.33±94.92	337.98±63.58	71.64±65.36

内的代谢转化对于其安全性及有效性评估尤为重要，而药物在体内药代动力学行为和代谢转化方式对于其发挥药效影响甚大。本研究中，我们首次阐述了脑心通胶囊化学成分在 Beagle 犬体内代谢转化情况，有利于进一步评估其药效物质基础、安全性考察以及临床应用。

　　本节研究中，采用 UFLC-Q-TOF-MS/MS 液质联用技术测定 Beagle 犬口服脑心通胶囊后尿液及粪便中原型成分的含量。结果表明，粪便样品中芍药苷和苦杏仁苷两个成分的含量远高于尿液样品中两者的含量，两者药材分别归属于赤芍和桃仁。研究表明，苦杏仁苷具有显著的神经保护[21]和抗血栓[22]的药理作用；而芍药苷在血栓[23]和帕金森疾病[24]防治中具有很好的作用。芍药苷和苦杏仁苷在体内主要发生水解反应，伴随着糖苷键的断裂，生成脂溶性更强的苷元，易被吸收进入血液中发挥作用。对于肠道微生物，尤其是厌氧菌属，能够产生大量的 β - 葡萄糖醛酸酶，提示体内肠道菌群与糖苷类化合物之间存在着紧密联系。

　　丹酚酸 B、迷迭香酸和绿原酸在粪便样品中暴露量较高，一方面表明这几种化合物在体内的生物利用度较低，另一方面这几种化合物不可避免地与肠道微生物发生相互作用。这提示肠道菌群在药物的体内代谢转化和药理活性中扮演着重要的角色。咖啡酸是绿原酸的主要代谢物，研究表明，相较于其母体绿原酸，咖啡酸具有更为明显的神经保护作用[17]。且咖啡酸在生物样品中的丰度高于绿原酸，提示绿原酸在体内的生物活性可能取决于其代谢转化成分咖啡酸。另一个酚酸类成分阿魏酸，主要进行 Ⅱ 相代谢反应。研究表明，在肠道微生物的作用下，阿魏酸作为前体化合物被释放出来，其进一步在代谢酶的作用下生成阿魏酸 - 4 - O - 硫酸化和阿魏酸 - 4 - O - 葡萄糖醛酸化产物，作为阿魏酸在体内两种重要的代谢产物，研究表明其阿魏酸 - 4 - O - 硫酸酯化代谢物能够降低血压，而阿魏酸本身并不具备该药理活性[25]。这提示阿魏酸在体内扮演着前体角色，在代谢酶的作用下产生具有生物活性的代谢产物。

　　中药的药效是其所含化学成分和代谢物共同作用的结果，间接反映了中药成分复杂、靶点繁多、通路多的药效特点。从生物体内阐述其活性成分及相应的代谢转化对于中药复方的药效物质基础研究和机制探讨至关重要。在本节中，我们探讨了脑心通胶囊在体内的生物转化对药效作用的潜在影响，为临床应用提供了科学依据。

第四节 本 章 总 结

　　脑心通胶囊是在经典名方补阳还五汤的基础之上，加味植物药和动物药，直接打粉制成的现代中药复方制剂。其药效作用良好，且无明显不良反应，故广泛应用于心脑血管疾病的防治。因其组成药味繁多、种类复杂，阐述其药效物质基础很有必要。目前，国内外尚无在体内开展脑心通胶囊活性成分的代谢转化研究。本研究以 Beagle 犬为载体，考察了脑心通胶囊入血成分、非入血成分在体内的代谢转化过程，构建其在体内代谢转化途径并测定其活性成分在体内的含量，以期为脑心通胶囊的安全、有效性评估及其药效物质研究提供理论依据，并进一步指导其临床用药。

　　本研究探讨了实验动物口服脑心通胶囊后血浆、尿液和粪便样品中原型成分及其代谢物的分布情况。首先，对 Beagle 犬血浆样品进行定性检测结果表明，在 Beagle 犬血浆样品中共检测到了 25 个原型成分及相应代谢产物 15 个，并构建了脑心通胶囊入血成分在血浆中的代谢转化途径。与此同时，基于其血浆中原型成分的血药丰度及药理活性，野黑樱苷、隐丹参酮、芍药苷、丹参酮ⅡA、洋川芎内酯 G、阿魏酸 6 个活性入血成分被作为后续药代动力学研究待测分析物。然后，本研究采用 RRLC-QQQ-MS/MS 液质联用技术测定了 Beagle 犬口服脑心通胶囊后血浆中野黑樱苷、隐丹参酮、芍药苷、丹参酮ⅡA、洋川芎内酯 G、阿魏酸 6 种成分的血药浓度，并绘制了药代动力学曲线，得到了 6 种入血成分在体内的药代动力学参数。最后，本研究采用 UFLC-Q-TOF-MS/MS 液质联用技术探讨了 Beagle 犬口服脑心通胶囊后尿液及粪便中原型成分及其代谢物分布情况。结果表明，在生物样品中共检测到了 36 个原型成分，其中包括 12 个酚酸类、4 个皂苷类、4 个黄酮类、7 个萜类和 9 个其他类化合物以及相应 52 个代谢产物，并构建了其相应的代谢转化途径。众所周知，药物在体内的代谢转化对于其安全性及有效性评估尤为关键。而药物在体内药代动力学行为和代谢转化方式对于其发挥药效乃至产生毒性影响甚大。此外，采用 UFLC-Q-TOF-MS/MS 液质联用技术测定了 Beagle 犬口服脑心通胶囊后尿液及粪便中原型成分的含量。为临床应用提供了科学依据，具有理论意义和实用价值。

附录　本章英文缩略词

英文缩略词	中文含义
NXT	脑心通胶囊
ADME	吸收、分布、代谢、排泄
CCVD	心脑血管疾病
UFLC-Q-TOF-MS/MS	超快速液相色谱－串联飞行时间质谱联用分析
RRLC-QQQ-MS/MS	快速液相色谱－串联三重四级杆质谱联用分析
DBS	动态背景扣除
CUR	气帘气
$ISVF$	喷雾电压
DP	去簇电压
CE	碰撞能
CES	碰撞电压差
m/z	质核比
TIC	总离子流图
MRM	多反应离子监测模式
QC	质控样品
AUC	曲线下峰面积
RSD	相对标准偏差
$LLOQ$	定量下限
$T_{1/2}$	半衰期
C_{max}	峰浓度
T_{max}	达峰时间

参考文献

[1] DE CAMPOS M L, PADILHA E C, PECCININI R G. A review of pharmacokinetic parameters of metabolites and prodrugs [J]. Drug metabolism letters, 2014, 7 (2):

105 – 116.

［2］ TERADA T, HIRA D. Intestinal and hepatic drug transporters：pharmacokinetic，pathoPhysiological，and pharmacogenetic roles ［J］. Journal of gastroenterology，2015，50（5）：508 – 519.

［3］ LING Y, CHEN M, WANG K, et al. Systematic screening and characterization of the major bioactive components of poria cocos and their metabolites in rats by LC-ESI-MS（n）［J］. Biomedical chromatography，2012，26（9）：1109 – 1117.

［4］ UNDERHILL G H, KHETANI S R. Advances in engineered human liver platforms for drug metabolism studies ［J］. Drug metabolism and disposition：the biological fate of chemicals，2018，46（11）：1626 – 1637.

［5］ 任素剑，林江，丘志良，等. 中药组分配伍与方剂配伍的相关性研究 ［J］. 辽宁中医杂志，2019，46（4）：711 – 714.

［6］ DINGEMANSE J, THOMASSEN D, MENTINK B H, et al. Strategy to assess the role of（inter）active metabolites in pharmacodynamic studies in-vivo：a model study with heptabarbital ［J］. The Journal of pharmacy and pharmacology，1988，40（8）：552 – 557.

［7］ 汤齐，高霞，耿婷，等. 肠道菌群与中药相互作用的研究进展 ［J］. 中草药，2017，48（17）：3629 – 3635.

［8］ WILSON I D, NICHOLSON J K. Gut microbiome interactions with drug metabolism，efficacy，and toxicity ［J］. Translational research：the journal of laboratory and clinical medicine，2017，179（1）：204 – 222.

［9］ NOH K, KANG Y R, NEPAL M R, et al. Impact of gut microbiota on drug metabolism：an update for safe and effective use of drugs ［J］. Archives of pharmacal research，2017，40（12）：1345 – 1355.

［10］ BRUNKWALL L, ORHO-MELANDER M. The gut microbiome as a target for prevention and treatment of hyperglycaemia in type 2 diabetes：from current human evidence to future possibilities ［J］. Diabetologia，2017，60（6）：943 – 951.

［11］ 赵涛，薛人珲，刘娜，等. 脑心通胶囊的组方分析 ［J］. 光明中医，2012，27（12）：2576 – 2578.

［12］ CHEN H, DONG Y, HE X, et al. Paeoniflorin improves cardiac function and decreases adverse postinfarction left ventricular remodeling in a rat model of acute myocardial infarction ［J］. Drug design, development and therapy，2018，12（2018）：823 – 836.

［13］ YE S, MAO B, YANG L, et al. Thrombosis recanalization by paeoniflorin through the upregulation of urokinasetype plasminogen activator via the MAPK signaling pathway ［J］. Molecular medicine reports，2016，13（6）：4593 – 4598.

［14］ HU P Y, LIU D, ZHENG Q, et al. Elucidation of transport mechanism of paeoniflorin and the influence of ligustilide, senkyunolide I and senkyunolide A on paeoniflorin transport through Mdck-Mdr1 cells as blood-brain barrier in vitro model ［J］. Molecules (Basel, Switzerland), 2016, 21 (3): 300.

［15］ PIAZZON A, VRHOVSEK U, MASUERO D, et al. Antioxidant activity of phenolic acids and their metabolites: synthesis and antioxidant properties of the sulfate derivatives of ferulic and caffeic acids and of the acyl glucuronide of ferulic acid ［J］. J Agric food Chem, 2012, 60 (50): 12312 – 12323.

［16］ RUSSELL W R, SCOBBIE L, CHESSON A, et al. Anti-inflammatory implications of the microbial transformation of dietary phenolic compounds ［J］. Nutrition and cancer, 2008, 60 (5): 636 – 642.

［17］ TARAM F, WINTER A N, LINSEMAN D A. Neuroprotection comparison of chlorogenic acid and its metabolites against mechanistically distinct cell death-inducing agents in cultured cerebellar granule neurons ［J］. Brain research, 2016, 1648 (Pt A): 69 – 80.

［18］ LU L, ZHANG S, LI C, et al. Cryptotanshinone inhibits human glioma cell proliferation in vitro and in vivo through SHP-2-dependent inhibition of STAT3 activation ［J］. Cell death & disease, 2017, 8 (5): e2767.

［19］ SHENG S, WANG J, WANG L, et al. Network pharmacology analyses of the antithrombotic pharmacological mechanism of fufang xueshuantong capsule with experimental support using disseminated intravascular coagulation rats ［J］. Journal of ethnopharmacology, 2014, 154 (3): 735 – 744.

［20］ SHI J, ZHENG L, LIN Z, et al. Study of pharmacokinetic profiles and characteristics of active components and their metabolites in rat plasma following oral administration of the water extract of Astragali radix using UPLC-MS/MS ［J］. Journal of ethnopharmacology, 2015, 169 (2015): 183 – 194.

［21］ CHENG Y, YANG C, ZHAO J, et al. Proteomic identification of calcium-binding chaperone calreticulin as a potential mediator for the neuroprotective and neuritogenic activities of fruit-derived glycoside amygdalin ［J］. The journal of nutritional biochemistry, 2015, 26 (2): 146 – 154.

［22］ LIU L, DUAN J A, TANG Y, et al. Taoren-Honghua herb pair and its main components promoting blood circulation through influencing on hemorheology, plasma coagulation and platelet aggregation ［J］. Journal of ethnopharmacology, 2012, 139 (2): 381 – 387.

［23］ YE S, MAO B, YANG L, et al. Thrombosis recanalization by paeoniflorin through the upregulation of urokinasetype plasminogen activator via the MAPK signaling pathway [J]. Molecular medicine reports, 2016, 13 (8): 4593 – 4598.

[24] ZHENG M, LIU C, FAN Y, et al. Neuroprotection by paeoniflorin in the MPTP mouse model of Parkinson's disease [J]. Neuropharmacology, 2017, 116 (2017): 412 – 420.

[25] VAN RYMENANT E, VAN CAMP J, PAUWELS B, et al. Ferulic acid-4-O-sulfate rather than ferulic acid relaxes arteries and lowers blood pressure in mice [J]. The journal of nutritional biochemistry, 2017, 44 (2017): 44 – 51.

第四章

气虚血瘀证动物模型的建立及其
在脑心通胶囊联合用药中的应用

第一节　引　言

（一）血瘀症概述

随着人口老龄化的加剧，心脑血管疾病的发病率逐年上升[1]。血瘀症是中医临床常见症候之一，可见于心脑血管疾病的不同发展阶段。临床上，许多已患或有潜在心脑血管疾病的患者，都有血瘀的现象。血瘀症是一种高聚、高黏、高凝的病理状态，本质是血液循环和微循环障碍，血栓形成、血液流变学异常等[2]。近半个世纪以来，关于血瘀症的研究越来越受到中西医学者的重视，其研究也越来越深入。血瘀可由外邪内伤所致，其病因病机主要可分为寒邪、外伤、郁怒、气虚等[3]。生活节奏的加快和生活压力的增大，使得多数现代人容易过度劳累，加之饮食不节等各方面原因，容易引发气虚血瘀型疾病。

中医理论认为，气是人体赖以进行生命活动的基础物质，气为血之帅，气能行血，气虚则不能充分推动血液运行，以致血行不畅而瘀滞；血为气之母，血能生气，血瘀则脏腑失养、生气乏源，亦能致使气虚[4]。气虚与血瘀，往往同时并存，二者密不可分，相互影响。中医学认为，胸痹和中风大多属于气虚血瘀症。气虚血瘀症，是指既有气虚之象，同时又兼有血瘀的症候。生活方式的改变致使气虚血瘀已成为大多数现代人的体质特征[5]。气虚血瘀症作为现代人群的一个突出的体质病理学特征，是许多疾病共有的病机特点。在临床上，气虚血瘀症常见于老年人的心脑血管疾病，如冠心病、脑卒中等。王阶等对 324 个患有冠心病的患者进行调查研究，发现气虚和血瘀是冠心病的最主要症候要素[6]。

（二）气虚血瘀症动物模型的研究

建立合适的动物模型对于疾病发生发展及药物的药效研究至关重要。深入研究复方中药的药效，需要选择合适的整体药理动物模型以反映其药效的整体性特点。脑心通胶囊的功效为益气活血、化瘀通络，用于气虚血滞、脉络瘀阻所致中风，以及脑梗塞、冠心病心绞痛等。故本研究以中医理论为指导，以气虚血瘀模型进行脑心通胶囊的药效学研究。如何在实验动物身上更加贴近临床地复制出气虚血瘀症模型，是备受关注的问题。近年来，随着对气虚血瘀症的不断深入研究，学者们也随之制作了大量气虚血瘀症动物模型。

目前，制作"气虚血瘀症"动物模型的方法较多，主要可分为单因素造模方法和多因素结合造模方法。常见的单因素造模方法主要为单纯的力竭运动，如力竭游泳和跑步等。张红宇等选用 Wistar 大鼠游泳 2 周，模拟极度劳倦导致气虚证发生的过程，建立气虚血瘀症大鼠模型[7]。该方法所得模型能够模拟"气虚"导致"血瘀"的过程，但是模型大鼠未能完全反映出气虚血瘀症的临床特点，如模型动物未出现舌紫暗等血瘀症的临床表现，且模型动物恢复快，未能很好地贴近临床实际。

多因素结合的造模方法，又可分为病因造模、结合现代病理因素造模及病症结合造模这 3 种类型。根据病因进行造模，主要是综合力竭运动、饮食不节、寒湿、惊恐等因素进行模型制备。庞树玲等采用饥饿（摄食正常 1/3 量）、疲劳及寒凉（14～16 ℃凉水中游泳）等综合因素施加于 Wistar 大鼠，得到气虚血瘀症大鼠[8]。结果显示动物造模后出现了血液的低黏状态，该现象与血瘀特点不符，未能很好地反映气虚血瘀症的临床特征。此外，该方法存在着人为干扰因素较多、模型结果重复性差等缺点。

结合现代病理因素造模，是指在病因造模的基础上结合血瘀症病理因素进行造模。蔡光先等采用力竭游泳结合皮下注射肾上腺素的方法制备得到气虚血瘀症模型，该方法所得模型大鼠血液流变学参数均升高[9]。该类方法能够模拟出气虚血瘀症，但气虚血瘀状态维持时间短，模型动物易于自然恢复，且动物对药物反应存在个体差异，导致模型稳定性低，实验结果难以重复。

病症结合造模方法，指的是在中医病因病机的基础上又复合了现代医学疾病的造模方式。王健等选用中老年大鼠，用饥饿（控制基础饲料量）、高脂饮食（灌以脂肪乳剂）、劳累（游泳）及结扎左侧颈总动脉制备得到缺血性中风气虚血瘀症动物模型，模型大鼠出现脑水肿明显及偏瘫症状，血液呈高度浓、黏、凝、聚状态，认为符合临床特征[10]。但该类造模方法存在明显不足之处：在多因素造模的基础上再造疾病模型，易造成动物死亡率高，实验可行性差。

因此，探索一种操作简单、模型动物死亡率低、重复性、稳定性好，且症候特征持续时间长，贴近临床实际的气虚血瘀症动物模型的构建方法具有重大意义。

（三）心脑血管疾病常用化学药概述

心脑血管疾病的治疗是需要全世界携手攻克的难题之一。1970 年以来，冠心病的死亡率开始在一些发达国家和地区呈稳步下降趋势，如西欧地区、北美地区、日本等地[11]。目前，越来越多不同种类的化学药物用于冠心病的临床治疗。例如，他汀类药物，为 3－羟基－3－甲基戊二酰辅酶 A（HMG-CoA）还原酶抑制剂，由于其显著的降脂效果，在降低冠心病患者的发病率和死亡率方面作出了巨大贡献[12-13]。其中，阿托伐他汀（Atorvastatin），商品名为立普妥（Lipitor），为第三代他汀类新药，常用于动脉粥样硬化和血脂异常的治疗[14]。然而，长期服用他汀类药物存在着横纹肌溶解[15]、肝功能异常[16]等不良反应。

抗血小板类药物的出现可以说是血栓性心脑血管疾病治疗的一座里程碑，该类药物用于治疗这些疾病的初级和二级预防策略[17]。其中，阿司匹林和氯吡格雷是最为常用的抗血小板药物，在心脑血管病的防治上广泛使用，但在某些患者中容易发生阿司匹林和氯吡格雷抵抗[18-19]。替格瑞洛（Ticagrelor），商品名为倍林达（Brilinta），是继阿司匹林、氯吡格雷后研发的一种新型口服抗血小板聚集药物，是不需肝脏激活的活性药物，临床上主要用于治疗急性冠脉综合征，疗效优于氯吡格雷。因其起效快、作用强，被国内外多个指南列入一线推荐药。但有报道称，患者服用替格瑞洛后，出现出血[20]、呼吸困难[21]以及缓慢型心律失常[22]等不良反应。

（四）脑心通胶囊及其联合用药研究概况

不同于化学药物，传统中药由于能多靶点起效，且副作用较少，在心脑血管疾病防治中使用已久[23-24]。脑心通胶囊（Naoxintong capsule，NXT）是在补阳还五汤的基础上，加入其他一些活血化瘀药等组成的现代中药方剂，由黄芪、丹参、当归、川芎、桃仁、红花、乳香（炙）、没药（炙）、赤芍、鸡血藤、桑枝、牛膝、桂枝、全蝎、水蛭、地龙等16味中药组成，具有益气活血、化瘀通络的功效，自1993年上市以来，广泛应用于临床治疗冠心病心绞痛和脑卒中等心脑血管疾病[25]。

大量基础研究表明，脑心通胶囊具有抗凝、舒张血管、增加血流速度的作用[26]，能够保护血管内皮功能[27]，具有降脂作用，能够抗动脉粥样硬化，稳定易损斑块[28]。此外，脑心通胶囊还具有减少血小板的黏附、聚集作用，抗炎及抗血栓作用[29]；对心肌缺血再灌注损伤具有明显的保护作用[30]。

联合用药的药物相互作用可分为药动学、药效学两个方面。其中，药动学主要体现在两种或两种以上的药物在体内的吸收、分布、代谢和消除过程的相互影响；而药效学可表现为协同、相加、无关、拮抗4种作用[31]。现有国内外文献中，关于脑心通胶囊的联合用药主要分为以下几类：与他汀类药物、抗血小板类西药用于心脑血管疾病的治疗，如脑心通胶囊联合阿托伐他汀、阿司匹林、氯吡格雷等用于脑梗死、心绞痛的治疗；与西汀类药物联合应用于抑郁症的改善；与甲钴胺药物联合用于干预糖尿病神经病变。除了与西药联合使用外，脑心通胶囊还与中药联合应用，如脑心通胶囊联合丹红注射液用于治疗急性脑梗死、不稳定型心绞痛等。临床大都显示其他药物联合脑心通胶囊后对治疗效果有着更好地改善作用[32]。

脑心通胶囊作为中药大品种之一，在实际的临床应用中由于心脑血管疾病等的用药复杂性，经常与常用的西药进行联合用药。研究脑心通胶囊与其他药物联合使用可能发生的药物相互作用，对于更好地指导临床合理用药以及保证临床用药的安全性和有效性具有非常重要的意义。

（五）本章主要研究内容

我们以脑心通胶囊为研究载体，利用慢性气虚血瘀大鼠模型，研究其与他汀类、抗血小板类西药联合使用的相互作用，旨在更好地指导心脑血管疾病的临床合理用药。本章主要从以下两个方面开展研究：

1．动物模型的构建与评价

本研究从长期慢性这个角度，在对大鼠高脂喂养的基础上结合力竭游泳，模拟了现代人饮食不节、过度劳累所致气虚血瘀的发生发展过程，构建了气虚血瘀症大鼠模型，用于评价益气活血类中药的药效。结果显示：所得模型大鼠能够呈现出中医临床上气虚血瘀的敏感表征，生化指标显示该模型大鼠出现能量代谢紊乱、氧化应激、脂质代谢异常、机体炎症反应、免疫应答功能失调等症状。此外，模型大鼠内皮功能紊乱，血小板活化因子含量显著升高，毛细管凝血时间显著缩短，体现出血瘀症状。该模型具有成功率高、稳定性好等特点，可用于药物治疗气虚血瘀型心脑血管疾病疗效的考察，对中药多靶点综合作用的评价具有较高应用价值。

2．脑心通胶囊单独用药、联合用药、替换用药研究

（1）单独用药：实验结果显示脑心通胶囊具有降脂、抗炎、肝肾保护作用，对氧化应激、免疫调控、内皮功能、心肌酶、全血黏度、外源性凝血功能等均具有显著的改善效果，表明其对心脑血管疾病的发生发展起到防治作用。与两个阳性药物比较，脑心通胶囊在降脂方面和肝肾功能方面的药效显著优于替格瑞洛；在肝肾功能方面的药效显著优于阿托伐他汀。

（2）联合用药：实验结果显示脑心通分别联合替格瑞洛、阿托伐他汀用药，均对上述各方面有显著的改善作用。并且，在脂质代谢、免疫应答、肝功能、内皮功能方面的调节上，能够体现出联合用药的协同作用效果。

（3）替换用药：实验结果显示脑心通替换替格瑞洛、阿托伐他汀对上述各方面具有一定的改善作用。替换用药在上述各方面均与单独使用化学药物无显著差别，在氧化应激调节方面比单独使用化学药物更具优势。

本章研究中，脑心通胶囊对各药效指标均有改善作用，提示其适用于心脑血管疾病慢性患者长期用药，能够对患者机体起到较全面的调控作用，发挥整体疗效。此外，脑心通胶囊联合替格瑞洛、阿托伐他汀等药物使用，能够在脂质代谢、肝功能等方面起到更好的疗效；脑心通胶囊替换用药能够在一定程度上维持化学药物疗效，并可降低长期使用化学药物的副作用，为临床科学用药提供了实验依据。

第二节　大鼠慢性气虚血瘀模型的构建与评价

气虚血瘀症，是中医临床诸多疾病中的常见症候，多见于老年人的心脑血管疾病[33]。本证虚中夹实，以气虚与血瘀症同时并见为特点。构建稳定、可重复且能够全面反映气虚血瘀症临床特征的动物模型，具有重大意义。本研究从结合病因造模入手，根据"肥甘厚味伤脾损气""劳则气耗"等中医理论，给予动物长期慢性高脂饮食，碍胃而伤脾，既可减少其生气之源，又可助生痰湿导致瘀血证的发生[34]；力竭游泳以增加其正气消耗，"气为血之帅"，气虚则无力推动血液运行，经脉之血则停滞淤积形成瘀血[35]。本研究采用高脂饲料喂养 SD 大鼠，并进行力竭游泳，建立慢性气虚血瘀大鼠模型，且基于不同的生化指标，全面系统地阐明了该模型的特点。

【实验材料】

（一）实验动物

SD 雄性大鼠 130 只，体重 220～260 g，SPF 级，由广东省医学实验动物中心提供。实验动物使用许可证号：SYXK（粤）2013 - 0002。

（二）实验仪器

BS - 3000A 电子分析天平（上海友声衡器有限公司）；Morris 水迷宫水池（水深 40 cm，直径 160 cm，高 50 cm，水温 19～21 ℃）；毛细管；秒表；Labsystems Finnpipette 100 μL 单道移液器；Thermo 50 μL 8 道移液器；HH - 4 数显恒温水浴锅（国华电器有限公司）；华东电子 DG5033A 酶标仪（南京华东电子集团医疗装备有限责任公司）；DS - 261 全自动生化分析仪（江苏英诺华医疗技术有限公司）；UNICO - UV2000 分光光度计［尤尼柯（上海）仪器有限公司］；KDC - 2046 低速冷冻离心机（科大创新股份有限公司中佳分公司）。

（三）药品与试剂

戊巴比妥钠（德国默克，批号：150828）。

【实验部分】

(一) 实验环境

实验大鼠饲养在广东省医学实验动物中心 SPF 级动物房，饲养温度为 20 ~ 26 ℃，湿度为 40% ~ 70%。试验期间，动物饲养所用的相应饲料均由广东省医学实验动物中心提供，动物自由进食饮水。

(二) 大鼠慢性气虚血瘀模型的构建

SD 大鼠随机分成空白对照组（$n = 10$）和模型组（$n = 120$）。模型组大鼠以高脂饮食持续喂养 8 周后，每天进行一次力竭游泳，游泳至大鼠出现自然沉降 10 s，游泳水温为 19 ℃，且游泳后不予擦拭水迹和保温措施。连续力竭游泳 16 天，其间持续给予高脂饲料喂养，最后一次造模结束后，2 组大鼠均禁食不禁水 12 h。次晨，上述两组大鼠按 0.15 mL/100 g 体重腹腔注射 3% 戊巴比妥钠麻醉后眼眶静脉窦采血，一部分血样用于测定毛细管凝血时间，另一部分血样室温静置约 30 min，然后进行 10 min 转速为 3000 r/min 的离心，取血清。血样处理及检测全部按照标准规程进行。

(三) 大鼠慢性气虚血瘀模型的评价

1. 表征观察

造模结束观察大鼠是否出现气虚血瘀症状[36]，①气虚症状：精神萎靡，四肢蜷缩，活动性差，倦怠嗜睡；食欲不振，粪便稀溏；毛发稀疏、脱落，干燥无彩；听到特殊声响易惊，颤抖。②血瘀症状：实验大鼠舌质较对照组明显暗淡绛紫；尾部自尖至根出现不同程度青斑或皮下瘀紫；眼球较对照组更鲜红或转为暗红；后肢多见行动迟缓艰难。

2. 生化指标检测

取 500 μL 血清样本，采用全自动生化分析仪检测谷丙转氨酶（alanine transaminase，ALT）、谷草转氨酶（aspartate transaminase，AST）、肌酐（creatinine，Cr）、尿素氮（blood urea nitrogen，BUN）、尿酸（uric acid，UA）、总胆固醇（total cholesterol，TC）、低密度脂蛋白胆固醇（low density lipoprotein cholesterol，LDL-C）、高密度脂蛋白胆固醇（high density lipoprotein cholesterol，HDL-C）、甘油三酯（triglyceride，TG）、乳酸脱氢酶（lactic dehydrogenase，LDH）、肌酸激酶同工酶（creatine kinase – MB，CK-MB）；分别取 20 μL、25 μL 血清样本利用比色法检测超氧化物歧化酶（superoxide dismutase，SOD）、丙二醛（methane dicarboxylic aldehyde，

MDA）；各取 40 μL 血清样本利用酶联免疫方法检测白介素 – 1β（Interleukin-1β，IL-1β）、白介素 – 6（Interleukin-6，IL-6）、白介素 – 8（Interleukin-8，IL-8）、肿瘤坏死因子 – α（Tumour necrosis factor-α，TNF-α）、补体 3（Complement component 3，C3）、免疫球蛋白 A（Immunoglobulin A，IgA）、免疫球蛋白 G（Immunoglobulin G，IgG）、免疫球蛋白 M（Immunoglobulin M，IgM）、血小板活化因子（Platelet activating factor，PAF）、内皮素 – 1（Endothelin-1，ET-1）、前列环素（Prostacyclin-2，PGI-2）、血栓素（Thromboxane，TXA2），以上操作均严格按照各类试剂盒（南京建成生物工程研究所）使用说明书进行。

3. 数据处理

数据均采用"均值 ± 标准差"呈现，组间差异统计采用 t 检验，SPSS 19.0 软件实现，P 值小于 0.05 或 0.01 认为具有统计学意义。

【实验结果】

（一）大鼠表征观察

气虚症状：精神萎靡，倦怠嗜睡，四肢蜷缩，活动性差，攻击性、对抗性行为减少或消失（图 4 – 1）。

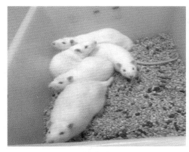 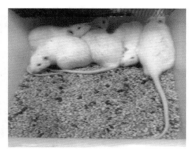

空白组　　　　　　　　　　　　模型组

图 4 – 1　模型大鼠气虚表征

血瘀症状：模型大鼠舌质较对照组明显绛紫暗（图 4 – 2）。

（二）生化指标检测

1. 能量代谢

乳酸是糖酵解的终产物。乳酸脱氢酶是一种糖酵解酶，能催化乳酸与丙酮酸之间的相互转化。如表 4 – 1 所示，模型组大鼠的乳酸含量与乳酸脱氢酶活力均显著升高（$P < 0.05$，$P < 0.01$），提示模型组大鼠力竭游泳后，能量代谢不足，糖代谢

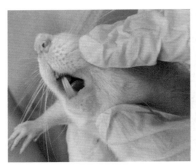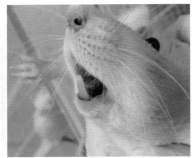

空白组   模型组

图 4 - 2　模型大鼠血瘀表征

进行到无氧酵解阶段，机体产生大量乳酸，使得机体处于倦怠状态，能量代谢的不足是气虚的典型表现。

表 4 - 1　大鼠 LD、LDH 检测结果

组别	LD /（mmol · L^{-1}）	LDH /（U · L^{-1}）
空白	5. 66 ± 1. 29	4429. 10 ± 765. 32
模型	6. 71 ± 1. 28 *	5080. 36 ± 598. 29 **

注：与空白组比较，$^*P<0.05$，$^{**}P<0.01$。

2. 氧化应激

SOD 是清除自由基的首要物质，是人体内最主要的抗氧化酶。近年来研究发现，中医虚证与 SOD 的活性下降关系密切[37]。MDA 是生物体内自由基作用于脂质形成的氧化终产物，可体现机体内脂质过氧化的程度，并可间接表征细胞的损伤程度。如表 4 - 2 所示，模型组大鼠的 SOD 活力显著降低（$P<0.01$），MDA 含量显著升高（$P<0.05$），表明机体处于自由基代谢失衡状态，机体自由基清除能力下降，自由基的增多加重机体的过氧化损伤，机体虚损程度较重。

表 4 - 2　大鼠 SOD、MDA 检测结果

组别	SOD/（U · mL^{-1}）	MDA/（nmol · mL^{-1}）
空白	298. 69　± 14. 30	7. 71 ± 0. 71
模型	273. 86　± 28. 79 **	9. 67 ± 2. 50 *

注：与空白组比较，$^*P<0.05$，$^{**}P<0.01$。

3. 心肌酶

CK-MB 来源于心肌，是常用于辅助诊断急性心肌梗塞的重要指标。如表 4 - 3

所示，模型组大鼠的 CK-MB 含量显著升高（$P < 0.05$），表明长时间的力竭运动导致模型大鼠耗能严重，心肌细胞出现损伤。

表 4 - 3　大鼠 CK-MB 检测结果

组别	CK-MB/（ng·mL^{-1}）
空白	1.65 ±0.39
模型	2.02 ±0.53*

注：与空白组比较，*$P < 0.05$。

4. 炎症反应

IL-1β、TNF-α、IL-6 和 IL-8 是常见的促炎细胞因子，在许多炎性反应性疾病发生发展中起着重要作用。如表 4 - 4 所示，模型组大鼠 IL-1β、TNF-α、IL-6 和 IL-8 含量均显著升高（$P < 0.01$ 或 $P < 0.05$），提示模型大鼠出现炎症反应。

表 4 - 4　大鼠炎症因子检测结果

组别	IL-1β/（ng·L^{-1}）	TNF-α/（ng·L^{-1}）	IL-6/（ng·L^{-1}）	IL-8/（ng·L^{-1}）
空白	13.54 ±2.36	187.74 ±18.20	29.93 ±1.60	7.87 ±2.33
模型	15.57 ±2.27**	247.32 ±48.71**	33.90 ±4.07**	9.85 ±2.64*

注：与空白组比较，*$P < 0.05$，**$P < 0.01$。

5. 免疫应答

IgA、IgM、IgG 是机体发挥特异性体液免疫的球蛋白，补体 C3 是介导机体免疫反应的重要物质。如表 4 - 5 所示，模型组大鼠 IgA、IgM、IgG、C3 含量均显著升高（$P < 0.01$ 或 $P < 0.05$），表明模型大鼠免疫应答上调。

表 4 - 5　大鼠免疫应答情况

组别	IgA/（μg·mL^{-1}）	IgM/（μg·mL^{-1}）	IgG/（mg·mL^{-1}）	C3/（mg·mL^{-1}）
空白	644.38 ±167.10	178.31 ±33.13	7.10 ±1.27	1.53 ±0.27
模型	788.50 ±152.64**	210.37 ±41.25**	8.67 ±2.40*	1.75 ±0.30*

注：与空白组比较，*$P < 0.05$，**$P < 0.01$。

6. 肝肾功能

ALT、AST 常用于临床上肝功能的检测，Cr、BUN 常用于临床上肾功能的检测。如表 4 - 6 所示，模型组大鼠 ALT、AST、Cr、BUN 均显著升高（$P < 0.01$，

$P < 0.05$），表明模型大鼠出现肝脏以及肾脏的功能障碍。

表 4 - 6　大鼠肝肾功能检测结果

组别	ALT/$(U \cdot L^{-1})$	AST/$(U \cdot L^{-1})$	Cr/$(\mu mol \cdot L^{-1})$	BUN/$(mmol \cdot L^{-1})$
空白	32.67 ± 3.76	117.69 ± 30.67	30.57 ± 6.80	4.21 ± 0.99
模型	$89.53 \pm 18.92^{**}$	$232.15 \pm 34.95^{**}$	$39.47 \pm 13.88^{*}$	$6.74 \pm 1.80^{**}$

注：与空白组比较，$^{*}P < 0.05$，$^{**}P < 0.01$。

7. 脂质代谢

TG、TC、LDL-C、HDL-C 等血脂指标的检测已成为冠心病必不可少的诊断手段。如表 4 - 7 所示，模型组大鼠 TG、TC、LDL-C 含量显著升高（$P < 0.05$ 或 $P < 0.01$），HDL-C 含量显著降低（$P < 0.01$），表明模型大鼠脂代谢出现异常。

表 4 - 7　大鼠脂质代谢情况

组别	TG/$(mmol \cdot L^{-1})$	TC/$(mmol \cdot L^{-1})$	HDL-C/$(mmol \cdot L^{-1})$	LDL-C/$(mmol \cdot L^{-1})$
空白	3.47 ± 0.98	2.98 ± 0.84	0.94 ± 0.21	0.53 ± 0.20
模型	$4.03 \pm 0.80^{*}$	$3.81 \pm 0.73^{**}$	$0.56 \pm 0.16^{**}$	$0.91 \pm 0.25^{**}$

注：与空白组比较，$^{*}P < 0.05$，$^{**}P < 0.01$。

8. 内皮功能

血管活性物质失衡是气虚血瘀的物质基础。ET-1 是目前内源性作用最强的血管收缩肽[38]。TXA2 促进血小板聚集，而 PGI2 扩张血管和抗血小板聚集。TXA2 和 PGI2 平衡失调，会导致血栓形成[39]。如表 4 - 8 所示，模型组大鼠 ET-1 含量显著升高（$P < 0.01$），PGI2 含量显著降低（$P < 0.05$），TXA2 含量显著升高（$P < 0.01$），表明模型大鼠血管内皮受到损伤，血管舒缩功能出现障碍，容易出现血栓。

表 4 - 8　大鼠内皮功能情况

组别	ET-1/$(ng \cdot L^{-1})$	PGI2/$(ng \cdot L^{-1})$	TXA2/$(pg \cdot mL^{-1})$
空白	53.48 ± 8.20	144.96 ± 29.58	160.72 ± 11.93
模型	$86.70 \pm 13.71^{**}$	$119.92 \pm 29.44^{*}$	$181.54 \pm 22.74^{**}$

注：与空白组比较，$^{*}P < 0.05$，$^{**}P < 0.01$。

9. 血小板活化因子

PAF 是迄今发现的最具强烈活性的脂类介质，具有强烈的促血小板聚集和释放作用,在促进动脉粥样硬化、血栓形成以及缺血再灌注损伤过程中发挥着重要作用[40]。如表4-9所示,模型组大鼠PAF含量显著升高($P < 0.05$),表明模型大鼠血小板聚集增强,血栓形成概率显著增大。

表4-9　大鼠PAF检测结果

组别	PAF/(ng·mL^{-1})
空白	2.61 ± 0.54
模型	2.94 ± 0.47*

注:与空白组比较,*$P < 0.05$,**$P < 0.01$

10. 凝血时间

凝血时间延长常见于凝血因子缺乏、肝脏疾病、血抗凝物质增多等,凝血时间缩短常见于血液呈高凝状态及血栓性疾病。如表4-10所示,模型组大鼠毛细管凝血时间显著缩短($P < 0.01$),表明模型大鼠血液处于高凝高粘状态,大鼠出现血瘀症状。

表4-10　大鼠毛细管凝血时间检测结果

组别	毛细管凝血时间/s
空白	293.70 ± 60.75
模型	144.53 ± 71.53**

注:与空白组比较,*$P < 0.05$,**$P < 0.01$。

(三) 小结

气虚血瘀大鼠模型的制作方法多种多样,其中,多因素结合的造模方法居多,主要是力竭运动、饮食不节、惊恐、寒湿等,此类造模方法均存在人为干扰因素多、稳定性低、动物死亡率高、实验结果难以重复等缺点。本研究采用高脂饲喂大鼠8周后,进行为期16天的力竭游泳,建立慢性气虚血瘀大鼠模型。该模型造模过程符合中医理论,实验操作简单可行,实验结果表明模型大鼠能够呈现出中医临床气虚血瘀的敏感表征,如气虚的敏感表征(倦怠嗜睡、精神委顿、四肢蜷缩、活动性差等),以及血瘀的敏感表征(舌质较对照组明显绛紫暗)。此外,对模型组大鼠进行生化指标检测,结果表明其糖代谢紊乱,能量代谢不足,氧化应激、脂质代谢异常,机体炎症反应、免疫应答功能失调,均体现出气虚症状。模型大鼠内皮功能紊乱,PAF含量显著升高,毛细管凝血时间显著缩短,均体现出血瘀症状。表明造模成功。

总之,本研究建立的慢性气虚血瘀大鼠模型在能量代谢、氧化应激、炎症反应、免疫应答、内皮功能、脂质代谢、肝肾功能及血流变等各个方面均发生显著变化，为后续药理研究提供了技术支撑。

第三节　脑心通胶囊与阿托伐他汀及替格瑞洛
联合用药研究

临床上治疗冠心病等复杂疾病，单一药物治疗有一定的局限性，一般都需要进行联合用药。联合用药的相互作用主要包括药动学、药效学两个方面。其中，药动学是指药物在体内的吸收、分布、代谢和消除过程；而药效学可表现为协同、相加、无关、拮抗4种作用。本研究主要选择阿托伐他汀及替格瑞洛这两种极具代表性的临床治疗冠心病的化学药物，研究它们与脑心通胶囊联合使用的药效相互作用。临床上长期使用化学药物容易出现副作用，如有部分患者长期使用他汀容易造成肝损伤，横纹肌溶解；长期使用替格瑞洛会出现出血等不良反应，且一直使用西药维持治疗费用较昂贵。基于此，本研究进行了脑心通胶囊替换这两种西药的给药研究，替换用药是指阿托伐他汀及替格瑞洛等化学药物在给药过程中给药剂量递减，而脑心通胶囊的给药剂量递增，最后化学药物停止给药，脑心通胶囊完全取代化学药物，只进行脑心通胶囊的给药，考察脑心通胶囊替换阿托伐他汀及替格瑞洛用药的可行性。

【实验材料】

（一）实验动物

SD雄性大鼠130只，体重220～260 g，SPF级，由广东省医学实验动物中心提供。实验动物使用许可证号：SYXK（粤）2013-0002。

（二）实验仪器

Coatron 1800全自动凝血分析仪（德国TECO）；Mek-7222k全自动血球计数仪（日本光电）；LBY-N7500A全自动血液流变仪（北京普利生仪器有限公司）；BS-3000A电子分析天平（上海友声衡器有限公司）；毛细管；秒表；Labsystems Finnpipette 100 μL单道移液器；Thermo 50 μL 8道移液器；HH-4数显恒温水浴锅（国华电器有限公司）；华东电子DG5033A酶标仪（南京华东电子集团医疗装备有限责任公司）；DS-261全自动生化分析仪（江苏英诺华医疗技术有限公司）；UNI-

CO‐UV2000 分光光度计［尤尼柯（上海）仪器有限公司］；KDC‐2046 低速冷冻离心机（科大创新股份有限公司中佳分公司）；Haier DW‐86L628 超低温冰箱（青岛海尔）。

（三）实验药品与试剂

脑心通胶囊（陕西步长制药有限公司，批号：16110127）、阿托伐他汀（辉瑞制药有限公司，批号：R16877）、替格瑞洛（AstraZeneca AB，批号：1611060）、戊巴比妥钠（德国默克，批号：150828）。

【实验部分】

（一）实验环境

实验所用大鼠均饲养于广东省医学实验动物中心 SPF 级动物房，饲养温度为 20～26 ℃，湿度为40%～70%。试验期间，动物饲养所用的相应饲料均由广东省医学实验动物中心提供，动物自由进食饮水。

（二）实验分组与给药

气虚血瘀大鼠模型建立后，模型大鼠随机分为 12 组，即模型组、脑心通胶囊低剂量组、脑心通胶囊中剂量组、脑心通胶囊高剂量组、阿托伐他汀组、替格瑞洛组、脑心通联合阿托伐他汀组、脑心通联合替格瑞洛组、脑心通替换阿托伐他汀组、脑心通替换替格瑞洛组、阿托伐他汀递减给药组、替格瑞洛递减给药组。空白组采用前期实验的空白组。共 13 组，每组 10 只动物，每天给药一次，连续给药 12 周。除空白组给予正常饲料喂养外，其余各组给予高脂饲料喂养。脑心通低、中、高实验剂量分别为 250 mg·kg^{-1}·d^{-1}、500 mg·kg^{-1}·d^{-1}、1 g·kg^{-1}·d^{-1}（分别为1/2 临床剂量、临床等效剂量、二倍临床剂量）；阿托伐他汀实验剂量为 8 mg·kg^{-1}·d^{-1}（临床等效剂量）；替格瑞洛实验剂量为 20 mg·kg^{-1}·d^{-1}（临床等效剂量）。脑心通联合阿托伐他汀实验剂量为 8 mg·kg^{-1}·d^{-1}阿托伐他汀的基础上外加 500 mg·kg^{-1}·d^{-1}脑心通；脑心通联合替格瑞洛实验剂量为 20 mg·kg^{-1}·d^{-1}替格瑞洛的基础上外加 500 mg·kg^{-1}·d^{-1}脑心通。脑心通替换替格瑞洛组：1～4周按 20 mg·kg^{-1}·d^{-1}剂量灌胃替格瑞洛，不给予脑心通，第 5 周灌胃 16 mg·kg^{-1}·d^{-1}剂量的替格瑞洛及 100 mg·kg^{-1}·d^{-1}剂量的脑心通，第 6 周灌胃 12 mg·kg^{-1}·d^{-1}剂量的替格瑞洛及 200 mg·kg^{-1}·d^{-1}剂量的脑心通，第 7 周灌胃 8 mg·kg^{-1}·d^{-1}剂量的替格瑞洛及 300 mg·kg^{-1}·d^{-1}剂量的脑心通，第 8 周灌胃 4 mg·kg^{-1}·d^{-1}剂量的替格瑞洛及 400 mg·kg^{-1}·d^{-1}剂量的脑心通，第 9～12 周灌胃 500 mg·kg^{-1}·d^{-1}剂量的脑心通，不给予替格瑞洛。脑心通替换阿托伐他汀钙组：1～4周按 8 mg·kg^{-1}·d^{-1}剂量灌胃阿托伐他汀钙，不给予脑心通，第 5 周灌胃 6.4 mg·kg^{-1}·d^{-1} 剂量的阿托伐他汀钙及 100 mg·kg^{-1}·d^{-1} 剂量的脑心通，第 6 周灌胃 4.8 mg·kg^{-1}·d^{-1} 剂量的阿托伐他汀钙及 200 mg·kg^{-1}·d^{-1} 剂量的脑心通，第 7 周灌胃 3.2 mg·kg^{-1}·d^{-1} 剂量的阿托伐他汀钙及 300 mg·kg^{-1}·d^{-1} 剂量的脑心通，第 8 周灌胃 1.6 mg·kg^{-1}·d^{-1} 剂量的阿托伐他汀钙及 400 mg·kg^{-1}·d^{-1} 剂量的脑心通，第 9～12 周灌胃 500 mg·kg^{-1}·d^{-1} 剂量的脑心通，不给予阿托伐他汀钙。替格瑞洛递减给药组：1～4 周按 20 mg·kg^{-1}·d^{-1} 剂量，第 5 周按 16 mg·kg^{-1}·d^{-1} 剂量，第 6 周按 12 mg·kg^{-1}·d^{-1} 剂量，第 7 周按 8 mg·kg^{-1}·d^{-1} 剂量，第 8 周按 4 mg·kg^{-1}·d^{-1} 剂量灌胃给药替格瑞洛，8 周后停止给药。阿托伐他汀钙递减给药组：1～4 周按 8 mg·kg^{-1}·d^{-1} 剂量，第 5 周按 6.4 mg·kg^{-1}·d^{-1} 剂量，第 6 周按 4.8 mg·kg^{-1}·d^{-1} 剂量，第 7 周按 3.2 mg·kg^{-1}·d^{-1} 剂量，第 8 周按 1.6 mg·kg^{-1}·d^{-1} 剂量灌胃给药阿托伐他汀，8 周后停止给药。空白组及模型组灌以等体积 0.5% CMC-Na 溶液。

（三）大鼠血液指标检测

给药结束当天，禁食 12 h，次晨按 0.2 mL/100 g 体重腹腔注射 3% 戊巴比妥钠麻醉后，腹主动脉采血，测定毛细管凝血时间；肝素钠抗凝管收集 3 mL 抗凝血用于全血黏度（低、中、高切变率）检测；柠檬酸钠抗凝管收集 2 mL 用于凝血功能（PT、APTT、FIB）检测；余下血采用普通采血管收集，3000 r/min 离心 10 min，取血清进行脂质代谢（HDL-C、LDL-C、TC、TG）、肝功能（AST、ALT）、肾功能（Cr、BUN）、心肌酶（CK-MB、LDH）、免疫（lgA、lgG、lgM、C3）、血管舒缩（PGI2、TXA2）、炎症反应（hs-CRP、IL-8、TNF-α、IL-6、IL-1β）、氧化应激（SOD、MDA）、血小板活化因子（PAF）、缺氧诱导因子 –1α（HIF-1α）等生化指标检测，以上操作均严格按照各类试剂盒（南京建成生物工程研究所）使用说明书进行。

（四）数据处理

数据均采用"均值±标准差"呈现，组间差异统计采用单因素方差分析及 t 检验，SPSS 19.0 软件实现，P 值小于 0.05 或 0.01 具有统计学意义。

【实验结果】

（一）氧化应激与脂质代谢的改善

1. 超氧化物歧化酶（SOD）

SOD 是机体清除自由基的首要物质，对氧化与抗氧化平衡起着至关重要的作用[41]。实验结果（表 4 – 11）表明：模型组 SOD 活力显著降低（$P < 0.01$），替格

瑞洛与阿托伐他汀对 SOD 活力无显著改善作用，脑心通胶囊中、高剂量能够显著升高 SOD 活力（$P<0.01$），脑心通低、中、高剂量升高 SOD 活力效果显著优于替格瑞洛（$P<0.05$ 或 $P<0.01$），脑心通中、高剂量升高 SOD 活力效果显著优于阿托伐他汀（$P<0.01$）。脑心通联合替格瑞洛与替格瑞洛升高 SOD 活力效果差异并不显著。脑心通联合阿托伐他汀升高 SOD 活力效果显著优于阿托伐他汀（$P<0.05$）。脑心通替换替格瑞洛能够显著升高 SOD 活力（$P<0.01$），且其药效显著优于替格瑞洛（$P<0.01$）。脑心通替换阿托伐他汀能够显著升高 SOD 活力（$P<0.01$），且其药效显著优于阿托伐他汀（$P<0.05$）。

表 4 – 11　给药后 SOD 活力的改善情况

组　别	SOD/($U \cdot mL^{-1}$)
空白组	237.43 ± 24.86
模型组	$198.62 \pm 28.66^{**}$
替格瑞洛组	192.04 ± 22.25
阿托伐他汀组	209.49 ± 24.87
脑心通低剂量组	$236.63 \pm 46.85^{\triangle}$
脑心通中剂量组	$248.54 \pm 20.74^{\#\#\triangle\triangle\square\square}$
脑心通高剂量组	$256.55 \pm 28.20^{\#\#\triangle\triangle\square\square}$
脑心通联合替格瑞洛组	228.82 ± 57.95
脑心通联合阿托伐他汀组	$241.91 \pm 41.29^{\#\square}$
脑心通替换替格瑞洛组	$267.06 \pm 28.51^{\#\#\triangle\triangle}$
脑心通替换阿托伐他汀组	$247.07 \pm 29.70^{\#\#\square}$
替格瑞洛递减组	249.96 ± 55.87
阿托伐他汀递减组	225.89 ± 40.98

注：与空白组比较，$**P<0.01$；与模型组比较，$^{\#}P<0.05$，$^{\#\#}P<0.01$；与替格瑞洛组比较，$^{\triangle}P<0.05$，$^{\triangle\triangle}P<0.01$；与阿托伐他汀组比较，$^{\square}P<0.05$，$^{\square\square}P<0.01$。

2. 丙二醛（MDA）

MDA 是脂质过氧化物的最终产物，其含量反映体内脂质过氧化程度和机体清除自由基的能力[42]。实验结果（表 4 – 12）表明：模型组 MDA 含量显著升高（$P<0.05$），替格瑞洛与阿托伐他汀均能够显著降低 MDA 含量（$P<0.01$），脑心通中、高剂量能够显著降低 MDA 含量（$P<0.05$ 或 $P<0.01$）。替格瑞洛药效显著优于脑心通低剂量（$P<0.01$），与脑心通中、高剂量无显著性差异。阿托伐他汀药效与脑心通低、中、高剂量均无显著性差异。脑心通联合阿托伐他汀降低 MDA 含量的效果显著优于阿托伐他汀（$P<0.05$）。脑心通联合替格瑞洛药效与替格瑞

洛无显著性差异。脑心通替换替格瑞洛与替格瑞洛递减均能够显著降低 MDA（$P <$ 0.05），但两者不具有显著性差异。脑心通替换阿托伐他汀与阿托伐他汀递减均能够显著降低 MDA（$P < 0.05$），两者也不具有显著性差异。脑心通替换替格瑞洛降低 MDA 含量效果与替格瑞洛无显著性差异。脑心通替换阿托伐他汀降低 MDA 含量效果与阿托伐他汀无显著性差异。

表 4 - 12 给药后 MDA 的改善情况

组 别	MDA/（nmol · mL^{-1}）
空白组	7.15 ± 1.34
模型组	9.50 ± 2.50*
替格瑞洛组	5.37 ± 0.75##
阿托伐他汀组	6.35 ± 1.55##
脑心通低剂量组	7.39 ± 1.74△△
脑心通中剂量组	6.73 ± 2.03#
脑心通高剂量组	5.80 ± 1.90##
脑心通联合替格瑞洛组	5.88 ± 1.96#
脑心通联合阿托伐他汀组	5.16 ± 0.51##□
脑心通替换替格瑞洛组	6.31 ± 1.59#
脑心通替换阿托伐他汀组	6.00 ± 0.97#
替格瑞洛递减组	6.29 ± 1.53#
阿托伐他汀递减组	6.39 ± 1.39##

注：与空白组相比，*$P < 0.05$；与模型组相比，#$P < 0.05$，##$P < 0.01$；与替格瑞洛组相比，△△$P < 0.01$；与阿托伐他汀组相比，□$P < 0.05$。

3. 甘油三酯（TG）

TG 是一项重要的临床血脂常规测定指标，TG 增高与动脉粥样硬化心血管疾病风险密切相关[43]。实验结果（表 4 - 13）表明：模型组的 TG 含量显著升高（$P < 0.01$），替格瑞洛对 TG 无显著改善作用，阿托伐他汀能显著降低 TG 含量（$P < 0.01$）。脑心通低、中、高剂量均能显著降低 TG 含量（$P < 0.01$），且药效显著优于替格瑞洛（$P < 0.01$），与阿托伐他汀无显著差异。脑心通联合替格瑞洛药效显著优于替格瑞洛（$P < 0.01$），脑心通联合阿托伐他汀药效与阿托伐他汀无显著差异。脑心通替换替格瑞洛能够显著降低 TG 含量（$P < 0.01$），但与替格瑞洛递减无显著差异。脑心通替换阿托伐他汀能够显著降低 TG 含量（$P < 0.01$），且药效显著优于阿托伐他汀递减。脑心通替换替格瑞洛与替格瑞洛无显著性差异。脑心通替换阿托伐他汀与阿托伐他汀无显著性差异。

表 4 – 13　给药后 TG 的改善情况

组　　别	TG/(mmol · L^{-1})
空白组	3.00 ± 0.47
模型组	$5.52 \pm 1.14^{**}$
替格瑞洛组	4.66 ± 0.84
阿托伐他汀组	$3.10 \pm 0.58^{\#\#}$
脑心通低剂量组	$3.32 \pm 0.53^{\#\#\triangle\triangle}$
脑心通中剂量组	$3.47 \pm 0.38^{\#\#\triangle\triangle}$
脑心通高剂量组	$3.17 \pm 0.49^{\#\#\triangle\triangle}$
脑心通联合替格瑞洛组	$3.37 \pm 0.37^{\#\#\triangle\triangle}$
脑心通联合阿托伐他汀组	$3.02 \pm 0.50^{\#\#}$
脑心通替换替格瑞洛组	$3.96 \pm 0.64^{\#\#}$
脑心通替换阿托伐他汀组	$3.36 \pm 0.94^{\#\#}$
替格瑞洛递减组	4.63 ± 1.33
阿托伐他汀递减组	$5.10 \pm 1.02^{\diamond}$

注：与空白组比较，$^{**}P < 0.01$；与模型组比较，$^{\#\#}P < 0.01$；与替格瑞洛组比较，$^{\triangle\triangle}P < 0.01$；与脑心通替换阿托伐他汀组比较，$^{\diamond}P < 0.05$。

4. 总胆固醇 (TC)

血清 TC 是指血液中所有脂蛋白所含胆固醇之总和，其含量增高是导致冠心病的独立危险因素[44]。实验结果（表 4 – 14）表明：模型组的 TC 含量显著升高（$P < 0.01$），替格瑞洛对 TC 无显著改善作用，阿托伐他汀能显著降低 TC 含量（$P < 0.01$）。脑心通低、中、高剂量均能显著降低 TC 含量（$P < 0.01$），且药效显著优于替格瑞洛（$P < 0.01$），与阿托伐他汀无显著差异。脑心通联合替格瑞洛药效显著优于替格瑞洛（$P < 0.05$），脑心通联合阿托伐他汀药效与阿托伐他汀无显著差异。脑心通替换替格瑞洛能显著降低 TC 含量（$P < 0.01$），且药效显著优于替格瑞洛（$P < 0.01$）及替格瑞洛递减（$P < 0.05$）。脑心通替换阿托伐他汀能显著降低 TC 含量（$P < 0.01$），且药效显著优于阿托伐他汀递减（$P < 0.05$），与阿托伐他汀无显著性差异。

表 4 - 14　给药后 TC 的改善情况

组　别	TC/(mmol · L^{-1})
空白组	2.69 ± 0.6
模型组	6.06 ± 0.99**
替格瑞洛组	5.55 ± 1.26
阿托伐他汀组	3.24 ± 0.99##
脑心通低剂量组	3.95 ± 0.83##△△
脑心通中剂量组	3.97 ± 0.46##△△
脑心通高剂量组	3.79 ± 0.63##△△
脑心通联合替格瑞洛组	4.34 ± 1.16##△
脑心通联合阿托伐他汀组	3.65 ± 1.27##
脑心通替换替格瑞洛组	3.71 ± 0.44##△△
脑心通替换阿托伐他汀组	3.52 ± 0.66##
替格瑞洛递减组	5.95 ± 1.85☆
阿托伐他汀递减组	4.89 ± 1.09◇

注：与空白组比较，**$P < 0.01$；与模型组比较，##$P < 0.01$；与替格瑞洛组比较，△$P < 0.05$，△△$P < 0.01$；与脑心通替换替格瑞洛组比较，☆$P < 0.05$；与脑心通替换阿托伐他汀组比较，◇$P < 0.05$。

5. 低密度脂蛋白（LDL-C）

低密度脂蛋白会使脂肪沉积于血管壁上，其含量过高易导致心脑血管病变[45]。实验结果（表 4 - 15）表明：模型组的 LDL-C 含量显著升高（$P < 0.01$），替格瑞洛对 LDL-C 无显著改善作用，阿托伐他汀能显著降低 LDL-C 含量（$P < 0.01$），且药效显著优于脑心通低剂量（$P < 0.01$）。脑心通中、高剂量均能显著降低 LDL-C 含量（$P < 0.05$，$P < 0.01$），且与阿托伐他汀无显著差异；脑心通高剂量药效显著优于替格瑞洛（$P < 0.05$）。脑心通联合替格瑞洛能显著降低 LDL-C 含量（$P < 0.05$），药效优于替格瑞洛，但差异不显著。脑心通联合阿托伐他汀能显著降低 LDL-C 含量（$P < 0.01$），药效优于阿托伐他汀，但差异不显著。脑心通替换替格瑞洛对 LDL-C 无显著改善作用，且与替格瑞洛递减无显著性差异。脑心通替换阿托伐他汀能显著降低 LDL-C（$P < 0.01$），药效显著优于阿托伐他汀递减，且与阿托伐他汀无显著差异。

表 4 – 15　给药后 LDL-C 的改善情况

组　　别	LDL-C/(mmol · L^{-1})
空白组	0.54 ± 0.24
模型组	1.65 ± 0.47 **
替格瑞洛组	1.35 ± 0.39
阿托伐他汀组	0.89 ± 0.36##
脑心通低剂量组	1.46 ± 0.33□□
脑心通中剂量组	1.11 ± 0.28#
脑心通高剂量组	0.96 ± 0.19##△
脑心通联合替格瑞洛组	1.21 ± 0.35#
脑心通联合阿托伐他汀组	0.69 ± 0.29##
脑心通替换替格瑞洛组	1.39 ± 0.37
脑心通替换阿托伐他汀组	1.03 ± 0.27##
替格瑞洛递减组	1.39 ± 0.24
阿托伐他汀递减组	1.33 ± 0.26◇

注：与空白组比较，**$P<0.01$；与模型组比较，#$P<0.05$，##$P<0.01$；与替格瑞洛组比较，△$P<0.05$；与阿托伐他汀组比较，□□$P<0.01$；与脑心通替换阿托伐他汀组比较，◇$P<0.05$。

6. 高密度脂蛋白（HDL-C）

HDL-C 可以将积存于血管壁内的胆固醇运回肝脏进行代谢清除，被认为是可以抗动脉粥样硬化的保护因子[46]。实验结果（表4 – 16）表明：模型组的 HDL-C 含量显著降低（$P<0.01$），替格瑞洛、阿托伐他汀、脑心通低剂量、中剂量均对 HDL-C 无显著改善作用，脑心通高剂量能显著升高 HDL-C 含量（$P<0.05$），且药效显著优于替格瑞洛，与阿托伐他汀无显著性差异。脑心通联合替格瑞洛药效优于替格瑞洛，但差异不显著。脑心通联合阿托伐他汀能显著升高 HDL-C 含量（$P<0.01$），且药效显著优于阿托伐他汀（$P<0.05$）。脑心通替换替格瑞洛与脑心通替换阿托伐他汀均未能显著升高 HDL-C 水平；脑心通替换替格瑞洛药效与替格瑞洛、替格瑞洛递减均无显著性差异。脑心通替换阿托伐他汀药效显著优于阿托伐他汀递减（$P<0.05$），与阿托伐他汀无显著性差异。

表 4 - 16   给药后 HDL-C 的改善情况

组　别	HDL-C/(mmol·L^{-1})
空白组	1.08 ± 0.24
模型组	0.79 ± 0.15**
替格瑞洛组	0.81 ± 0.16
阿托伐他汀组	0.91 ± 0.16
脑心通低剂量组	0.88 ± 0.21
脑心通中剂量组	0.94 ± 0.15
脑心通高剂量组	1.00 ± 0.14#△△
脑心通联合替格瑞洛组	0.94 ± 0.20
脑心通联合阿托伐他汀组	1.20 ± 0.22##□
脑心通替换替格瑞洛组	0.93 ± 0.12
脑心通替换阿托伐他汀组	1.05 ± 0.13
替格瑞洛递减组	0.82 ± 0.25
阿托伐他汀递减组	0.88 ± 0.15◇

注：与空白组比较，**$P<0.01$；与模型组比较，#$P<0.05$，##$P<0.01$；与替格瑞洛组比较，△△$P<0.01$；与阿托伐他汀组比较，□$P<0.05$；与脑心通替换阿托伐他汀组比较，◇$P<0.05$。

（二）炎症反应、免疫应答的改善

1. 白介素 1β（IL-1β）

IL-1β 是炎性反应中的一个重要的介质，可由多种细胞分泌合成，其含量的上调与类风湿性关节炎、神经变性疾病等众多疾病密切相关[47]。实验结果（表 4 - 17）表明：模型组的 IL-1β 含量显著升高（$P<0.01$），替格瑞洛、阿托伐他汀均可显著降低 IL-1β 含量（$P<0.01$），脑心通低、中、高剂量可显著降低 IL-1β 含量（$P<0.05$），替格瑞洛降低 IL-1β 药效显著优于脑心通低、中剂量（$P<0.05$），与高剂量无显著性差异。阿托伐他汀降低 IL-1β 药效与脑心通低、中、高剂量均无显著性差异。脑心通联合替格瑞洛能显著降低 IL-1β 含量（$P<0.01$），药效与替格瑞洛无显著性差异。脑心通联合阿托伐他汀显著降低 IL-1β 含量（$P<0.01$），药效与阿托伐他汀无显著性差异。脑心通替换替格瑞洛显著降低 IL-1β 含量（$P<0.01$），且药效显著优于替格瑞洛递减（$P<0.05$），与替格瑞洛无显著性差异。脑心通替换阿托伐他汀能显著降低 IL-1β 含量（$P<0.05$），药效与阿托伐他汀、阿托伐他汀递减均无显著性差异。

表 4 – 17　给药后 IL-1β 的改善情况

组　　别	IL-1β/(ng·L^{-1})
空白组	14.00 ± 2.61
模型组	23.54 ± 5.90**
替格瑞洛组	14.35 ± 2.10##
阿托伐他汀组	15.75 ± 2.54##
脑心通低剂量组	17.81 ± 3.44#△
脑心通中剂量组	17.26 ± 2.30#△
脑心通高剂量组	15.54 ± 3.69#
脑心通联合替格瑞洛组	14.31 ± 2.72##
脑心通联合阿托伐他汀组	17.01 ± 2.80##
脑心通替换替格瑞洛组	16.20 ± 1.31##
脑心通替换阿托伐他汀组	17.55 ± 2.81#
替格瑞洛递减组	19.85 ± 3.96☆
阿托伐他汀递减组	20.59 ± 5.05

　　注：与空白组比较，**$P < 0.01$；与模型组比较，#$P < 0.05$，##$P < 0.01$；与替格瑞洛组比较，△$P < 0.05$；与脑心通替换替格瑞洛组比较，☆$P < 0.05$；与脑心通替换阿托伐他汀组比较，◇$P < 0.05$。

2. 白介素 6（IL-6）

　　IL-6 是在冠心病的血管损伤和急性心肌缺血中起重要作用的炎症因子[48]。血管内皮的损伤可导致 IL-6 含量上升，进而产生大量的相应抗体，形成免疫复合物，沉积于血管内皮形成血栓。实验结果（表 4 – 18）表明：模型组的 IL-6 含量显著升高（$P < 0.01$），替格瑞洛、阿托伐他汀均可显著降低 IL-6 含量（$P < 0.01$），脑心通中、高剂量可显著降低 IL-6 含量（$P < 0.01$，$P < 0.05$），替格瑞洛降低 IL-6 药效显著优于脑心通低剂量（$P < 0.05$），与中、高剂量无显著性差异。阿托伐他汀降低 IL-1β 药效与脑心通低、中、高剂量均无显著性差异。脑心通联合替格瑞洛能显著降低 IL-6 含量（$P < 0.01$），药效与替格瑞洛无显著性差异。脑心通联合阿托伐他汀显著降低 IL-6 含量（$P < 0.01$），药效与阿托伐他汀无显著性差异。脑心通替换替格瑞洛显著降低 IL-6 含量（$P < 0.05$），药效与替格瑞洛递减、替格瑞洛均无显著性差异。脑心通替换阿托伐他汀能显著降低 IL-6 含量（$P < 0.05$），药效与阿托伐他汀、阿托伐他汀递减均无显著性差异。

表 4 – 18　给药后 IL-6 的改善情况

组　　别	IL-6/$(ng \cdot L^{-1})$
空白组	32. 27 ± 3. 27
模型组	49. 74 ± 8. 95**
替格瑞洛组	35. 16 ± 3. 87##
阿托伐他汀组	38. 51 ± 4. 78##
脑心通低剂量组	41. 76 ± 6. 16△
脑心通中剂量组	39. 09 ± 4. 50##
脑心通高剂量组	36. 12 ± 8. 35#
脑心通联合替格瑞洛组	37. 00 ± 3. 84##
脑心通联合阿托伐他汀组	36. 53 ± 4. 48##
脑心通替换替格瑞洛组	40. 56 ± 7. 06#
脑心通替换阿托伐他汀组	40. 49 ± 4. 42#
替格瑞洛递减组	48. 82 ± 9. 16
阿托伐他汀递减组	44. 55 ± 9. 89

注：与空白组比较，**$P < 0.01$；与模型组比较，#$P < 0.05$，##$P < 0.01$；与替格瑞洛组比较，△$P < 0.05$。

3. 白介素 8（IL-8）

IL-8 是一种参与免疫调节与炎症反应的细胞趋化因子，参与各种炎性过程中中性粒细胞的聚集和活化，其水平与动脉粥样硬化斑块的稳定性相关[49]。实验结果（表 4 – 19）表明：模型组的 IL-8 含量显著升高（$P < 0.01$），替格瑞洛、阿托伐他汀均可显著降低 IL-8 含量（$P < 0.01$），脑心通中、高剂量可显著降低 IL-8 含量（$P < 0.05$）。替格瑞洛降低 IL-8 药效与脑心通低、中、高剂量均无显著性差异。阿托伐他汀降低 IL-8 药效与脑心通低、中、高剂量均无显著性差异。脑心通联合替格瑞洛能显著降低 IL-8 含量（$P < 0.01$），药效与替格瑞洛无显著性差异。脑心通联合阿托伐他汀显著降低 IL-8 含量（$P < 0.01$），药效与阿托伐他汀无显著性差异。脑心通替换替格瑞洛显著降低 IL-8 含量（$P < 0.05$），药效与替格瑞洛递减、替格瑞洛均无显著性差异。脑心通替换阿托伐他汀有降低 IL-8 趋势，但作用不显著，与阿托伐他汀、阿托伐他汀递减均无显著性差异。

表 4 - 19　给药后 IL-8 的改善情况

组　　别	IL-8/$(ng \cdot L^{-1})$
空白组	8.83 ± 3.21
模型组	$15.86 \pm 3.18^{**}$
替格瑞洛组	$10.94 \pm 2.92^{\#\#}$
阿托伐他汀组	$11.25 \pm 2.42^{\#\#}$
脑心通低剂量组	13.08 ± 2.97
脑心通中剂量组	$12.06 \pm 2.22^{\#}$
脑心通高剂量组	$11.35 \pm 3.99^{\#}$
脑心通联合替格瑞洛组	$11.95 \pm 2.02^{\#\#}$
脑心通联合阿托伐他汀组	$10.64 \pm 2.82^{\#\#}$
脑心通替换替格瑞洛组	$11.19 \pm 3.04^{\#}$
脑心通替换阿托伐他汀组	13.14 ± 2.01
替格瑞洛递减组	14.29 ± 3.69
阿托伐他汀递减组	13.65 ± 3.04

注：与空白组比较，$^{**}P < 0.01$；与模型组比较，$^{\#}P < 0.05$，$^{\#\#}P < 0.01$。

4. 肿瘤坏死因子 - α（TNF-α）

TNF-α 是由激活的单核细胞、淋巴细胞等产生的一种多肽，能导致血管内皮功能紊乱，具有促进凝血、抑制纤溶等作用，与动脉粥样硬化的发生发展关系密切[50]。实验结果（表 4 - 20）表明：模型组的 TNF-α 含量显著升高（$P < 0.01$），替格瑞洛、阿托伐他汀均可显著降低 TNF-α 含量（$P < 0.01$），脑心通低、中、高剂量可显著降低 TNF-α 含量（$P < 0.05$ 或 $P < 0.01$），替格瑞洛降低 TNF-α 药效显著优于脑心通低、中剂量（$P < 0.05$）、与高剂量无显著性差异。阿托伐他汀降低 TNF-α 药效与脑心通低、中、高剂量均无显著性差异。脑心通联合替格瑞洛能显著降低 TNF-α 含量（$P < 0.01$），药效与替格瑞洛无显著性差异。脑心通联合阿托伐他汀显著降低 TNF-α 含量（$P < 0.01$），药效与阿托伐他汀无显著性差异。脑心通替换替格瑞洛显著降低 TNF-α 含量（$P < 0.05$），与替格瑞洛递减无显著性差异，但药效显著弱于替格瑞洛（$P < 0.01$）。脑心通替换阿托伐他汀能显著降低 TNF-α 含量（$P < 0.05$），药效显著强于阿托伐他汀递减（$P < 0.05$），与阿托伐他汀无显著性差异。

表 4 – 20　给药后 TNF-α 的改善情况

组　　别	TNF-α/(ng·L^{-1})
空白组	167.96 ± 35.76
模型组	321.13 ± 58.37 * *
替格瑞洛组	199.00 ± 26.50##
阿托伐他汀组	212.50 ± 25.00##
脑心通低剂量组	250.91 ± 56.07#△
脑心通中剂量组	229.68 ± 29.11##△
脑心通高剂量组	210.22 ± 48.65##
脑心通联合替格瑞洛组	225.39 ± 69.31##
脑心通联合阿托伐他汀组	217.58 ± 44.98##
脑心通替换替格瑞洛组	254.64 ± 39.29#△△
脑心通替换阿托伐他汀组	241.78 ± 46.35#
替格瑞洛递减组	293.07 ± 48.62
阿托伐他汀递减组	304.04 ± 58.57◇

注：与空白组比较，* * $P < 0.01$；与模型组比较，# $P < 0.05$，## $P < 0.01$；与替格瑞洛组比较，△ $P < 0.05$，△△ $P < 0.01$；与脑心通替换阿托伐他汀组比较，◇ $P < 0.05$。

5. 超敏 C 反应蛋白 (hs-CRP)

hs-CRP 是由肝脏合成的一种急性炎性反应蛋白，是炎症标志物之一。它是由慢性炎症引发心血管疾病的独立危险因素，其水平升高常见于中风、心肌梗死、急性冠状动脉综合征等[51]。实验结果（表 4 – 21）表明：模型组 hs-CRP 含量显著升高（$P < 0.01$），替格瑞洛和阿托伐他汀均可显著降低 hs-CRP 含量（$P < 0.01$），脑心通中剂量、高剂量均可显著降低 hs-CRP 含量（$P < 0.05$），作用与替格瑞洛、阿托伐他汀相当。脑心通联合替格瑞洛、脑心通联合阿托伐他汀均可显著降低 hs-CRP 含量（$P < 0.01$）。脑心通联合替格瑞洛与替格瑞洛无显著性差异，脑心通联合阿托伐他汀与阿托伐他汀无显著性差异。脑心通替换替格瑞洛可显著降低 hs-CRP 含量（$P < 0.05$）。脑心通替换阿托伐他汀、替格瑞洛递减、阿托伐他汀递减均对于 hs-CRP 含量具有一定的改善作用，但效果不显著。脑心通替换替格瑞洛与替格瑞洛递减、替格瑞洛均无显著性差异。脑心通替换阿托伐他汀与阿托伐他汀递减、阿托伐他汀均无显著性差异。

表4–21　给药后 hs-CRP 的改善情况

组　　别	hs-CRP/(mg·L^{-1})
空白组	2.21 ± 0.76
模型组	5.07 ± 1.48**
替格瑞洛组	3.13 ± 1.1##
阿托伐他汀组	3.35 ± 0.86##
脑心通低剂量组	4.14 ± 1.19
脑心通中剂量组	3.71 ± 0.72#
脑心通高剂量组	3.11 ± 0.74#
脑心通联合替格瑞洛组	2.80 ± 0.74##
脑心通联合阿托伐他汀组	2.66 ± 0.69##
脑心通替换替格瑞洛组	3.35 ± 0.95#
脑心通替换阿托伐他汀组	3.98 ± 1.15
替格瑞洛递减组	4.25 ± 1.00
阿托伐他汀递减组	4.09 ± 0.82

注：与空白组比较，**$P < 0.01$；与模型组比较，#$P < 0.05$、##$P < 0.01$。

6. 免疫球蛋白 A（IgA）

IgA 是一种重要的免疫球蛋白，在正常人血清中含量仅次于 IgG。实验结果（表4–22）表明：模型组的 IgA 含量显著升高（$P < 0.01$），替格瑞洛、阿托伐他汀均可显著降低 IgA 含量（$P < 0.01$），脑心通中、高剂量可显著降低 IgA 含量（$P < 0.01$），替格瑞洛降低 IgA 药效与脑心通低、中、高剂量无显著性差异。阿托伐他汀降低 IgA 药效与脑心通低、中、高剂量均无显著性差异。脑心通联合替格瑞洛能显著降低 IgA 含量（$P < 0.01$），药效与替格瑞洛无显著性差异。脑心通联合阿托伐他汀显著降低 IgA 含量（$P < 0.01$），药效与阿托伐他汀无显著性差异。脑心通替换替格瑞洛显著降低 IgA 含量（$P < 0.01$），与替格瑞洛递减、替格瑞洛均无显著性差异。脑心通替换阿托伐他汀能显著降低 IgA 含量（$P < 0.05$），药效显著优于阿托伐他汀递减（$P < 0.05$），与阿托伐他汀无显著性差异。

表4–22　给药后 IgA 的改善情况

组　　别	IgA/(μg·mL^{-1})
空白组	712.21 ± 86.83
模型组	955.24 ± 151.61**
替格瑞洛组	734.97 ± 157.44##

续上表

组　　别	IgA/(μg·mL^{-1})
阿托伐他汀组	724.84 ± 115.91$^{##}$
脑心通低剂量组	784.78 ± 227.65
脑心通中剂量组	713.90 ± 135.82$^{##}$
脑心通高剂量组	660.50 ± 98.58$^{##}$
脑心通联合替格瑞洛组	600.14 ± 205.20$^{##}$
脑心通联合阿托伐他汀组	700.32 ± 146.84$^{##}$
脑心通替换替格瑞洛组	651.32 ± 106.64$^{##}$
脑心通替换阿托伐他汀组	742.01 ± 144.65$^{#}$
替格瑞洛递减组	777.90 ± 210.38
阿托伐他汀递减组	908.61 ± 148.67$^{◇}$

注：与空白组比较，$^{**}P < 0.01$；与模型组比较，$^{#}P < 0.05$、$^{##}P < 0.01$；与脑心通替换阿托伐他汀组比较，$^{◇}P < 0.05$。

7. 免疫球蛋白 G（IgG）

IgG 产生于再次免疫应答，是血清中含量最高的抗体。实验结果（表 4 - 23）表明：模型组的 IgG 含量显著升高（$P < 0.05$），替格瑞洛可显著降低 IgG 含量（$P < 0.05$），阿托伐他汀、脑心通低、中、高剂量均有降低 IgG 含量的趋势，但差异并不显著。替格瑞洛降低 IgG 药效与脑心通低、中、高剂量无显著性差异。阿托伐他汀降低 IgG 药效与脑心通低、中、高剂量均无显著性差异。脑心通联合替格瑞洛可显著降低 IgG 含量（$P < 0.05$），药效与替格瑞洛无显著性差异。脑心通联合阿托伐他汀显著降低 IgG 含量（$P < 0.01$），药效显著优于阿托伐他汀（$P < 0.05$）。脑心通替换替格瑞洛显著降低 IgG 含量（$P < 0.05$），与替格瑞洛递减、替格瑞洛均无显著性差异。脑心通替换阿托伐他汀并没有显著降低 IgG，与阿托伐他汀递减、阿托伐他汀均无显著性差异。

表 4 - 23　给药后 IgG 的改善情况

组　　别	IgG/(mg·mL^{-1})
空白组	9.25 ± 1.97
模型组	12.27 ± 3.35*
替格瑞洛组	9.30 ± 1.96$^{#}$
阿托伐他汀组	9.80 ± 1.65
脑心通低剂量组	11.15 ± 2.58

续上表

组　别	IgG/(mg·mL^{-1})
脑心通中剂量组	9.38±2.80
脑心通高剂量组	9.37±3.05
脑心通联合替格瑞洛组	9.15±2.85$^{\#}$
脑心通联合阿托伐他汀组	8.08±1.99$^{\#\#\square}$
脑心通替换替格瑞洛组	8.90±2.37$^{\#}$
脑心通替换阿托伐他汀组	11.28±2.50
替格瑞洛递减组	10.18±3.01
阿托伐他汀递减组	11.60±2.81

注：与空白组比较，$^{*}P<0.05$；与模型组比较，$^{\#}P<0.05$、$^{\#\#}P<0.01$；与阿托伐他汀组比较，$^{\square}P<0.05$。

8. 免疫球蛋白 M（IgM）

IgM 是体液免疫应答最先产生的免疫球蛋白。实验结果（表 4 – 24）表明：模型组的 IgM 含量显著升高（$P<0.01$），阿托伐他汀可显著降低 IgM 含量（$P<0.05$），替格瑞洛与脑心通低剂量有降低 IgM 含量的趋势，但差异并不显著。脑心通中、高剂量均可显著降低 IgM 含量（$P<0.05$）。替格瑞洛降低 IgM 药效与脑心通低、中、高剂量无显著性差异。阿托伐他汀降低 IgM 药效与脑心通低、中、高剂量均无显著性差异。脑心通联合替格瑞洛可显著降低 IgM 含量（$P<0.05$），药效与替格瑞洛无显著性差异。脑心通联合阿托伐他汀显著降低 IgM 含量（$P<0.01$），药效稍优于阿托伐他汀，但差异并不显著。脑心通替换替格瑞洛并没有显著降低 IgM 含量，与替格瑞洛递减、替格瑞洛均无显著性差异。脑心通替换阿托伐他汀并没有显著降低 IgM，与阿托伐他汀递减、阿托伐他汀均无显著性差异。

表 4 – 24　给药后 IgM 的改善情况

组　别	IgM/(μg·mL^{-1})
空白组	236.18±44.49
模型组	348.13±78.30**
替格瑞洛组	296.32±95.98
阿托伐他汀组	276.19±62.57$^{\#}$
脑心通低剂量组	300.84±78.49
脑心通中剂量组	259.21±58.20$^{\#}$
脑心通高剂量组	255.22±50.39$^{\#}$

续上表

组　　别	IgM/(μg·mL^{-1})
脑心通联合替格瑞洛组	251.57 ± 78.17#
脑心通联合阿托伐他汀组	228.68 ± 65.17##
脑心通替换替格瑞洛组	307.14 ± 60.44
脑心通替换阿托伐他汀组	288.81 ± 45.99
替格瑞洛递减组	326.48 ± 47.98
阿托伐他汀递减组	278.30 ± 72.18

注：与空白组比较，$**P < 0.01$；与模型组比较，$#P < 0.05$、$##P < 0.01$。

9. 补体 C3

补体 C3 是血清中含量最高的补体成分，其含量升高常见于炎症，如心肌炎、心肌梗死等。实验结果（表 4 – 25）表明：模型组 C3 含量显著升高（$P < 0.01$），替格瑞洛、阿托伐他汀、脑心通低、中剂量均未见显著减低 C3 效果。脑心通高剂量可显著降低 C3 含量（$P < 0.05$）。替格瑞洛与脑心通低、中、高剂量无显著性差异。阿托伐他汀与脑心通低、中、高剂量无显著性差异。脑心通联合替格瑞洛未见显著降低 C3 效果，与替格瑞洛无显著性差异。脑心通联合阿托伐他汀可显著降低 C3 含量（$P < 0.05$），药效显著优于阿托伐他汀（$P < 0.05$）。脑心通替换替格瑞洛可显著降低 C3 含量（$P < 0.05$），药效显著优于替格瑞洛（$P < 0.05$），与替格瑞洛递减无显著性差异。脑心通替换阿托伐他汀未见显著降低 C3 效果，与阿托伐他汀递减、阿托伐他汀均无显著性差异。

表 4 – 25　给药后 C3 的改善情况

组　　别	C3/(mg·mL^{-1})
空白组	1.93 ± 0.23
模型组	2.58 ± 0.42**
替格瑞洛组	2.49 ± 0.36
阿托伐他汀组	2.36 ± 0.24
脑心通低剂量组	2.20 ± 0.56
脑心通中剂量组	2.18 ± 0.49
脑心通高剂量组	2.09 ± 0.37#
脑心通联合替格瑞洛组	2.14 ± 0.56
脑心通联合阿托伐他汀组	2.04 ± 0.40#□
脑心通替换替格瑞洛组	2.06 ± 0.32#△

续上表

组　别	C3/（mg·mL^{-1}）
脑心通替换阿托伐他汀组	2.24±0.55
替格瑞洛递减组	2.38±0.63
阿托伐他汀递减组	2.39±0.52

注：与空白组比较，$^{**}P<0.01$；与模型组比较，$^{#}P<0.05$；与替格瑞洛组比较，$^{△}P<0.05$；与阿托伐他汀组比较，$^{□}P<0.05$。

（三）内皮功能的改善

1. 前列环素（PGI2）

PGI2 主要由内皮细胞合成，具有强大的抗血小板聚集作用，是血栓素的对抗剂，它的合成减少可促进血栓形成[52]。实验结果（表 4 - 26）表明：模型组的 PGI2 含量显著降低（$P<0.01$），替格瑞洛、阿托伐他汀、脑心通低、中、高剂量有升高 PGI2 含量的趋势，但差异并不显著；替格瑞洛与脑心通低、中、高剂量无显著性差异。阿托伐他汀与脑心通低、中、高剂量无显著性差异。脑心通联合替格瑞洛能够显著升高 PGI2 含量（$P<0.05$），与替格瑞洛无显著性差异。脑心通联合阿托伐他汀有升高 PGI2 含量的趋势，但差异并不显著；与阿托伐他汀没有显著性差异。脑心通替换替格瑞洛有升高 PGI2 含量的趋势，但差异并不显著；与替格瑞洛、替格瑞洛递减均无显著性差异。脑心通替换阿托伐他汀有升高 PGI2 含量的趋势，但差异并不显著；与阿托伐他汀递减、阿托伐他汀均无显著性差异。

表 4 - 26　给药后 PGI2 的改善情况

组　别	PGI2/（ng·L^{-1}）
空白组	128.17±16.66
模型组	97.17±29.51*
替格瑞洛组	111.77±22.85
阿托伐他汀组	108.42±22.95
脑心通低剂量组	119.33±28.28
脑心通中剂量组	123.75±20.33
脑心通高剂量组	126.85±24.77
脑心通联合替格瑞洛组	127.84±27.77$^{#}$
脑心通联合阿托伐他汀组	118.17±17.28
脑心通替换替格瑞洛组	108.66±17.03

续上表

组　别	PGI2/(ng · L^{-1})
脑心通替换阿托伐他汀组	108.35 ± 17.15
替格瑞洛递减组	95.37 ± 28.56
阿托伐他汀递减组	104.62 ± 24.58

注：与空白组比较，$^{*}P < 0.05$；与模型组比较，$^{\#}P < 0.05$。

2. 血栓素 A2（TXA2）

TXA2 由血小板产生，与 PGI2 作用相反，具有血管收缩作用，能够促进血小板聚集，形成血栓[53]。其水平的升高常见于动脉粥样硬化、心绞痛、冠心病等。实验结果（表 4 - 27）表明：模型组的 TXA2 含量显著升高（$P < 0.05$），替格瑞洛、阿托伐他汀均可显著降低 TXA2 含量（$P < 0.01$）。脑心通中、高剂量均可显著降低 TXA2 含量（$P < 0.01$）。替格瑞洛药效与脑心通低、中、高剂量无显著性差异。阿托伐他汀药效与脑心通低、中、高剂量无显著性差异。脑心通联合替格瑞洛能够显著降低 TXA2 含量（$P < 0.01$），与替格瑞洛无显著性差异。脑心通联合阿托伐他汀能够显著降低 TXA2 含量（$P < 0.01$），且药效显著优于阿托伐他汀（$P < 0.05$）。脑心通替换替格瑞洛没有显著降低 TXA2 含量，与替格瑞洛递减没有显著性差异，但与替格瑞洛有显著性差异。脑心通替换阿托伐他汀没有显著降低 TXA2 含量，与阿托伐他汀递减没有显著性差异，但与阿托伐他汀有显著性差异。

表 4 - 27　给药后 TXA2 的改善情况

组　别	TXA2/(pg · mL^{-1})
空白组	184.62 ± 19.37
模型组	211.13 ± 30.45*
替格瑞洛组	152.80 ± 16.31$^{\#\#}$
阿托伐他汀组	158.67 ± 18.16$^{\#\#}$
脑心通低剂量组	177.15 ± 35.32
脑心通中剂量组	159.82 ± 14.59$^{\#\#}$
脑心通高剂量组	150.73 ± 28.4$^{\#\#}$
脑心通联合替格瑞洛组	144.63 ± 28.94$^{\#\#}$
脑心通联合阿托伐他汀组	133.73 ± 28.05$^{\#\#\square}$
脑心通替换替格瑞洛组	185.85 ± 36.85$^{\triangle}$
脑心通替换阿托伐他汀组	185.64 ± 20.16$^{\square}$

续上表

组　别	TXA2/(pg·mL⁻¹)
替格瑞洛递减组	202.48 ± 45.06
阿托伐他汀递减组	187.84 ± 47.23

注：与空白组比较，$^*P < 0.05$；与模型组比较，$^{\#\#}P < 0.01$；与替格瑞洛组比较，$^{\triangle}P < 0.05$；与阿托伐他汀组比较，$^{\square}P < 0.05$。

（四）肝肾功能、血小板活化因子及缺氧诱导因子 -1α 的改善

1. 谷丙转氨酶（ALT）

ALT 是临床上常用于检测肝功能的指标之一，当肝细胞出现损伤或坏死时，ALT 会显著升高。实验结果（表 4 - 28）表明：模型组 ALT 显著升高（$P < 0.01$），替格瑞洛和阿托伐他汀对其均无显著改善作用。脑心通中、高剂量可显著抑制 ALT 的升高（$P < 0.05$），且效果显著优于阿托伐他汀（$P < 0.05$ 或 $P < 0.01$）。脑心通联合替格瑞洛、脑心通联合阿托伐他汀均可显著抑制 ALT 升高（$P < 0.05$），且脑心通联合阿托伐他汀的药效显著优于阿托伐他汀（$P < 0.01$），脑心通联合替格瑞洛与替格瑞洛药效无显著性差异。脑心通替换替格瑞洛、脑心通替换阿托伐他汀、替格瑞洛递减和阿托伐他汀递减均对 ALT 升高无显著改善作用。脑心通替换阿托伐他汀对 ALT 升高的改善效果显著优于阿托伐他（$P < 0.05$），与阿托伐他汀递减无显著性差异。脑心通替换替格瑞洛药效与替格瑞洛、替格瑞洛递减均无显著性差异。

表 4 - 28　给药后 ALT 的改善情况

组　别	ALT/(U·L⁻¹)
空白组	39.54 ± 6.48
模型组	$95.66 \pm 29.26^{**}$
替格瑞洛组	77.26 ± 14.48
阿托伐他汀组	83.17 ± 9.37
脑心通低剂量组	74.71 ± 13.9
脑心通中剂量组	$68.51 \pm 14.89^{\#\square}$
脑心通高剂量组	$65.67 \pm 11.62^{\#\square\square}$
脑心通联合替格瑞洛组	$70.79 \pm 8.24^{\#}$
脑心通联合阿托伐他汀组	$71.26 \pm 7.28^{\#\square\square}$
脑心通替换替格瑞洛组	71.47 ± 13.35

续上表

组　别	ALT/$(U \cdot L^{-1})$
脑心通替换阿托伐他汀组	71.81 ± 7.48□
替格瑞洛递减组	78.75 ± 13.03
阿托伐他汀递减组	76.5 ± 16.07

注：与空白组比较，$**P < 0.01$；与模型组比较，$^{\#}P < 0.05$；与阿托伐他汀组比较，$^{□}P < 0.05$，$^{□□}P < 0.01$。

2. 谷草转氨酶（AST）

AST 是临床上常用于检测肝功能的指标之一，当肝细胞出现损伤或坏死时，AST 会显著升高。实验结果（表 4 – 29）表明：模型组的 AST 均显著升高（$P < 0.01$），替格瑞洛和阿托伐他汀对其均无显著改善作用。脑心通低、中、高剂量均可显著抑制 AST 的升高（$P < 0.05$），且药效均显著优于阿托伐他汀（$P < 0.05$，$P < 0.01$），与替格瑞洛无显著性差异。脑心通联合替格瑞洛可显著抑制 AST 的升高（$P < 0.05$），药效优于替格瑞洛，但差异并不显著。脑心通联合阿托伐他汀无显著改善作用，效果与阿托伐他汀并无显著性差异。脑心通替换替格瑞洛、脑心通替换阿托伐他汀、替格瑞洛递减和阿托伐他汀递减均对 AST 的升高无显著改善作用。脑心通替换阿托伐他汀与阿托伐他汀、阿托伐他汀递减均无显著性差异。脑心通替换替格瑞洛药效与替格瑞洛、替格瑞洛递减均无显著性差异。

表 4 – 29　给药后 AST 的改善情况

组　别	AST/$(U \cdot L^{-1})$
空白组	155.06 ± 33.24
模型组	254.14 ± 65.52**
替格瑞洛组	216.38 ± 50.68
阿托伐他汀组	241.63 ± 41.46
脑心通低剂量组	200.74 ± 27.6#□
脑心通中剂量组	188.53 ± 32.89#□□
脑心通高剂量组	172.28 ± 17.25#□□
脑心通联合替格瑞洛组	194.94 ± 40.3#
脑心通联合阿托伐他汀组	208.69 ± 48.38
脑心通替换替格瑞洛组	204.69 ± 27.53
脑心通替换阿托伐他汀组	209.73 ± 20.43

续上表

组　　别	AST/(U·L^{-1})
替格瑞洛递减组	201.22 ± 38.59
阿托伐他汀递减组	229.44 ± 59.39

注：与空白组比较，$**P < 0.01$；与模型组比较，$^\#P < 0.05$；与阿托伐他汀组比较，$^\square P < 0.05$，$^{\square\square}P < 0.01$。

3. 肌酐 (Cr)

Cr 是临床上肾功能的常用检测指标之一，血清 Cr 的浓度变化主要由肾小球的滤过能力决定，它能较准确地反映肾实质受损的情况。实验结果（表 4 - 30）表明：模型组 Cr 含量显著升高（$P < 0.01$），替格瑞洛和阿托伐他汀对其均无显著改善作用，脑心通低、中剂量无显著改善作用，高剂量可显著抑制 Cr 含量的升高（$P < 0.05$），且脑心通中、高剂量抑制 Cr 升高的效果显著优于替格瑞洛（$P < 0.05$）。脑心通联合替格瑞洛对其均无显著改善作用，且与替格瑞洛无显著差异。脑心通联合阿托伐他汀对其无显著改善作用，且与阿托伐他汀无显著性差异。脑心通替换替格瑞洛、脑心通替换阿托伐他汀、替格瑞洛递减以及阿托伐他汀递减均对 Cr 含量的升高无显著改善作用，且替换用药与递减用药、单独用药之间的差异并不显著。

表 4 - 30　给药后 Cr 的改善情况

组　　别	Cr/(μmol·L^{-1})
空白组	27.58 ± 5.02
模型组	36.13 ± 8.68**
替格瑞洛组	41.35 ± 13.08
阿托伐他汀组	33.80 ± 11.20
脑心通低剂量组	30.21 ± 10.17
脑心通中剂量组	28.19 ± 10.24$^{\triangle}$
脑心通高剂量组	26.44 ± 6.48$^{\#\triangle}$
脑心通联合替格瑞洛组	35.38 ± 11.06
脑心通联合阿托伐他汀组	30.93 ± 10.75
脑心通替换替格瑞洛组	40.47 ± 8.59
脑心通替换阿托伐他汀组	36.43 ± 11.56
替格瑞洛递减组	35.35 ± 10.30
阿托伐他汀递减组	31.80 ± 8.83

注：与空白组比较，$**P < 0.01$；与模型组比较，$^\#P < 0.05$；与替格瑞洛组比较，$^{\triangle}P < 0.05$。

4. 尿素氮（BUN）

BUN 是临床上肾功能的常用检测指标之一，是反映肾衰竭的敏感指标。其含量的升高表明机体肾脏出现一定的损伤，功能出现障碍。实验结果（表 4 − 31）表明：模型组的 BUN 含量显著升高（$P < 0.01$），替格瑞洛和阿托伐他汀对 BUN 含量的升高无显著改善作用，脑心通低、中剂量无显著改善作用，脑心通高剂量可显著抑制 BUN 含量的升高（$P < 0.05$）。脑心通联合替格瑞洛无显著改善作用，且与替格瑞洛无显著差异。脑心通联合阿托伐他汀可显著抑制 BUN 含量的升高（$P < 0.01$），且其抑制 BUN 升高的效果显著优于阿托伐他汀（$P < 0.05$）。脑心通替换替格瑞洛、脑心通替换阿托伐他汀、替格瑞洛递减以及阿托伐他汀递减均对 BUN 无显著改善作用；且替换用药与递减用药、单独用药之间的差异并不显著。

表 4 − 31　给药后 BUN 的改善情况

组　别	BUN/（mmol·L^{-1}）
空白组	3.87 ± 1.01
模型组	5.56 ± 1.29 **
替格瑞洛组	4.58 ± 0.55
阿托伐他汀组	4.74 ± 1.47
脑心通低剂量组	4.59 ± 1.40
脑心通中剂量组	4.65 ± 1.22
脑心通高剂量组	4.04 ± 0.97#
脑心通联合替格瑞洛组	4.93 ± 0.61
脑心通联合阿托伐他汀组	3.42 ± 0.87##□
脑心通替换替格瑞洛组	4.67 ± 0.75
脑心通替换阿托伐他汀组	4.43 ± 1.13
替格瑞洛递减组	4.99 ± 0.65
阿托伐他汀递减组	4.56 ± 1.04

注：与空白组比较，** $P < 0.01$；与模型组比较，# $P < 0.05$，## $P < 0.01$；与阿托伐他汀组比较，□ $P < 0.05$。

5. 血小板活化因子（PAF）

PAF 是目前最有效的血小板活化剂，参与促进血小板聚集，其水平升高可导致血栓的形成。临床上，PAF 与动脉粥样硬化、冠心病等心血管疾病的形成具有密切关系，抑制 PAF 是治疗冠心病的重要手段之一[40]。实验结果（表 4 − 32）表明：模型组 PAF 含量显著升高（$P < 0.01$），替格瑞洛和阿托伐他汀均可显著降低 PAF

含量（$P<0.01$，$P<0.05$），脑心通中剂量、高剂量均可显著降低 PAF 含量（$P<0.01$），与替格瑞洛、阿托伐他汀作用相当。脑心通联合替格瑞洛、脑心通联合阿托伐他汀均可显著降低 PAF 含量（$P<0.01$）。脑心通联合替格瑞洛作用与替格瑞洛无显著性差异，脑心通联合阿托伐他汀作用与阿托伐他汀无显著性差异。脑心通替换替格瑞洛、脑心通替换阿托伐他汀、替格瑞洛递减、阿托伐他汀递减均对 PAF 的升高具有一定的改善作用，但效果并不显著。脑心通替换替格瑞洛与替格瑞洛无显著性差异。脑心通替换阿托伐他汀与阿托伐他汀无显著性差异。

表 4-32　给药后 PAF 的改善情况

组　　别	PAF/(ng·mL^{-1})
空白组	2.55 ± 0.61
模型组	3.80 ± 0.63**
替格瑞洛组	2.69 ± 0.70##
阿托伐他汀组	2.91 ± 0.71#
脑心通低剂量组	3.38 ± 0.95
脑心通中剂量组	2.60 ± 0.40##
脑心通高剂量组	2.38 ± 0.70##
脑心通联合替格瑞洛组	2.47 ± 0.44##
脑心通联合阿托伐他汀组	2.41 ± 0.58##
脑心通替换替格瑞洛组	2.87 ± 0.94
脑心通替换阿托伐他汀组	3.33 ± 0.99
替格瑞洛递减组	3.39 ± 0.66
阿托伐他汀递减组	3.34 ± 0.78

注：与空白组比较，**$P<0.01$；与模型组比较，#$P<0.05$，##$P<0.01$。

6. 缺氧诱导因子-1α（HIF-1α）

HIF-1α 是具有转录活性的核蛋白，具有相当广泛的靶基因谱，其中包括与炎症发展相关的靶基因，其与靶基因结合后，通过调控，可以使机体产生一系列病理性损害[54]。实验结果（表 4-33）表明：模型组 HIF-1α 含量显著升高（$P<0.05$），替格瑞洛能够显著降低 HIF-1α 含量（$P<0.05$），阿托伐他汀有降低 HIF-1α 含量趋势，作用并不显著；脑心通胶囊中、高剂量能够显著降低 HIF-1α 含量（$P<0.01$，$P<0.05$），效果与替格瑞洛、阿托伐他汀无显著性差异。脑心通联合替格瑞洛能够显著降低 HIF-1α 含量（$P<0.05$），效果与替格瑞洛无显著性差异。脑心通联合阿托伐他汀能够显著降低 HIF-1α 含量（$P<0.01$），效果与阿托伐他汀无显著性差异。脑心通替换替格瑞洛能够显著降低 HIF-1α 含量（$P<0.05$），效果

与替格瑞洛、替格瑞洛递减均无显著差异。脑心通替换阿托伐他汀能够显著降低 HIF-1α 含量（$P<0.01$），效果显著优于阿托伐他汀与阿托伐他汀递减（$P<0.05$，$P<0.01$）。

表 4 – 33　给药后 HIF-1α 的改善情况

组　别	HIF-1α/(ng·mL^{-1})
空白组	3.64 ± 0.48
模型组	4.31 ± 0.79*
替格瑞洛组	3.55 ± 0.33#
阿托伐他汀组	3.75 ± 0.74
脑心通低剂量组	3.80 ± 0.64
脑心通中剂量组	3.45 ± 0.24##
脑心通高剂量组	3.35 ± 0.49#
脑心通联合替格瑞洛组	3.51 ± 0.57#
脑心通联合阿托伐他汀组	3.28 ± 0.61##
脑心通替换替格瑞洛组	3.47 ± 0.54#
脑心通替换阿托伐他汀组	3.02 ± 0.38##□
替格瑞洛递减组	3.87 ± 0.59
阿托伐他汀递减组	4.12 ± 0.87◇◇

注：与空白组比较，*$P<0.05$；与模型组比较，#$P<0.05$，##$P<0.01$；与阿托伐他汀组比较，□$P<0.05$；与脑心通替换阿托伐他汀组比较，◇◇$P<0.01$。

（五）心肌酶、全血黏度及凝血功能的改善

1. 肌酸激酶同工酶（CK-MB）

CK-MB 是肌酸激酶（CK）的同工酶之一，当心肌细胞发生损坏时，CK-MB 就会释放入血液中，因此其水平的高低可反映心肌细胞的损害程度。对于诊断心肌梗塞具有一定价值，临床上将它当作急性心肌梗塞（AMI）的辅助诊断工具。实验结果（表 4 – 34）表明：模型组的 CK-MB 含量显著升高（$P<0.01$），替格瑞洛、阿托伐他汀均可显著降低 CK-MB 含量（$P<0.01$），脑心通低剂量、中剂量和高剂量均可显著降低 CK-MB 含量（$P<0.01$），且 3 个剂量的作用均与替格瑞洛、阿托伐他汀无显著性差异。脑心通联合替格瑞洛、脑心通联合阿托伐他汀均可显著降低 CK-MB 含量（$P<0.01$），脑心通联合替格瑞洛与替格瑞洛无显著性差异，脑心通联合阿托伐他汀与阿托伐他汀无显著性差异。脑心通替换替格瑞洛与脑心通替换阿

托伐他汀均可显著降低 CK-MB 含量（$P < 0.01$）。脑心通替换替格瑞洛降低 CK-MB 效果显著优于替格瑞洛递减（$P < 0.01$），且与替格瑞洛无显著性差异。脑心通替换阿托伐他汀降低 CK-MB 效果与阿托伐他汀递减无显著性差异，但显著弱于阿托伐他汀（$P < 0.05$）。

表 4 −34　给药后 CK-MB 的改善情况

组　别	CK-MB/（ng·mL^{-1}）
空白组	2.40 ± 0.34
模型组	4.14 ± 1.17**
替格瑞洛组	2.10 ± 0.62##
阿托伐他汀组	2.15 ± 0.60##
脑心通低剂量组	2.71 ± 0.74##
脑心通中剂量组	2.55 ± 0.40##
脑心通高剂量组	2.51 ± 0.45##
脑心通联合替格瑞洛组	1.89 ± 0.64##
脑心通联合阿托伐他汀组	2.28 ± 0.62##
脑心通替换替格瑞洛组	2.59 ± 0.41##
脑心通替换阿托伐他汀组	3.22 ± 1.06##□
替格瑞洛递减组	3.64 ± 0.71☆☆
阿托伐他汀递减组	3.62 ± 1.05

注：与空白组比较，**$P < 0.01$；与模型组比较，##$P < 0.01$；与阿托伐他汀组比较，□$P < 0.05$；与脑心通替换替格瑞洛组比较，☆☆$P < 0.01$。

2. 乳酸脱氢酶（LDH）

LDH 是糖代谢酵解途径中一种重要的酶，能够催化乳酸和丙酮酸相互转变。临床上 LDH 测定常用于诊断心肌梗塞、肝炎、肿瘤等疾病。实验结果（表 4 −35）表明：模型组的 LDH 显著升高（$P < 0.01$），替格瑞洛、阿托伐他汀均可显著降低 LDH（$P < 0.05$）。脑心通低剂量、中剂量均对 LDH 有一定的改善作用，但效果并不显著；脑心通高剂量可显著降低 LDH（$P < 0.01$）。脑心通联合替格瑞洛可显著降低 LDH（$P < 0.01$），且药效显著优于替格瑞洛（$P < 0.05$），脑心通联合阿托伐他汀可显著降低 LDH（$P < 0.01$），且药效显著优于阿托伐他汀（$P < 0.05$）。脑心通替换替格瑞洛对 LDH 有一定的改善作用，但效果并不显著，药效与替格瑞洛递减、替格瑞洛均无显著性差异。脑心通替换阿托伐他汀可显著降低 LDH（$P < 0.01$），且药效显著优于阿托伐他汀递减（$P < 0.05$），与阿托伐他汀无显著性差异。

表 4 –35 给药后 LDH 的改善情况

组　　别	LDH/（nmol·mL⁻¹）
空白组	4116. 17 ± 621. 17
模型组	5717. 39 ± 455. 13**
替格瑞洛组	5367. 19 ± 125. 24#
阿托伐他汀组	5285. 82 ± 394. 85#
脑心通低剂量组	5469. 37 ± 253. 46
脑心通中剂量组	5286. 85 ± 564. 29
脑心通高剂量组	4993. 99 ± 333. 98##△△
脑心通联合替格瑞洛组	4919. 71 ± 447. 97##△
脑心通联合阿托伐他汀组	4690. 05 ± 566. 88##□
脑心通替换替格瑞洛组	5671. 64 ± 549. 84
脑心通替换阿托伐他汀组	4966. 60 ± 155. 95##
替格瑞洛递减组	5520. 26 ± 285. 88
阿托伐他汀递减组	5505. 13 ± 584. 64◇

注：与空白组比较，$**P < 0.01$；与模型组比较，$\#P < 0.05$，$\#\#P < 0.01$；与替格瑞洛组比较，$△P < 0.05$，$△△P < 0.01$；与阿托伐他汀组比较，$□P < 0.05$；与脑心通替换阿托伐他汀组比较，$◇P < 0.05$。

3. 全血黏度（10 s⁻¹、60 s⁻¹、150 s⁻¹）的改善

全血黏度升高是血液高凝高粘状态的宏观体现，也是中医血瘀症的典型表现，常见于心肌梗塞、冠心病等血栓性疾病。实验结果（表 4 – 36 ～ 表 4 – 38）表明：模型组全血黏度与空白组相比，在低、中、高 3 个切变率下均显著升高（$P < 0.01$）；替格瑞洛在 3 个切变率下对全血黏度均有显著改善作用（$P < 0.05$），阿托伐他汀在 60 s⁻¹、150 s⁻¹ 切变率下均有显著的改善作用。脑心通高剂量在 3 个切变率下均有显著的改善作用。替格瑞洛、阿托伐他汀在 3 个切变率下，药效均显著优于脑心通低剂量（$P < 0.05$），与脑心通中、高剂量无显著差异。脑心通联合替格瑞洛在 3 个切变率下均有显著改善作用，药效与替格瑞洛无显著性差异。脑心通联合阿托伐他汀在 3 个切变率下均有一定改善作用，药效与阿托伐他汀无显著性差异。在低、中、高 3 个切变率下，脑心通替换替格瑞洛对血黏度有一定的改善作用，与替格瑞洛、替格瑞洛递减均无显著差异。脑心通替换阿托伐他汀对 3 个切变率下的血黏度有一定的改善作用，但效果并不显著，药效与阿托伐他汀、阿托伐他汀递减均无显著性差异。

表 4 - 36　给药后全血黏度 ($10\ s^{-1}$) 的改善情况

组　别	WBV $10\ s^{-1}$/mPa. s
空白组	6.88 ± 0.94
模型组	$10.24 \pm 1.78^{**}$
替格瑞洛	$8.55 \pm 1.26^{\#}$
阿托伐他汀	8.91 ± 1.47
脑心通低剂量组	$10.51 \pm 1.50^{\triangle\square}$
脑心通中剂量组	9.69 ± 1.45
脑心通高剂量组	$8.46 \pm 0.95^{\#}$
脑心通联合替格瑞洛组	$8.53 \pm 1.62^{\#}$
脑心通联合阿托伐他汀组	9.26 ± 1.14
脑心通替换替格瑞洛组	9.67 ± 2.10
脑心通替换阿托伐他汀组	9.39 ± 2.10
替格瑞洛递减组	9.17 ± 1.23
阿托伐他汀递减组	9.77 ± 1.96

注：与空白组比较，$^{**}P<0.01$；与模型组比较，$^{\#}P<0.05$；与替格瑞洛组比较，$^{\triangle}P<0.05$；与阿托伐他汀组比较，$^{\square}P<0.05$。

表 4 - 37　给药后全血黏度 ($60\ s^{-1}$) 的改善情况

组　别	WBV $60\ s^{-1}$/mPa. s
空白组	4.61 ± 0.33
模型组	$5.97 \pm 0.79^{**}$
替格瑞洛组	$5.13 \pm 0.60^{\#}$
阿托伐他汀组	$5.18 \pm 0.59^{\#}$
脑心通低剂量组	$5.94 \pm 0.58^{\triangle\square}$
脑心通中剂量组	5.77 ± 0.72
脑心通高剂量组	$5.12 \pm 0.34^{\#}$
脑心通联合替格瑞洛组	$5.01 \pm 0.66^{\#}$
脑心通联合阿托伐他汀组	5.52 ± 0.45
脑心通替换替格瑞洛组	5.70 ± 0.49
脑心通替换阿托伐他汀组	5.52 ± 0.77
替格瑞洛递减组	5.68 ± 0.97
阿托伐他汀递减组	5.74 ± 1.12

注：与空白组比较，$^{**}P<0.01$；与模型组比较，$^{\#}P<0.05$；与替格瑞洛组比较，$^{\triangle}P<0.05$；与阿托伐他汀组比较，$^{\square}P<0.05$。

表 4 -38   给药后全血黏度（150 s^{-1}）的改善情况

组　　别	WBV 150 s^{-1}/mPa. s
空白组	4.00 ± 0.23
模型组	4.98 ± 0.64 **
替格瑞洛组	4.34 ± 0.55 #
阿托伐他汀组	4.37 ± 0.49 #
脑心通低剂量组	4.94 ± 0.47 △□
脑心通中剂量组	4.72 ± 0.52
脑心通高剂量组	4.33 ± 0.36 #
脑心通联合替格瑞洛组	4.42 ± 0.42 #
脑心通联合阿托伐他汀组	4.48 ± 0.38
脑心通替换替格瑞洛组	4.83 ± 0.45
脑心通替换阿托伐他汀组	4.67 ± 0.55
替格瑞洛递减组	4.60 ± 0.37
阿托伐他汀递减组	4.72 ± 0.55

注：与空白组比较，** $P < 0.01$；与模型组比较，# $P < 0.05$；与替格瑞洛组比较，△ $P < 0.05$；与阿托伐他汀组比较，□ $P < 0.05$。

4. 凝血功能的改善

（1）凝血酶原时间（PT）。PT 测定是外源性凝血系统常用的筛选试验，PT 缩短常见于凝血因子增多、血液高凝状态、血栓性疾病等。实验结果（表 4 -39）表明：模型组 PT 显著缩短（$P < 0.05$），替格瑞洛、阿托伐他汀均可显著延长 PT（$P < 0.01$），脑心通低、中剂量对 PT 有一定的延长作用，但差异并不显著；脑心通高剂量可显著延长 PT（$P < 0.01$）。脑心通低、中、高剂量对 PT 的延长作用与替格瑞洛、阿托伐他汀无显著差异。脑心通联合替格瑞洛可显著延长 PT（$P < 0.01$），与替格瑞洛无显著性差异。脑心通联合阿托伐他汀可显著延长 PT（$P < 0.01$），与阿托伐他汀无显著性差异。脑心通替换替格瑞洛可显著延长 PT（$P < 0.05$），与替格瑞洛、替格瑞洛递减均无显著性差异。脑心通替换阿托伐他汀可显著延长 PT（$P < 0.05$），与阿托伐他汀、阿托伐他汀递减无显著性差异。替格瑞洛递减、阿托伐他汀递减对 PT 均有一定的延长作用，但差异并不显著。

表 4 – 39 给药后 PT 的改善情况

组　别	PT/s
空白组	20.17 ± 1.19
模型组	$18.78 \pm 1.24^{*}$
替格瑞洛组	$21.80 \pm 1.54^{##}$
阿托伐他汀组	$20.91 \pm 1.02^{##}$
脑心通低剂量组	20.09 ± 1.71
脑心通中剂量组	20.13 ± 2.17
脑心通高剂量组	$20.77 \pm 0.81^{##}$
脑心通联合替格瑞洛组	$21.29 \pm 1.27^{##}$
脑心通联合阿托伐他汀组	$21.82 \pm 1.81^{##}$
脑心通替换替格瑞洛组	$21.10 \pm 2.09^{#}$
脑心通替换阿托伐他汀组	$20.39 \pm 1.15^{#}$
替格瑞洛递减组	19.33 ± 0.81
阿托伐他汀递减组	20.74 ± 2.74

注：与空白组比较，$^{*}P < 0.05$；与模型组比较，$^{#}P < 0.05$，$^{##}P < 0.01$。

　　（2）活化部分凝血活酶时间（APPT）。APTT 测定是内源性凝血系统常用的筛选试验，APTT 延长常见于凝血因子减低、纤维蛋白原缺乏症等。实验结果（表 4 – 40）表明：模型组 APTT 显著延长（$P < 0.05$），说明模型大鼠内源性凝血系统出现紊乱，可能由于肝脏受损、内源性凝血因子生成变少所致。脑心通替换阿托伐他汀可显著延长 APTT（$P < 0.05$），且与阿托伐他汀有显著性差异。其余各给药组均对 APTT 无显著改善作用。

表 4 – 40 给药后 APTT 的改善情况

组　别	APTT/s
空白组	14.68 ± 0.48
模型组	$15.20 \pm 0.37^{*}$
替格瑞洛组	15.50 ± 0.35
阿托伐他汀组	15.08 ± 0.54
脑心通低剂量组	15.48 ± 0.44
脑心通中剂量组	15.50 ± 0.35
脑心通高剂量组	15.15 ± 0.40
脑心通联合替格瑞洛组	15.09 ± 0.54

续上表

组　别	APTT/s
脑心通联合阿托伐他汀组	15.46 ± 0.43
脑心通替换替格瑞洛组	15.14 ± 0.78
脑心通替换阿托伐他汀组	15.93 ± 0.82[#□]
替格瑞洛递减组	15.49 ± 0.51
阿托伐他汀递减组	15.50 ± 0.29

注：与空白组比较，$^*P < 0.05$；与模型组比较，$^\#P < 0.05$；与阿托伐他汀组比较，$^\square P < 0.05$。

（3）纤维蛋白原（FIB）。FIB 是一种由肝脏合成的具有凝血功能的蛋白质，FIB 含量升高，易于产生血栓。实验结果（表 4 - 41）表明：模型组 FIB 含量与空白组无显著性差异，替格瑞洛递减组显著降低 FIB 含量（$P < 0.05$），其余各组均对FIB 无显著作用。脑心通高剂量组 FIB 含量显著高于替格瑞洛组（$P < 0.05$）。脑心通联合阿托伐他汀与阿托伐他汀无显著性差异，脑心通联合替格瑞洛与替格瑞洛无显著性差异。脑心通替换阿托伐他汀与阿托伐他汀、阿托伐他汀递减均无显著性差异。脑心通替换替格瑞洛与替格瑞洛、替格瑞洛递减均无显著性差异。

表 4 - 41　给药后 FIB 的改善情况

组　别	FIB/(g · L^{-1})
空白组	1.34 ± 0.24
模型组	1.25 ± 0.14
替格瑞洛组	1.16 ± 0.12
阿托伐他汀组	1.21 ± 0.12
脑心通低剂量组	1.12 ± 0.14
脑心通中剂量组	1.20 ± 0.19
脑心通高剂量组	1.31 ± 0.11[△]
脑心通联合替格瑞洛组	1.13 ± 0.16
脑心通联合阿托伐他汀组	1.20 ± 0.12
脑心通替换替格瑞洛组	1.12 ± 0.12
脑心通替换阿托伐他汀组	1.20 ± 0.13
替格瑞洛递减组	1.14 ± 0.06[#]
阿托伐他汀递减组	1.06 ± 0.15

注：与模型组比较，$^\#P < 0.05$；与替格瑞洛组比较，$^\triangle P < 0.05$。

（六）小结

本节全面系统地考察了脑心通胶囊、脑心通胶囊联合替格瑞洛、脑心通胶囊联合阿托伐他汀，以及脑心通胶囊替换替格瑞洛、脑心通胶囊替换阿托伐他汀对慢性气虚血瘀大鼠氧化应激、脂质代谢、炎症免疫、肝肾功能、内皮功能和血液流变等各个方面的改善作用，囊括了 SOD、MDA、TC、TG 等常用的指标。研究中选用替格瑞洛、阿托伐他汀为阳性对照药，替格瑞洛（倍林达）是一种新型口服抗血小板聚集药物，临床上主要用于治疗急性冠脉综合征，疗效优于氯吡格雷，被国内外多个指南列为一线推荐。阿托伐他汀（立普妥）是一种他汀类的降脂药，降脂效果显著，临床上主要用于治疗高胆固醇血症、冠心病等疾病。本节研究结果如下：

1. 脑心通胶囊的综合药效评估

利用慢性气虚血瘀大鼠模型考察了脑心通胶囊的整体疗效，结果表明脑心通胶囊能显著升高 SOD 活力，降低 MDA 含量，从而改善机体的氧化应激状态。脑心通胶囊能显著降低 TG、TC、LDL-C，升高 HDL-C，具有很好的降脂作用。脑心通胶囊能显著降低 IgA、IgM、C3 等含量，表明其对免疫应答具有良好的调控作用。脑心通胶囊显著降低 TXA2 含量，表明其对内皮损伤有一定的改善作用，能够抗血栓。脑心通胶囊能够显著降低 IL-1β、IL-6、IL-8、TNF-α、hs-CRP 等含量，具有良好的抗炎效果。脑心通胶囊能够显著降低 ALT、AST、Cr、BUN 等含量，具有肝肾保护作用。脑心通胶囊能够显著降低 CK-MB 含量、LDH 活力，表明其对心肌损伤具有一定的改善作用。脑心通胶囊对低、中、高切变率的全血黏度的升高均有显著的抑制作用。脑心通胶囊能够显著延长 PT，表明其对外源性凝血功能具有一定的调节作用。上述结果体现出了脑心通胶囊多靶点、多途径的药效作用特点。

2. 脑心通胶囊的联合用药

我们同时考察了脑心通胶囊联合阿托伐他汀与脑心通胶囊联合替格瑞洛的药效，并将联合用药与单独使用化学药物进行了比较分析。结果表明，脑心通胶囊联合阿托伐他汀对于上述氧化应激、脂质代谢、炎症免疫等多个方面均有很好的改善作用，与单独使用阿托伐他汀相比，脑心通联合阿托伐他汀在氧化应激方面显著优于单独使用阿托伐他汀，具体表现为升高 SOD 活力以及降低 MDA 含量的效果显著优于阿托伐他汀；降脂效果也有所提高，具体表现为联合用药后升高了 HDL-C 含量；免疫应答的改善也有所增强，具体表现为降低 IgG、C3 含量显著优于阿托伐他汀；内皮功能的改善也有所提高，具体表现为降低 TXA2 含量显著优于阿托伐他汀。此外，肝肾功能的改善也得以增强，具体表现为降低 ALT 活力以及 BUN 含量显著优于阿托伐他汀；心肌酶方面，降低 LDH 活力也显著优于阿托伐他汀。

脑心通联合替格瑞洛对于上述各个方面也具有很好的改善作用，与单独使用替格瑞洛相比，脑心通联合替格瑞洛降在降脂方面效果更加明显，具体表现为降低 TG、TC、LDL-C 效果明显优于替格瑞洛；内皮功能的改善也明显优于替格瑞洛，具体表现为升高 PGI2 含量明显优于替格瑞洛；肝功能得到更好地改善效果，具体表现为降低 ALT、AST 含量显著优于替格瑞洛。心肌酶的改善也得以提高，具体表现为降低 LDH 活力显著优于替格瑞洛。

3. 脑心通胶囊的替换用药

本研究中脑心通替换替格瑞洛、阿托伐他汀对上述各方面具有一定的改善作用。替换用药基本上在上述各方面均与单独使用化学药物无显著差别，在氧化应激调节方面更具优势。

综上所述，本研究中脑心通胶囊对上述各药效指标均有改善作用，适用于慢性长期用药，能够对心脑血管疾病患者机体起到全面的调控作用，从而发挥整体药效。此外，脑心通胶囊联合替格瑞洛、他汀等药物使用，能够在脂质代谢、肝功能等方面起到更好的疗效；脑心通胶囊替换用药能够在一定程度上维持化学药物疗效，并可降低长期使用化学药物的副作用，这为临床科学合理用药提供了实验依据。

第四节　本 章 总 结

（一）本章主要研究成果

1. 慢性气虚血瘀动物模型的构建与评价

我们首次采用高脂喂养结合力竭游泳的方式构建了慢性气虚血瘀动物模型，模拟了现代人饮食不节与过度劳累所致气虚血瘀的发病进程，所得模型也出现了各种慢性病变，如脂质代谢异常、炎症免疫失调、肝肾功能障碍、血液流变学指标异常等，该模型对于评估中药的多靶点综合作用及考察心脑血管用药的长期疗效具有较好的应用价值。

2. 脑心通胶囊单独用药、联合用药、替换用药研究

在单独用药方面，实验结果显示脑心通胶囊具有抗炎、降脂、肝肾保护作用，对全血黏度、氧化应激、内皮功能、免疫调控、心肌酶、外源性凝血功能等多个方面均具有很好的改善效果，表明其通过众多靶点的调控对心脑血管疾病的发生发展

起到了整体的防治作用。与两个阳性药物比较，脑心通胶囊在降脂方面和肝肾功能保护方面药效显著优于替格瑞洛；在肝肾功能保护方面药效显著优于他汀。

在联合用药方面，实验结果显示脑心通联合替格瑞洛、脑心通联合阿托伐他汀对上述各方面均有很好的改善作用，且在肝功能、脂质代谢、免疫应答、内皮功能方面的调节上能够体现出联合用药的协同作用。

在替换用药方面，实验结果显示脑心通替换替格瑞洛、脑心通替换阿托伐他汀对上述各方面具有一定的改善作用。替换用药与一直单独使用化学药物药效无显著差异，在氧化应激调节方面替换用药更具优势。

（二）主要创新点

（1）本研究为气虚血瘀动物模型的构建提供了一种新方法，主要是在传统力竭游泳造模基础上结合了高脂喂养，综合了"肥甘厚味伤脾损气""劳则气耗"等中医理论，该造模方法操作简单、重复性好，且所得气虚血瘀大鼠模型能够更好地反映出临床气虚血瘀的敏感表征，该模型还出现氧化应激、脂质代谢紊乱、炎症免疫失调、肝肾功能障碍等，更加贴近临床气虚血瘀症心脑血管疾病的发生发展，为中药多靶点起效的评估提供了很好的研究载体，同时适用于药物治疗心脑血管疾病长期疗效的评价。

（2）本研究在设计给药方案方面，不仅进行了传统意义上的一加一的联合用药，还进行了动态的替换用药方案，更加直观可信地反映了脑心通胶囊可以在联合用药的过程中逐渐替换他汀类药物及抗血小板类西药，该给药方式可降低长期使用化学药物的副作用，且节约患者的经济负担，为实际的临床用药提供了一个很好的依据，有利于更加合理科学地治疗疾病。

参考文献

[1] 师汝华. 中医气虚血瘀论与中老年心脑血管疾病 [J]. 云南中医中药杂志，2005，26（2）：66.

[2] 张美云. PAC-1、CD62P 测定在心脑血管病血瘀症诊断中的临床价值 [J]. 浙江中医杂志，2012，47（8）：574 – 575.

[3] 邓家刚，秦华珍，胡小勤，等. 血瘀症中医病因模型研究进展与评述 [J]. 中药药理与临床，2010（1）：78 – 80.

[4] 扈新刚，张允岭，柳洪胜，等. 气虚血瘀症大鼠表征观察与分析 [J]. 北京中医药大学学报，2006，29（12）：807 – 810.

[5] 邵致格，胡曼菁，王长松. 现代人群的体质病理学特征：气虚血瘀 [J]. 医学与哲学，2005，26（4）：74 – 75.

[6] WANG J, CHU F Y, LI J, et al. Study on syndrome element characteristics and its correlation with coronary angiography in 324 patients with coronary heart disease

［J］. Chinese journal of integrative medicine, 2008, 14 (4): 274 - 280.

［7］张红宇, 高菊珍, 张晓华. 补阳还五汤对气虚血瘀症大鼠血液流变学的影响 ［J］. 云南中医学院学报, 2000, 23 (3): 10 - 11.

［8］庞树玲, 高金亮. 中年大鼠气虚血瘀症的模拟及其机制探讨 ［J］. 天津中医药大学学报, 1997 (3): 28 - 30.

［9］蔡光先, 白雪松, 佘颜, 等. 超微补阳还五汤对气虚血瘀症模型大鼠血液流变学的影响 ［J］. 湖南中医杂志, 2007, 23 (3): 95 - 96.

［10］王键, 胡建鹏. 缺血性中风气虚血瘀症动物模型的初步研究 ［J］. 安徽中医药大学学报, 1999 (2): 46 - 49.

［11］LEVI F, CHATENOUD L, BERTUCCIO P, et al. Mortality from cardiovascular and cerebrovascular diseases in Europe and other areas of the world: an update ［J］. Eur J Cardiovasc Prev Rehabil, 2009, 16 (3): 333 - 350.

［12］BAIGENT C, KEECH A, KEARNEY P M, et al. Efficacy and safety of cholesterol-lowering treatment: prospective meta-analysis of data from 90056 participants in 14 randomised trials of statins ［J］. Lancet, 2005, 367 (9509): 469 - 470.

［13］XANTHOPOULOU I, DAVLOUROS P, SIAHOS S, et al. First-line treatment patterns and lipid target levels attainment in very high cardiovascular risk outpatients ［J］. Lipids in health & disease, 2013, 12 (1): 170.

［14］YOUSSEF S, STUVE O, PATARROYO J C, et al. The HMG-CoA reductase inhibitor, atorvastatin, promotes a Th2 bias and reverses paralysis in central nervous system autoimmune disease ［J］. Nature, 2002, 420 (6911): 78 - 84.

［15］惠春, 林大专, 孙莹. 阿托伐他汀致不良反应 24 例文献分析 ［J］. 中国药房, 2010 (44): 4189 - 4191.

［16］LUDWIG P, MALCOLM K, KARIN F, et al. Fatal liver failure with atorvastatin ［J］. Journal of hepatology, 2003, 39 (6): 1095.

［17］GOUYA G, ARRICH J, WOLZT M, et al. Antiplatelet treatment for prevention of cerebrovascular events in patients with vascular diseases: a systematic review and meta-analysis ［J］. Stroke, 2014, 45 (2): 492 - 503.

［18］RAFFERTY M, WALTERS M R, DAWSON J. Anti-platelet therapy and aspirin resistance-clinically and chemically relevant? ［J］. Current medicinal chemistry, 2010, 17 (36): 4578 - 4586.

［19］COLUMBO J A, LAMBOUR A J, SUNDLING R A, et al. A meta-analysis of the impact of aspirin, clopidogrel, and dual antiplatelet therapy on bleeding complications in noncardiac surgery ［J］. Annals of surgery, 2017, 267 (1): 1 - 10.

［20］FU A, SINGH K, ABUNASSAR J, et al. Ticagrelor in triple antithrombotic therapy: predictors of ischemic and bleeding complications ［J］. Clinical cardiology, 2016,

39（1）：19 - 23.

[21] STOREYR F, BLIDEN K P, PATIL S B, et al. Incidence of dyspnea and assessment of cardiac and pulmonary function in patients with stable coronary artery disease receiving ticagrelor, clopidogrel, or placebo in the onset/offset study [J]. Journal of the american college of cardiology, 2010, 56（3）：185 - 193.

[22] SCIRICA B M, CANNON C P, EMANUELSSON H, et al. The incidence of brady-arrhythmias and clinical bradyarrhythmic events in patients with acute coronary syndromes treated with ticagrelor or clopidogrel in the PLATO（Platelet Inhibition and Patient Outcomes）trial：results of the continuous electrocardiogra [J]. Journal of the american college of cardiology, 2011, 57（19）：1908 - 1916.

[23] HE Y, WAN H, DU Y, et al. Protective effect of Danhong injection on cerebral ischemia-reperfusion injury in rats [J]. Chinese journal of arteriosclerosis, 2012, 144（2）：387 - 394.

[24] WANG P R, WANG J S, ZHANG C, et al. Huang-Lian-Jie-Du-Decotion induced protective autophagy against the injury of cerebral ischemia/reperfusion via MAPK-mTOR signaling pathway [J]. Journal of ethnopharmacology, 2013, 149（1）：270.

[25] 赵涛，王一民，刘娜，等. 从补阳还五汤到脑心通胶囊——脑心同治的思路探讨 [J]. 世界中西医结合杂志, 2012, 7（10）：900 - 903.

[26] 张艳丽，杨克雅. 脑心通胶囊对动脉粥样硬化性急性脑梗死患者血清 ApoB 水平的影响 [J]. 中国中医急症, 2009, 18（9）：1394 - 1394.

[27] 刘胜强，王东琦，雷新军，等. 中药脑心通对血管内皮细胞一氧化氮和内皮素 -1 的影响 [J]. 时珍国医国药, 2009, 20（11）：2891 - 2893.

[28] 田永波，王东琦，雷新军，等. 脑心通对兔动脉粥样斑块形成及高敏 C 反应蛋白的影响 [J]. 中国动脉硬化杂志, 2011, 19（8）：660 - 664.

[29] 田宇，赵刚，吴杰. 脑心通对脑梗死患者 C-反应蛋白和颈动脉粥样硬化斑块的影响 [J]. 辽宁中医杂志, 2011（10）：2031 - 2032.

[30] 云璐，刘俊田，李西宽，等. 脑心通胶囊对犬急性心肌缺血的影响 [J]. 西北药学杂志, 2004, 19（6）：258 - 260.

[31] 刘治军. 关注药物相互作用细节，准确指导临床药物治疗 [J]. 中国医院用药评价与分析, 2012, 12（3）：193 - 197.

[32] 王淑杰. 脑心通胶囊联合用药情况分析 [J]. 药学研究, 2014,（11）：661 - 663.

[33] 王晚霞，李荣亨. 气虚血瘀症患者血黏度与心功能相关性研究 [J]. 中国中西医结合杂志, 2009, 29（1）：80 - 81.

[34] 刘春华，王净净，黄云峰，等. 血管性眩晕气虚血瘀型动物模型的建立 [J].

中华现代中西医杂志，2005，3（22）：1-8.

[35] 伍桂伦. 中西医理论对瘀血证治的认识 [J]. 中华现代中西医杂志，2004，2（7）：1-3.

[36] 扈新刚，张允岭，柳洪胜，等. 气虚血瘀大鼠模型表征及血液流变学研究 [J]. 天津中医药，2007，24（2）：138-141.

[37] 韩明向，周宜轩. 中医虚证与红细胞内 SOD 活性相关性的研究 [J]. 安徽中医药大学学报，1991（2）：27-29.

[38] 张漓，胡扬. 运动对血液内皮素-1 的影响及其在血液重新分配中的作用 [J]. 中国运动医学杂志，2011，30（6）：583-590.

[39] 金超. 川芎嗪对围术期肝缺血再灌注损伤患者血浆 TXA2/PGI2 的调控作用 [J]. 临床医学，2008，28（4）：87-88.

[40] 刘旭，张爱玲. 血小板活化因子病理、生理学研究进展 [J]. 国际检验医学杂志，2008，29（8）：710-712.

[41] 韩旭，李七一，郭宏敏，等. 参黄冲剂对衰老患者 NO 和 SOD 含量及临床疗效的影响 [J]. 中华中医药学刊，2011（12）：2669-2672.

[42] 张燕，李桂芳，任秀敏，等. 鼻息肉组织和血清中 MDA 含量及 ADA、SOD 活性的测定及其意义 [J]. 山东大学耳鼻喉眼学报，2010，24（6）：24-26.

[43] 何平平，欧阳新平，唐艳艳，等. 甘油三酯水平升高与动脉粥样硬化性心血管疾病的关系的研究新进展 [J]. 中国动脉硬化杂志，2013，21（10）：951-954.

[44] 倪楚民，黄一恒，刘浩宇，等. 不同剂量雌激素对去势大鼠血脂代谢的影响 [J]. 中华现代临床医学杂志，2005，3（21）：1-4.

[45] 中华预防医学会慢性病预防与控制分会，中国心血管健康联盟. 四个学术团体联合发布"正确认识胆固醇的科学声明" [J]. 营养学报，2016，38（5）：419-420.

[46] 贾彬彬，黎星. 高密度脂蛋白胆固醇在医学核保中的参考意义 [J]. 保险研究，2014（D03）：37-40.

[47] 张文华，江剑平. 白介素-1β 在炎性痛中的作用及其机制 [J]. 生命科学，2010，22（3）：291-295.

[48] 陶敏，郑康超，肖森森，等. IL-6 与冠心病相关性的研究进展 [J]. 华中科技大学学报（医学版），2016，45（5）：585-587.

[49] 宋德根，宋丰银. 血清 IL-8 在急性脑血管病中的临床意义 [J]. 医学争鸣，2001，22（13）：1226-1226.

[50] 田庆印，张业庆. 肿瘤坏死因子与动脉粥样硬化及冠心病 [J]. 医学综述，1997（7）：313-315.

[51] 刘红旗，谈敏. 冠心病患者血清肝素结合表皮生长因子样生长因子及超敏 C

反应蛋白水平的临床意义 [J]. 安徽医科大学学报, 2010, 45 (2): 248 – 251.

[52] 徐莲丽. 抗磷脂综合征血栓形成的机制 [J]. 中华现代内科学杂志, 2008, 5 (1): 1 – 2.

[53] 卞红磊, 魏艳静. 活动期溃疡性结肠炎患者血浆血栓烷 B2 和 6 – 酮 – 前列腺素 F1α 的临床研究 [J]. 临床荟萃, 2004, 19 (24): 1414.

[54] 蒋彩玲, 白玉贤, 李燕京, 等. HIF-1α 在光动力治疗肿瘤中的研究进展 [J]. 临床肿瘤学杂志, 2014 (12): 1138 – 1142.